SCIENCE & CULTURE
科文图书

科文（香港）出版公司

出品人：李国庆

SCIENCE & CULTURE
科文图书
科文健康文库

The American Academy of Pediatrics: Caring for Your Toddler

美国儿科学会

[美] 斯蒂文·谢尔夫 (Steven P.Shelov)
医学博士 主编

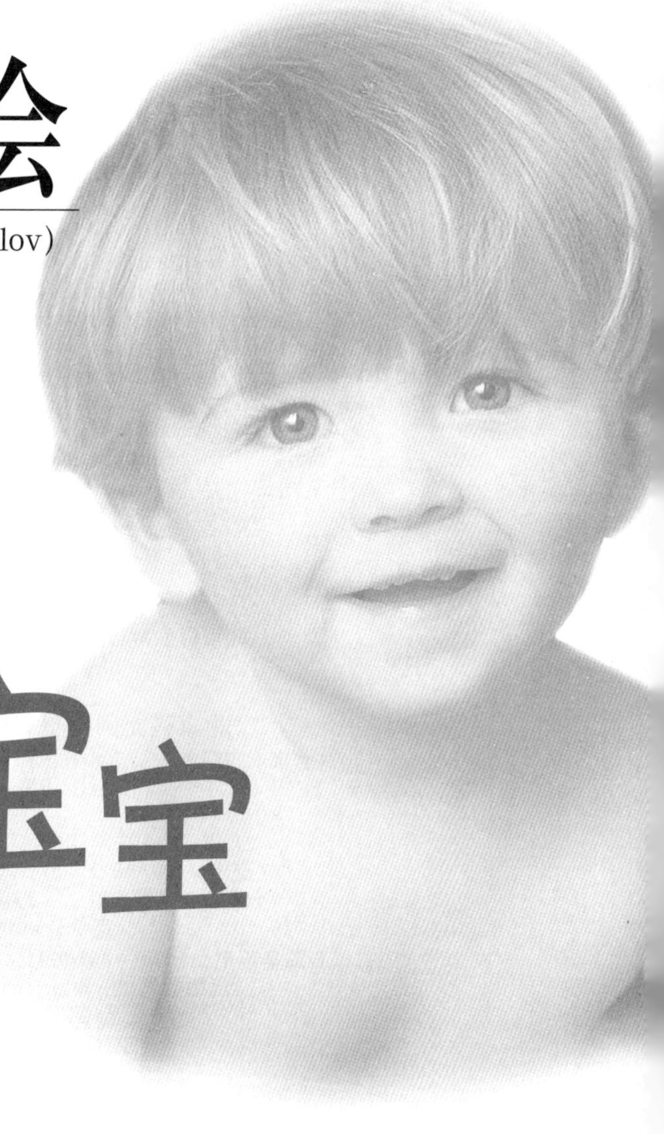

2～5岁

养育幼儿宝宝

中国劳动社会保障出版社

著作权合同登记号：图字 01－2004－1590 号
图书在版编目（CIP）数据

美国儿科学会养育幼儿宝宝/（美）谢尔夫（Shelov, S. P.）主编；满国彤等译. —北京：中国劳动社会保障出版社，2004
科文健康文库
书名原文：Caring for your toddler
ISBN 7－5045－3226－6

Ⅰ. 美... Ⅱ. ①谢... ②满... Ⅲ. ①儿童－生长发育－普及读物 ②儿童－护理－普及读物 Ⅳ. R174－49

中国版本图书馆 CIP 数据核字（2004）第 014920 号

中国劳动社会保障出版社出版

中国劳动社会保障出版社出版发行
（北京市惠新东街 1 号　邮政编码：100029）
出版人：张梦欣
*
北京科文剑桥图书有限公司承销
（北京安定门外大街 208 号三利大厦　邮政编码：100011）
购书热线：010－64203023
*
北京民族印刷厂印刷装订　新华书店经销
787 毫米×1092 毫米　16 开本　11 印张　238 千字
2004 年 4 月第 1 版　　2004 年 4 月第 1 次印刷
定价：19.00 元
读者服务部电话：010－64929211　发行部电话：010－64911190
出版社网址：http://www.class.com.cn

本书献给那些

认为儿童是我们的今天与未来最大的希望的人们

作者提醒

本书所包含的信息是对儿科医生建议的补充，但并不能代替儿科医生。在进行任何医疗措施之前，应该就您个人的需要以及儿童的症状与治疗措施咨询儿科医生。假如您对本书所提供的关于儿童的任何问题有疑问的话，也请向儿科医生咨询。

本书所提供的信息和建议对男女儿童均适合（除非特别指出）。

美国儿科学会一直注视着最新的科学证据并对所提出的建议进行合理的调整。例如，新生儿疫苗的未来研究和发展有可能改变当今的疫苗接种措施，因此本书中所描述的疫苗接种计划也会相应改变，为了您的孩子的身体健康，请经常与儿科医生联系，以便获得最新的信息。

Contents

目 录

前言 Foreword

《美国儿科学会养育幼儿宝宝》是美国儿科学会开发的系列儿童养育丛书的其中一册，本系列图书的其他两册内容包括从学龄前到少年，以及从少年到成年等。

美国儿科学会是一个由53 000名从事维持婴儿、幼儿、少年和青年的成人体格、精神和社会生活健康的儿科医生、儿童医学专业人员和小儿外科专家组成的组织。这本书是美国儿科学会为父母提供的关于一系列儿童健康话题继续教育的组成部分之一。

这本书与书架上众多同类图书的不同之处在于，它是由美国儿科学会的众多专家共同开发，由6名资深编辑在75名儿科专家的帮助下开发了最初的资料，最后的稿件经过无数儿科专家的修订而成的。由于儿科的医疗信息不断更新，所有的努力都致力于使该书可以提供最新的医疗信息。

我们希望本书成为父母育儿时的无价之宝，我们深信本书提供了儿童养育和儿童健康方面的最好资料，读者肯定会发现，本书对于育儿极为有用，我们鼓励读者在应用本书的同时，一定要听取关系自己孩子健康的儿科医生的建议和帮助。

Joe M. Sanders, Jr., M. D.

美国儿科学会执行主席

1

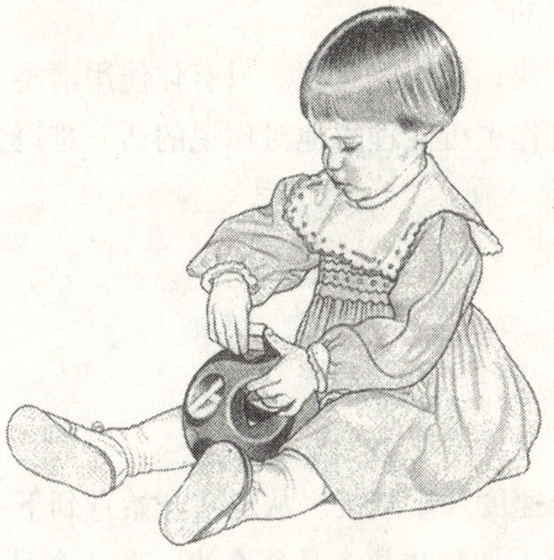

第2年

当孩子进入第2个年头，蹒跚学步时，他会劲头十足地开始爬行走路、甚至能说一点话。当他变得越来越独立的时候，对你无条件地爱慕和依赖的时间就屈指可数了。

当你考虑到和孩子的冲突将要来临时，会有既悲伤又兴奋的感觉——更不用说还有一丝紧张。事实上，你也许已经为这些冲突变得心神不定。例如：你试着从他那儿拿走一些东西时，他就会尖叫以示抗议；或者从一扇危险摇摆的门边拉开他时，他可能会不听你的警告而立即返回那里；或者给他最爱吃的早餐和香蕉时，他也许会出乎意料地拒绝。这是他自我控制的早期经历——测试你的忍耐限度并发现他的独立能力。

在孩子最初几年的大部分时间内，他将一直探索你坚持原则的界限以及他自己的身体状况和发育水平。这个试验将慢慢地开始，你们双方都有时间适应他日益强化的独立意识。作为一个初学走路的孩子，他对从直立体位所观察到的这个世界非常感兴趣。可是，这种好奇心常常引他进入一些禁区。记住：这种淘气的行为不是有意的，他很想让你告诉他什么可以或什么不行，并且想让你保证他的安全。

但是当他感到有把握行走时，他也会表现出更加独断专行的征象。18个月时，他很有可能选择“不”作为他最喜欢的词汇，大约2岁时，当你违背他的意愿让他靠近你时，他会发怒。

初学走路的孩子对自己的玩具和亲近他的人会表现得非常自私。看到你抱其他孩子，他就大哭；如果其他孩子拿了一个很好玩的玩具，他会竭尽全力地去争夺。再过几个月，随着词汇的增多，他最爱用的词就是“我的”。

现在，他的词汇虽然增加很快，但仍然有限。只有你使用清晰而简单的语言说话时，他才能够理解你所表达的大意，并且你也可能理解他对你说的话。难以置信的是一年后你和孩子就可以进行流畅的交谈。

生长发育

身体外观和生长

在宝宝将要 1 周岁时，生长速度开始减慢。从现在开始直到下一个生长高峰（少年期），他的身高和体重应稳定增加，但不如最初几个月那么快。在 4 个月左右体重增加 4 磅（1.8 千克）的婴儿，在第 2 年的体重增加总量可能只有 3~5 磅（1.4~2.3 千克）。继续每月坚持测量孩子并绘制在前面的生长图表中，判断发育是否遵循正常的生长曲线。你会发现与婴儿早期相比，正常发育的范围会更大。

15 个月时，女孩的平均体重大约是 22 磅（10 千克），身高大约 31 英寸（77.5 厘米）；男孩的平均体重大约是 24 磅（10.4 千克），身高 31 英寸（78 厘米）。以后每 3 个月，孩子的体重就增加大约 1.5 磅（0.7 千克），身高增加大约 1 英寸（2.5 厘米）。到 2 岁时，女孩的身高大约是 34 英寸(88 厘米)，体重为 27 磅（12.2 千克）；男孩的身高能达到 36 英寸（88 厘米），体重大约为 28 磅（12.6 千克）。

在第 2 年期间，宝宝的头部生长也会特别慢。尽管一年内头围有可能只增加 1 英寸（2.5 厘米），但到 2 岁时，他的头围将达到他成年时的 90%。

然而，初学走路的孩子容貌的改变比身高体重变化大得多。12 个月时，他虽然会走路或者会说几句话，但看起来仍像一个婴儿。头部和腹部仍然是身体的最大部位，站立时，他的腹部仍然突出，比较而言，他的臀部仍然很小——至少在他不用尿布时仍然如此！他的腿和胳膊既短又软，好像没有肌肉，面部软而圆。

当他活动增加时，上述情况都会发生变化，肌肉逐步发育，婴儿时期的脂肪逐渐减少。腿和胳膊逐渐加长，脚不再扭向一边，而是走路时朝前了。脸变得比以前更有棱角，下巴也显露了出来。2 岁生日时，他的外貌很少遗留有婴儿的痕迹。

运动

如果孩子周岁时还没有开始走路，那么一岁半以前他应该学会。事实上，2 岁期间的主要成就是掌握完美的走路技能。如果他已经开始学习走路，可能还要 1~2 个月时间，他才能不需要何帮助地站立和顺利行走。然而，不要期望他按照你想像的方法去做。他的做法是：把手放在地上，伸直胳膊，高高地撅起屁股，然后将腿拉到身子下面。最后，直起腰离开地面，将腿伸直。

开始他确实是初学走路者，与熟练走路的孩子完全不同。开始时不是迈大步，在向前走动时，两腿之间的距离很宽、脚趾向外、东倒西歪。刚开始走路时，似乎既慢又小心，但很快就开始加速。事实上，即使你需要小跑才能跟上他也不要感到吃惊。

当然，对于一个初学者来说，摔跤是不可避免的。在表面不平的地面上行走，更是一个挑战。首先，孩子应该在诸如不平的地毯表面或者进入其他房间的斜坡上行走，但几个月以后，即使他上下楼梯或者拐弯都不会摔跤了。

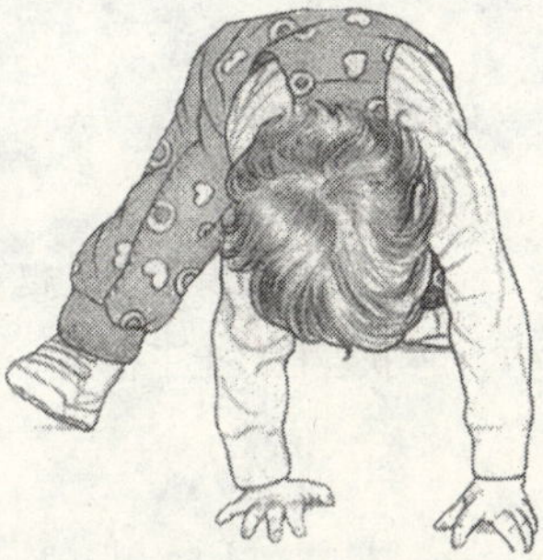

开始时，也不要指望孩子在行走期间能够使用他的手。一段时间后，他就使用手臂保持平衡（弯曲手臂并保持和肩膀一样高的水平——“高度防卫”体位），毫无问题地用手拿、玩耍或者拣起玩具。然而 2～3 个月以后，他就能够完全控制自己：不仅能弯下身子捡东西、拿着玩具到另一个房间，而且还能够推拉玩具车、横着行走或者后退、甚至在行走时扔球。

在他迈出第一步 6 个月以后，孩子的行走方式就更加成熟。在行走时，他的双脚靠得更近，步态更加稳定。在你的帮助下甚至可以上下楼梯。可是，在他尝试自己爬楼梯时，只能手膝并用地匍匐前进，一级一级地上下。虽然在 3 岁以前他跑得不是很好，但过不了多久，他就会以碎步的方式，僵直地向前跑了。到 2 岁时，你的孩子就可以走得很好了。感谢上帝！一年前他刚刚学走路啊！

手和手指的技能

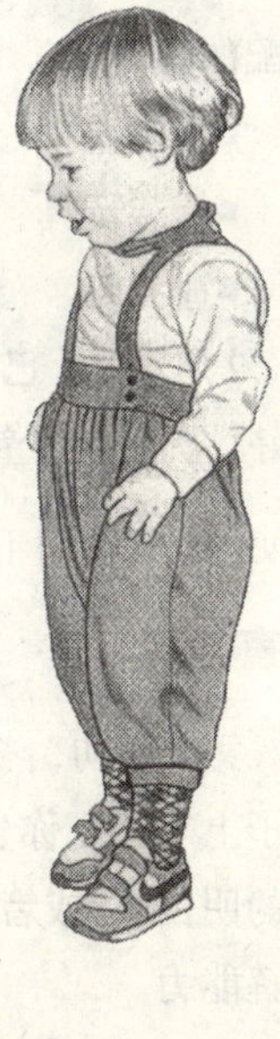

如果孩子周岁时掌握了大部分运动技能，就很容易对他手部技能的细微变化视而不见，这些技能可能是单纯的运动，也可能是手—眼协调运动。获得这些技能可使他更加随意和精确地检查物体，同时也大大加强了他探索周围世界并从中获得知识的能力。

周岁时用拇指和食指捡起很小的物体对他来说仍然是一个挑战，但是到了一岁半时做这种动作就轻而易举了。你可以看到他随心所欲地拣起很小的物体，探索他能够想到或变换到的所有方面。他最喜欢的一些游戏包括：

- 将 4 块积木叠成木塔，然后推倒；
- 打开和关闭盒子或者其他容器；
- 拣起球或者其他运动的物体；

■扭动门的把手和翻书；

■将圆钉插入小孔中；

■涂鸦。

本阶段末的运动发育里程碑

■单独行走；

■行走时拉着玩具；

■行走时拿一个大的玩具或几个玩具；

■开始跑；

■用脚尖站立；

■踢球；

■独自在家具上爬上爬下；

■扶着栏杆上下楼梯。

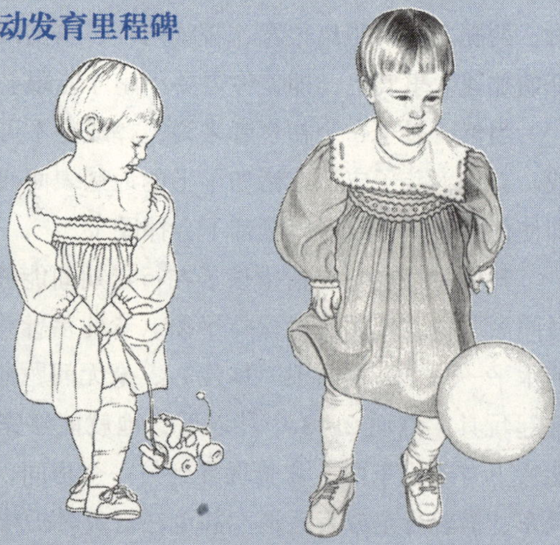

这些活动不仅能够锻炼手的灵活性，而且对空间概念也有个认识，像“里”“上”“下”“圆”。当接近 2 岁时，他的身体协调能力也有所改善，能够做比较复杂的游戏，例如：

■折叠纸张（如果你教给他怎样做）；

■把大的方钉子放进与其相匹配的孔中（这种动作比圆钉放进孔中困难，因为他需要找相匹配的角）；

■堆集 5～6 个积木；

■拆装玩具；

■捏泥巴。

2 周岁时，已经可以明确孩子是左撇子还是右撇子。可是，许多儿童好几年内也不表现出这种偏好。有部分儿童两手俱会，可很好使用左右手。他们对左右手从来没有明确的喜好。强迫你的孩子使用一只手而不使用另一只手，或者催促导致他这种喜好的形成过程都没有道理。

语言发育

第 2 年初，初学走路的孩子好像突然能听懂你说的任何话语。你说该吃饭了，他就会坐在椅子上等待。你告诉他：“你的鞋不见了。”他就会去找。开始他的反应看起来有点迟钝。他真的明白吗?或者这仅仅是个梦?放心，这不是你的幻觉。这说明他正在按计划发展他的语言和理解能力。

本阶段末期手和手指功能的发育里程碑

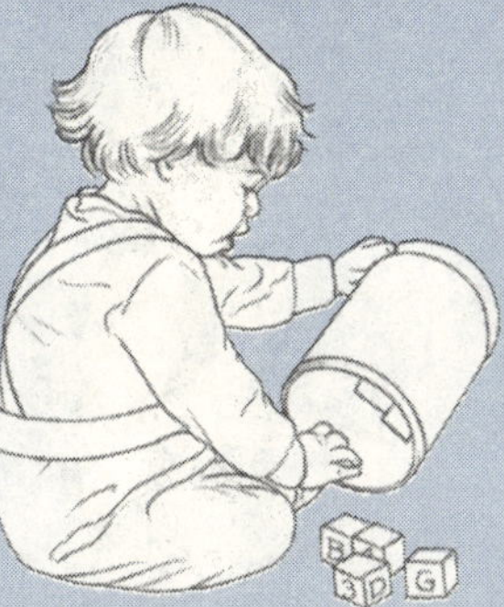

- 本能地乱写；
- 翻倒容器并倒出其中的东西；
- 将4块或更多的积木叠起成塔；
- 使用一只手的机会可能比另一只手多。

孩子的语言能力发育得很快，当他在你身边时，你要尽可能改变你与他和他人谈话的方式。例如：你在他能听到的地方说话时要注意，可能需要一字一句地说出孩子听不懂的话（如“我们要吃冰—淇—淋吗？”）。同时你可能会感到更加喜爱与他交谈，因为他的反应非常积极。

你可能还发现和小宝宝谈话时，不再需要用单调的、像唱歌一样的高调儿语方式，就能引起他的注意。你要尽可能说得缓慢而清晰、使用简单的词语和句子。教他物体和身体各部位的正确名称，当你确切的意思是“脚趾”，不要用爱称如“小猪”来替代。通过这种良好的语言方式，你可以帮他使用最少的错误词汇说话。

虽然孩子之间有着很大的差别，但大部分初学走路的孩子在2周岁时，至少能说50个单词并能使用短句。有些孩子即使听力和智力都正常，但2岁前只会说几句话。还有人认为男孩子的语言技能比女孩发育慢。无论孩子何时开始讲话，他最初说的几个词汇可能包括家庭成员的名字、最喜欢的东西以及他身体部位的名称。也许只有你才能听懂他说什么，因为他常常省略或者改变发音。例如，他可能正确地发出第一个辅音（b, d, t）或元音（a, e, i, o, u），但漏掉单词的结尾。或他用自己可以发出的声音来代替像“d”或“b”这类比较困难的发音。

随着时间的推移和对他手势的分析，你就会明白他在说什么。绝对不要嘲笑他说错的话。给他充足的时间，让他不慌不忙地说出自己想说的话，然后以单词准确的发音进行回答（“好吧！它是一只球！”）。如果你积极而耐心，那么孩子的发音很快会得到改善。

在1年中，他就会使用几个主动词和方位词，例如：“走”“跳”“上”“下”“里”“外”。满2周岁时，他已经完全理解了单词“你”“我”的意思并且总使用它们。

开始他可能使用一个单词结合手势或者哼哼声来表达整个句子的意思。他可能指着并说“球”——意思是告诉你他想让你把球滚给他。或者他可能通过说“出去？”“上？”——（提高结尾的声调）进行提问。很快他就能使用动词或介词与名词结合在一起进行造句，如“球跳起来了”或者“喝牛奶”以及提出“那是什么？”等问题。年底或不久以后，他将开始使用两个词的句子。

本阶段末期的语言发育里程碑

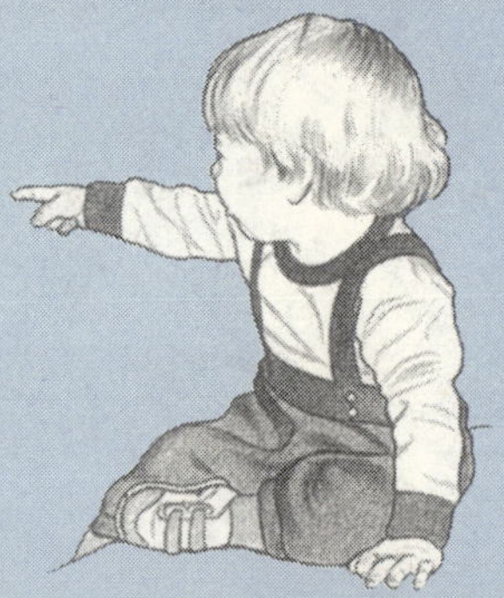

- 当他听到某个物体或图画的名字时，就指着它；
- 辨认出熟悉的人、物体和身体各部位的名称；
- 说出几个单独的词（15～18 个月时）；
- 会使用简单语句（18～24 个月时）；
- 会用 2～4 单词的句子；
- 能听懂简单的命令；
- 说话时反复使用熟悉的单词。

认知发育

你观察孩子做游戏时，是否发现他很难专心于每一件事?每一个游戏和任务都是一次学习的机会，他会收集物体如何发挥作用的所有信息。为做出决定或寻找相关问题的答案，他也会从已经学会的事情进行推理。可是，他只对解决那些与他发育和学习水平相当的问题感兴趣，因此，在你给他一个他在 11 个月时着迷的玩具时，他会厌烦地走开；或者和他玩的游戏太难他就会拒绝。机械性装置对他有格外的诱惑力，例如像小风车一样的玩具、能摆动的玩具、纽扣和把手等。你很难准确判断在这个年龄的孩子可以做什么和不可以做什么，但是他做出决定并不难。所以给他提供一系列活动，他将选择一个具有挑战但又不完全超出他能力的活动。

这个年龄段孩子的主要学习方式是模仿。不像在第一年，他只是摆弄家里的物品。现在，他真正地学会了梳头、拿起电话牙牙学语、能够转动玩具汽车的轮子并朝前或向后拉。开始时，他只是一个人玩耍，但逐渐会与其他伙伴一起玩。女孩会给玩具娃娃梳头发，拿着书本给你"读"，让玩具娃娃假装喝水，或者把玩具电话放在你的耳旁。

2 岁以前孩子对捉迷藏的游戏非常感兴趣，在物体离开他视野很长一段时间后，他仍能记得物体藏在了哪里。如果把他正在玩的球或者饼干藏起来，你也许完全忘了这事，但是他不会忘记。

当他懂得捉迷藏时，就更理解你的离开了。正如即使他看不见也知道物品藏在什么地方一样，现在即使你离开他一整天，他也知道你总是要回来的。当离开他时，如果你让他知道你去了哪里——例如去工作或者去食品杂货店，他的心里会形成一幅你所去地方的画面，这样他可以更容易与你分开。

在本阶段，初学走路的孩子是一个很好的指导者；他让你知道你在他的活动中扮演什么角色。有时会拿一个玩具让你教他如何玩；有时又会将玩具从你那儿夺走自己玩。通常，当他知道能够做某些特别的事时，他会停下来等待你的夸奖。通过对这些事情的反应，他为自己提供了保持记忆所需要的支持和鼓励。

你必须为他提供他所缺乏的判断力。的确，目前他已明白某些事情的行事方式，但是，因为他不能明白一件事如何影响另一件事，所以他仍然不能充分理解连续事件的后果。所以即使他明白他的玩具货车会滚到山下，但他不会知道要是把它放在楼下繁忙的衔道上时会怎么样。虽然他知道开和关门时的震动，但是他不知道他的手必须远离，以防止被挤压。即使他曾一再发现这种困难的处境，但也不能保证他会接受教训。他不能将手部的疼痛与引起意外发生的一连串事件相联系，他当然总也记不住下一次这样做的后果。在孩子自身的普通感官发育成熟以前，他需要你的安全保护。

社交能力发育

2 岁期间，初学走路的孩子对外界、朋友以及所熟悉的人或事会形成非常特别的影像，他处于中心地位，而你在离他很近的地方，他十分关心发生了什么与他有关的事。他知道其他人的存在，并对他非常感兴趣，但是他并不知道他们的想法和感觉。就他自已的想法而言，每个人都按照他的想法思考。

本阶段末认知发育里程碑

- 可以找到藏在 2～3 层下面的物体；
- 可以根据物体的形状和颜色进行分类；
- 开始虚构游戏。

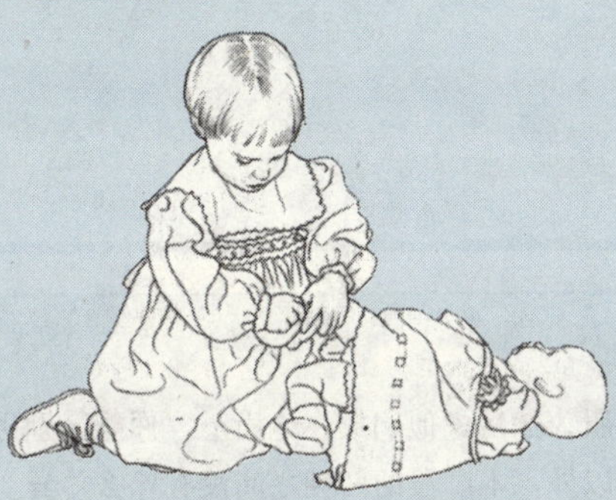

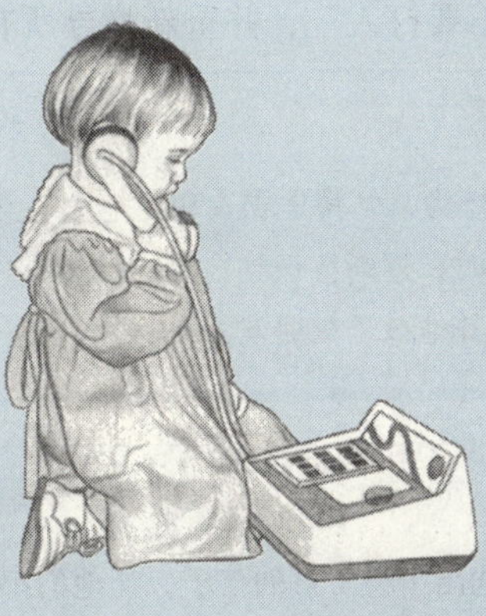

可以想像，孩子的世界观（学术上有些专家称为自我中心）通常使他很难和同伴们进行真正具有社交意义的玩要。他会和别的孩子一起玩要并争抢玩具，但很难与其他孩子合作进行游戏。尤其是这些孩子稍微比他大时，他会观察并站在他们的周围。他会模仿他们，或对他们做他对洋娃娃做的事——给他们梳头。但是当他们试图对他做同样的事情时，他通常感到吃惊并拒绝。他还会把玩具或其他东西给他们吃，但是如果他们拿走他给的东西时，他就会不高兴。

分享对本阶段的儿童是一个没有意义的词语。每个初学走路的孩子只认为他是游戏的中心。不幸的是，大部分儿童都与以自我中心的他一样自私，对玩具和注意力的竞争经常使他们打架并哭泣。当孩子的小朋友来时，怎样才能使他们少发生一些争抢呢?给他们每个人足够的玩具，并随时准备调解。

当我们提前告诉他把玩具给别的孩子玩时，你的孩子也许开始克制自己，会把自己的玩具给别人玩。如果其他孩子硬要摸他的玩具，他会和他们争夺并推开他们。你要安慰那些“一直看着玩具”的孩子，并且告诉你的孩子“把玩具给他玩一会儿好吗？”但是你也要向你的孩子保证：“对，这是你的玩具，他不会拿走的。”选出几个作为特殊奖励的玩具，让大家的都能玩或许有帮助。这样做有时还可以帮助孩子认识到对别人要忍让，不要太自私。

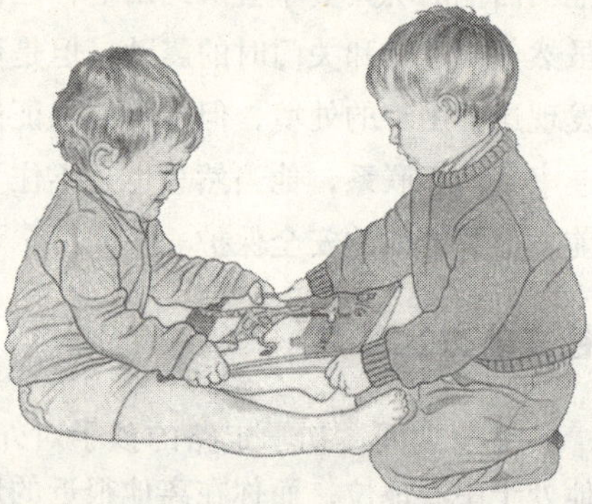

因为本阶段的儿童很少了解他人的感情，所以他们仅对周围儿童具有身体上反应。即使在探险或表现爱心时，他们相互间指眼睛或者轻拍也可能会太重（对玩具动物也会出现同样的情况）。不高兴时，他们会毫无目的地踢打，而不会认为可能伤害到其他孩子。因此，无论何时孩子与同伴在一起时，你都要留心，并且你一看到发生身体攻击行为，就要快速地把他拉回来。告诉他“不要打人”，并重新指导所有的孩子友好地玩耍。

本阶段末期社交技能发育里程碑

- 模仿他人的行为，尤其是成人和比他大一点的孩子；
- 在与人分开时，逐渐意识到自己；
- 渐渐喜欢和其他孩子交朋友。

性别识别

如果你选出1群1岁的孩子，让他们都穿上同样的衣服，然后把他们放在地面上，你能区别男孩与女孩吗？也许不能——因为除了孩子的形态稍有区别以外，本阶段的两性之间没有什么差异。男孩和女孩以相同的速度发展他们的技能（女孩子说话比男孩子早一些），并且他们喜欢做相同的游戏。有些研究发现男孩子比女孩子的活动多一些，但是在第一年的差异可以忽略不计。

虽然父母一般同样对待这个年龄的男孩和女孩，但是他们通常鼓励男孩和女孩玩不同的玩具和游戏。除了传统习惯以外，没有根据让女孩子玩洋娃娃，男孩子玩小货车。让他们自己选择，男孩和女孩对所有的玩具表现的喜欢程度基本相同，如果允许孩子玩“男孩”和“女孩”的玩具，会有同等的收获。

幼儿偶然通过与同性别的其他成员联系，可学会分辨自己的性别。但是这个过程需要好几年。本阶段，只给女孩穿花边裙子或让男孩玩棒球游戏，不会造成太大的差别。重要的是你要把孩子当成一个真正的人来爱和尊重，而不要注重性别。只有这样才能为孩子自尊心的建立打下坚实的基础。

幸运的是，初学走路的孩子也会以不太具攻击性的方式表现他的自我意识。到18个月时他能说出自己的名字，与此同时他能认出自己在镜子中的样子，并开始表现出对自己的更大的兴趣。快到2岁时，教给他怎样刷牙、洗手，他就会照着去做。给他穿衣时他也会配合，尤其在脱衣服时更是这样。你在一天中会有许多次发现他在忙于脱掉鞋和袜子——甚至在商店或者公园中也是一样。

由于初学走路的孩子模仿力极强，所以你在家里做任何事情他都会热情地参与。无论你是读报纸、扫地、整理草地或者做饭，他都要“帮忙”。虽然同他一起做只会浪费时间，但你要尽可能地和他一起做，让他参与。如果你做的事情有危险不能让他参与，或者你很忙，就另外找个他可以做的“零活”。绝对不要打击他帮忙的积极性。帮忙与分享一样，是一种重要的社交技能，他学会的速度越快，每个人的生活也会越愉快。

情感发育

你的孩子在整个第2年期间，有时非常地独立，有时又强烈地依附你，这种情况通常摇摆不定。既然他能走路，能做力所能及的事，他就有能力离开你并尝试新技能。但此时，他仍然不能完全理解他是一个独立的人，可以与你以及世界上任何一个人分离。尤其是疲乏、生病或者恐惧时，他需要你的安慰，帮他驱赶寂寞。

手淫

初学走路的孩子在探索身体各个部位时，自然会发现他的生殖器。由于触摸它可以产生愉快的感觉，所以当尿布掉下时，他就会经常触摸它。虽然男孩可能伴随有阴茎勃起，但对于小孩子来说，既不是性，也不是情感发泄，仅仅是一种舒服的感觉。没有理由去批评、担心或者过分重视。当他触摸生殖器时，如果你持强烈的否定态度，可以告诉他触摸这些部位是不良习惯。他甚至可能让你解释这样做有什么不好。等孩子大一些再教导他关于隐私和羞怯的概念。现在，把这种行为当成正常好奇心加以接受。

很难预测他什么时候转身就走，什么时候又回来寻求避难。他的情绪似乎一会儿一变，或者在突然变得激动之前，似乎好多天时间内成熟而独立。你对这种情绪可能也会有茫然的反应：有时你会感到很想让孩子回来，而注定也有一些时间，你惟一要做的事是处理他的高声尖叫并进行约束。有些人称这个时期为“第一青春期”。这些反映了孩子成长并离开你的混合情绪，这绝对正常。记住当他需要的时候，给予孩子关注和保护是帮他恢复镇静的最好方法。大声叱骂“你怎么不能像大女孩一样做事”，实际上只能使她感到更加不安全和缠人。

与孩子短暂的分离有助于孩子更加独立。他仍然会因为分离而焦虑，也许，当你离开时——即使只是几分钟，他也会焦急，但这种抗议很短暂。意外的是，分离时你可能比他更难过，但是离开时尽可能不让他知道，或者离开时给他一个吻并答应马上回来。当你回来，专注于其他事务以前，要问候他并全神贯注地注意他一会。当孩子可以理解你总是能够回来，而且照样喜欢他时，就会感到更加安全。

有攻击倾向的孩子

在第 2 年期间，有些儿童会以某种方式表现其具有的自然攻击行为。总想拥有和霸占他们周围的每一件东西。当不能得到他想要的东西时，他们会将精力转向暴力行为如：踢、咬或者打。

你初学走路的孩子有过这种现象吗？如果有，你就要寸步不离地看着他或对他进行严格而持续的约束。体力玩耍和运动是发泄他旺盛精力的一个很好方法。但当他和其他孩子相处时，要细心地看管以免引起严重的麻烦，在他完成一项任务而没有带来麻烦时，一定要夸奖他。

有些家长鼓励孩子进攻性行为，尤其是对男孩子。父母很自豪地宣称自己的孩子“顽强”，这样孩子就会相信踢和咬可以得到父母的赞扬。还有一些家长认为孩子攻击性行为是将来不良行为的先兆。认为孩子一出现这种行为，就必须坚决制止，要给他一巴掌或者打他以示惩罚。然而，孩子会把这种惩罚方式作为发生他不喜欢的行为时的一种正确处理方法，所以只能增加他对别人的攻击性行为。阻止你的孩子攻击性行为的最好方法是：在他出现不端行为时，坚持设定一致的限制。你也可以列举一些自己或其他同胞的正确例子让他模仿。

胆怯的孩子

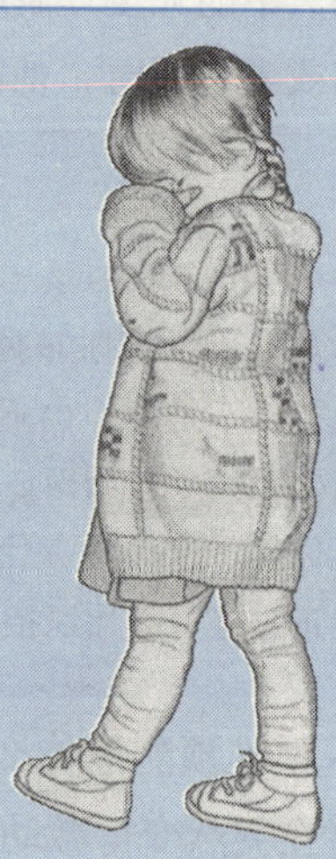

有些儿童对新环境或陌生人会产生本能的恐惧。在参加一些群体活动时，他们总是后退、观看和等待。如果你强迫他尝试一些不同的事情，他们会反抗，而且看到新面孔时，会粘紧你不放。对于一直试图鼓励孩子大胆和独立的父母而言，这种行为令人失望。但是挑战他或者嘲笑他只能使胆怯的孩子感到更不安全。

最好的解决方法是让孩子以自己的方法去应对，给他时间适应新环境，当他觉得不是十分保险的时候，可以让他握住你的手。如果你对他的行为能从容地接受，被旁观者嘲笑的可能性就非常小，他的自信心也会很快形成。如果这种胆怯的行为一直持续，应该与你的儿科医生协商。他可能给你一些个人建议，如果需要的话，推荐你咨询小儿心理学医师或者儿童精神病医师。

本阶段末期的情感发育里程碑

- 表现的独立性越来越强；
- 开始显露挑衅性行为；
- 在第 2 年中期分离焦虑增加，此后逐渐消失。

刺激孩子的大脑发育：第2年

- 鼓励孩子玩积木或柔软玩具，有助于手—眼协调、复杂运动和成就感发育。
- 给孩子持续性关心和身体接触——拥抱、皮肤相触、身体接触——建立孩子的安全感和舒适感。
- 关注孩子的生理节律和性格，在高兴和烦恼时，都要做出反应。在坚持对孩子进行年龄相当的纪律约束的前提下，同时进行鼓励和支持，但不要大喊大叫或者打他；保证指导方针一致。
- 在换衣服、洗澡、喂养、做游戏、散步和开车期间，用成人的语言与孩子说话；与他慢慢交谈，让他有应答的时间。尽可能不要用“啊哈”来回答，因为你的孩子将认为你没有注意听；相反，你要扩展孩子词汇。
- 要有预见性；设定进餐时间、小睡时间和上床时间。
- 给每一件物品和每一项活动贴上名称标签，促进孩子词汇联系的发育。
- 每天给孩子读书。选择鼓励触摸或可以指认物体的图画书，读得要押韵、有声有色，就像幼儿园阿姨讲故事一样。
- 如果你会说外语，在家里使用。
- 为孩子播放平静和旋律优美的音乐。
- 倾听并回答孩子的问题，也可以提出一些刺激孩子做出决定的问题。
- 用简单的术语解释“安全”。例如：针对火炉让他理解热的概念和危险。
- 确信其他照顾和监护孩子的人理解与你孩子形成一个爱护和令人舒适的关系的重要性。
- 鼓励孩子看书和画画。
- 帮助孩子用词语描述情感和表达像快乐、高兴、愤怒、恐惧的感受。
- 每天花些时间与你的孩子在地板上玩耍。
- 选择充满爱心、反应灵活、有教养和令人放心的高素质的孩子看护人，经常拜访提供孩子看护的服务机构，与他们分享孩子看护的积极建议。

健康发育观察项目

每个孩子都有自己独特的发育方式，因此不可能准确判断孩子什么时候可以发展出一种特定的技能；尽管本书中列举的发育里程碑可以使你对孩子成长过程中的预期变化有一般性的了解，但是如果他的发育进程有一些差异，也没有必要惊慌。在本阶段，如果孩子有下面预示发育可能延迟的迹象，征询儿科医生的建议：

- 18个月时仍然不会走路；
- 在学会走路几个月后，还不能完成熟练地脚跟—脚尖行走方式，或者说只能用脚尖行走；
- 18个月时不能讲超过15个单词的话；
- 2岁时不使用2个词的句子；
- 15个月时似乎不知道家中常见物品（刷子、电话、铃、叉子、勺子）的用途；

- 本阶段末仍然不会模仿动作或语言；
- 2 岁时仍然不能遵循简单的指令；
- 2 岁时仍然不会拉一个有轮的玩具。

基本护理

喂养和营养

1 岁生日以后，你可能会注意到学步的孩子食欲明显下降。突然对吃的食物挑剔，刚刚吃一点就将头扭向一边，或者到了吃饭的时间拒绝到餐桌旁。既然他的活动增加了，似乎就应该吃得较多些，但发生这种变化是有原因的。现在他的生长速度减慢了，实际上不需要吃的那么多了。

学步的孩子大约每天需要 1 000 卡的热量才能满足生长发育、旺盛的精力和良好的营养。如果你曾经制作过 1 000 卡热量的食谱，你就知道没有多少食物。把孩子一天的食物分成 3 小餐和两次零食，这样就更加精细了。然而，因为学步孩子的每天饮食习惯并不稳定，而且难以预测，不要指望他总以同样的方式吃东西。在早餐时他可能看到什么食物都吃，但是一天其他时间里几乎不再吃任何食物。或者他可能一连 3 天只吃他喜爱的食物，以后就再也不吃了。

一般来说，把吃饭时间变成让孩子平衡进食的吵闹是错误的。当他不注意你准备的食物时，不是真正拒绝你，不要拿走。另外，你越强迫他吃饭，他越没有顺从的可能。相反，在每次吃饭时，准备一些有营养的食物，让他选择想吃的食物，尽可能变换口味并保持营养。

如果他拒绝吃任何食物，你可以暂时收起这些食品，在饥饿时让他吃。然而，在他拒绝吃饭以后，决不允许他吃饼干和甜点，因为这将点燃他对只能供给热量食物的兴趣（那些食物含热量高，但是含的营养成分——比如维生素和矿物质较少），使他对营养食品的兴趣下降。难以置信的是，如果在几天内你做好一系列的食物供他在想吃的时候能够吃到，而不强迫他在特定的时间吃某种食品的话，他的饮食营养会达到平衡。

保证孩子基本营养成分由以下 4 种食物组成：

1. 肉、鱼、家禽、鸡蛋；
2. 奶制品；
3. 水果和蔬菜；
4. 谷类、马铃薯、大米、面包、面食。

当你设计孩子的菜单时，要记住胆固醇和其他脂肪对孩子的生长发育非常重要，所以在这个时期不应该限制。

孩子 1 岁时，就可以进食你为其他家庭成员准备的大部分食物——但是要仔细准备。首先，你要看食物是否还热，不然的话就会烫伤他的嘴。你要亲自检测一下食物的温度，因为他会不顾冷热地进食。同时也不要让他吃太多香料、盐、黄油等调味品。这些添加剂妨碍孩子体验食物本身的味道，并且将损害孩子的长远健康。小孩子似乎比成年人对调味品更敏感，并且拒绝吃香料很重的食物。

在吃又硬又大，足以阻塞孩子呼吸道的食物时，幼儿可能出现窒息，所以确信你给他吃的任何食物都要弄成小而容易咀嚼的碎片。不要给他花生、葡萄、胡萝卜、整块或大片的热狗、肉片和坚硬的糖果。热狗或胡萝卜应该特地顺长切成1/4，然后切成小块。也要确信孩子只有在成人在监护下才能进食。“跑着吃食物”会增加窒息的危险。

1岁生日以后不久，学步的孩子就应该会用杯子喝水或者牛奶。目前他需要的牛奶量下降，因为他可以从固体食物中获得大部分热量。

适合两岁孩子的玩具

- 大图画和简单故事制作的大开本图书；
- 印有婴儿图片的书或杂志；
- 积木；
- 插孔玩具；
- 形状简单的排列玩具；
- 简单的益智拼图玩具；
- 过家家类的玩具（孩子的割草机、厨房餐具、扫帚）；
- 发掘类的玩具（桶子、铲子、耙子）；
- 大小不同的洋娃娃；
- 小汽车、卡车、火车；
- 各种各样的不易破碎容器；
- 浴室玩具（小船、容器、会漂的吱吱叫的玩具）；
- 各种各样的球；
- 能推能拉的玩具；
- 室外玩具（滑梯、秋千、沙箱）；
- 儿童三轮车；
- 相互连接的玩具（连环、大的串珠、S形物体）；
- 毛绒动物；
- 儿童（钢琴）键盘和其他乐器；
- 长蜡笔；
- 玩具电话；
- 各种尺码的不易碎的镜子；
- 装扮的衣服；
- 木勺、旧杂志、篮子、纸盒子或管子和他在房子周 围“找到”的其他安全（如盆、罐、壶和锅）不易 破碎的东西。

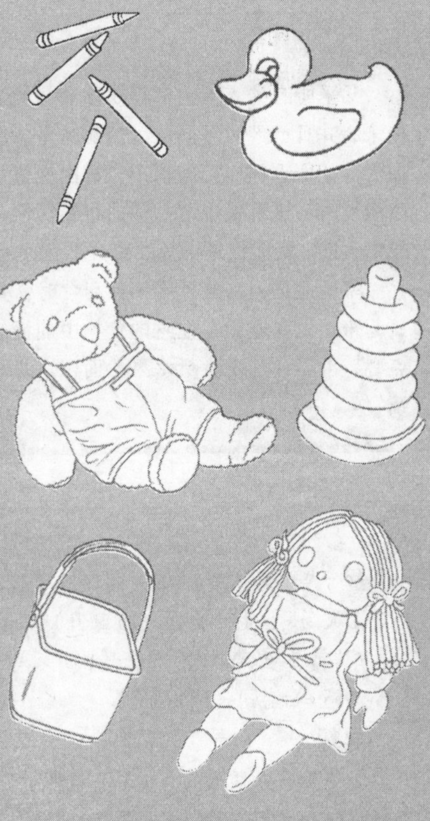

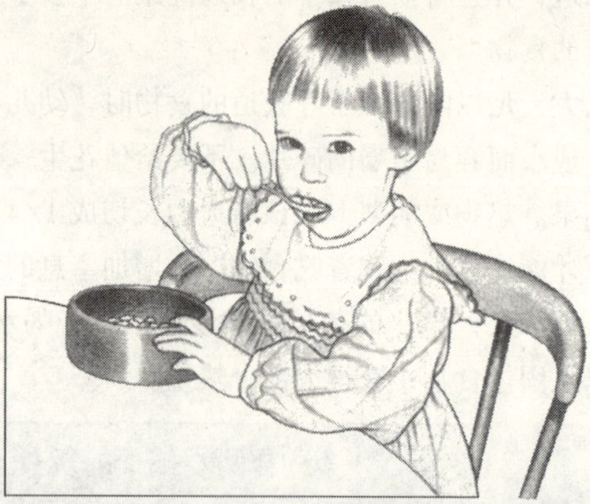

目前已经养成成人的进餐习惯

不要吃甜食

几乎所有的人天生都喜欢甜食，初学走路的孩子也不例外。与其他人一样，他的糖味感觉与生俱来，并且已经对不同浓度的甜味十分敏感。如果给他一个山药和一片烤马铃薯，每一次他都会拿山药。让他选择山药和饼干，每次他都拿饼干。当你想让他拿一片乳酪时，如果他直接去拿糖果和冰激凌时，这确实也不是你的过错。但是限制甜食是你的责任，那么要提供主要由更营养的食物构成的食谱，既能促进生长发育又不腐蚀牙齿。

幸运地是，当孩子看不到甜食时，并不会想它，所以你或者不要把甜食带进房子，或者把甜食藏起来。也要避免在他吃的食物中加糖，不要让点心成为他的常规饮食。不要让他吃含糖和脂肪的点心，可以让他吃少量水果、面包、饼干和奶酪来代替。换句话说，一开始形成的饮食习惯可以持续一生。

1岁孩子一天的食谱举例

这个菜单为体重大约21磅(9.5千克)的周岁孩子制定的。

1大汤匙=1/2盎司（15毫升）

茶匙=1/3大汤匙（5毫升）

1杯=8盎司（240毫升）

早餐

1/2杯含铁质多的谷类早餐或者1个煮鸡蛋（每周不能多于3个）

1/4杯全奶（合用谷类早餐）

1/2杯果汁

谷类饮食时加入下列一种：

1/2个香蕉，切成薄片

2~3个大草莓，切成薄片

零食

1 片烤面包或者整个小麦松饼

1～2 大汤匙奶油乳酪或者花生奶油

1 杯全脂牛奶

午餐

1/2 个三明治——金枪鱼、鸡蛋沙拉、花生奶油或者凉拌肉

1/2 杯炒青菜

1/2 杯果汁

零食

1～2 盎司(15 毫升)方奶酪，或者 2～3 大汤匙果核（桃、杏、梅子的核）和枣椰子丁

1 杯全脂牛奶

晚餐

2～3 盎司(20 毫升)炒肉，圆的或者方丁块

1/2 杯炒的黄色或者橘黄色蔬菜

1/2 杯馒头、大米或马铃薯

1/2 杯全脂牛奶

饮食补充 学龄前儿童不必补充维生素。如果你给孩子准备的食物是 4 种基本食物中选择的任意一种组合，而且让他广泛摄入各种味道、颜色和类别的食物，他的饮食应该是含大量维生素的均衡饮食。然而，如果你们家的饮食习惯使孩子不能得到某种食物，那么他就需要补充一些维生素或矿物质。例如，如果你们家只吃素食，不食蛋类和乳酪（不宜推荐给孩子的饮食），他就需要补充维生素 B12、维生素 D、核黄素和钙。至于需要哪一种和补充量，你可以请教儿科医生。

有些幼儿可能出现缺铁性贫血（血液携带氧的能力不足的一种疾病）。这种情况一般是饮食造成的。学步的孩子每天的食物中至少需要含 15 毫克铁，但是许多家庭都做不到这一点（含铁丰富的食物见下表）。大量喝牛奶也可以导致缺铁性贫血，因为这可降低儿童对其他含铁丰富食物的兴趣。

如果你的孩子每天喝 24～32 盎司(68～91 毫升)牛奶或者更少，就没有必要担心。如果孩子喝牛奶超量许多，并且你没有给他吃含铁丰富的食物，那么应该与你的儿科医生协商，在他的饮食中增加铁质。同时，减少喝牛奶的量，并让孩子进食各种各样的含铁食物，以免需要补充铁。

停止使用奶瓶

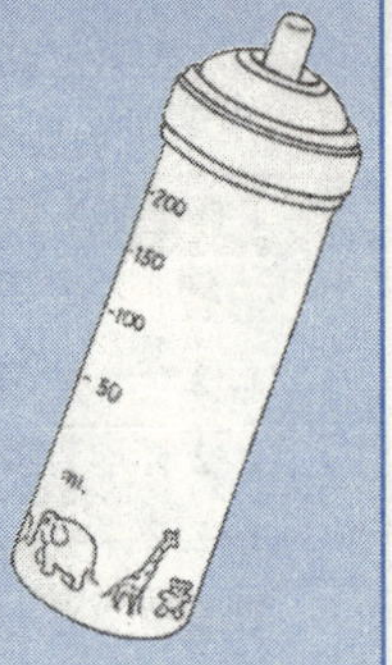

大多数儿科医师建议1岁左右要完全丢掉奶瓶，并且18个月时绝对不能再用。只要他可以用杯子喝水，就再也不需要用奶瓶喝。不幸地是，戒掉奶瓶不如想像的那么容易。为使事情进展顺利，首先午餐不要用奶瓶，然后再发展到晚上和早上不用；最后是就寝时间也不用奶瓶，因为幼儿放弃睡眠期间使用奶瓶最为困难。

夜间睡眠困难或者总是醒来的孩子，最容易养成用食物或者奶瓶安慰的习惯。但这个年龄的孩子夜间不需吃喝任何东西，如果你仍然给孩子喂食物，就应该停止。即使他渴了、饿了要奶瓶，夜间喂养的安慰性因素仍然大于营养因素。奶瓶很快就会变成孩子的依赖，并且阻止孩子学习自己睡眠。如果他仅仅哭喊一小会儿，就让他伴随哭声重新入睡。几个夜晚之后，他将可能完全忘记奶瓶了。如果这种方法不行的话，你要请教小儿科医生，并且看看本书关于睡眠的其他部分。

就寝前顺便给初学走路的孩子喝一点奶或者吃点小点心也很好，这样可以帮助他入睡。短暂的母乳喂养、喝牛奶或其他液体、甚至吃一些水果或者其他有营养的食物都可以。如果吃零食用的是奶瓶，你要逐渐地用杯子代替。

无论吃什么零食，都要让孩子在刷牙之前吃。不然的话食物将整夜残留在他的口腔内，使牙齿变坏。如果孩子需要安慰才能入睡，就让他抱一件喜欢的玩具、毛毯或者吸吮大拇指——但不是奶瓶。

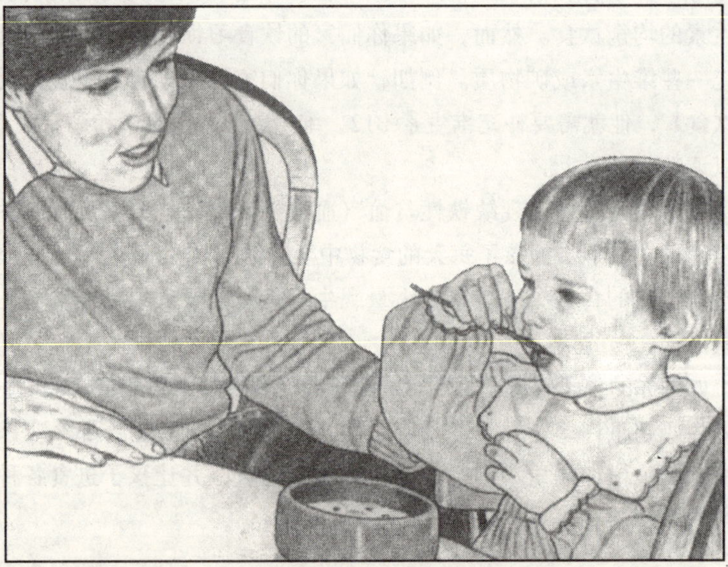

确信学步的孩子坐着吃饭时有成人监护

铁的来源

含量极高			
肝脏		牡蛎	咖啡（赤糖糊）
40% 麦麸片		蛤	
含量丰富			
汉堡包	虾	烤薯片	干杏
瘦牛肉	香肠	藏青豆	葡萄干
鸡肉	鸡蛋，蛋黄	腰果	干梅子，梅汁
金枪鱼	菠菜，芥菜叶	大豆	草莓
火腿	芦笋	干豌豆	番茄酱
含量一般			
大米	鳄梨	椰菜	绿豌豆
馒头，面条	酸果汁	西红柿	熏猪肉
面包	橘子	胡萝卜	奶油花生
香蕉	苹果	绿豆	

自己进食 宝宝 12 个月时，已经习惯用杯子喝水或牛奶，用勺子吃食物或用手吃饭。15 个月时，他的控制能力更好，想吃时能比较容易地把食物放进嘴里，并且当他把食物弄得满屋都是时似乎更滑稽。虽然偶尔吃东西时会倾斜汤勺而将食物洒出，但是他还是能够用勺子盛满食物并协调地放进嘴里。有必要给他们准备些打不烂的碟子、茶杯和杯子，因为当他不高兴的时候会把他的容器扔掉。对这种行为应该坚决谴责，并把吃饭用具重新放回合适的位置。

18 个月时，当孩子想使用餐具时，就使用勺子、叉子和打不破的杯子或者茶杯，但他不会总是想用。有时他宁愿用手抓布丁或把盘子扔到空中。有些孩子到 2 岁就已经克服了这种不良的饮食行为，实际上当食物洒出或者把手弄脏时，他们会很生气。可是有些孩子的这种杂乱吃法会持续到第 3 年。

做好卫生间技能培训的准备

当孩子接近 2 周岁时，应该开始考虑训练孩子去卫生间的问题了。也许是孩子的祖父母劝你做，或者你可能考虑到日托或幼儿园计划需要这样做。但是，开始这项活动之前，首先要想到，孩子大点的时候进行卫生间技能培训比较容易且熟练较快。的确，早期训练有可能成功，但是不必要一定这么做。有可能对你正在学步的孩子产生一种没有必要的压力。他可能还没有形成必要的大小便控制感，或者在卫生间中他的运动技能不允许快速而可靠地把衣服脱下。

许多在孩子 2 岁生日后（男孩通常比女孩子稍微晚些）就做好了大小便训练的准备，但是孩子也许在比较早的时候就已经做好准备。你可以参考下列指征：

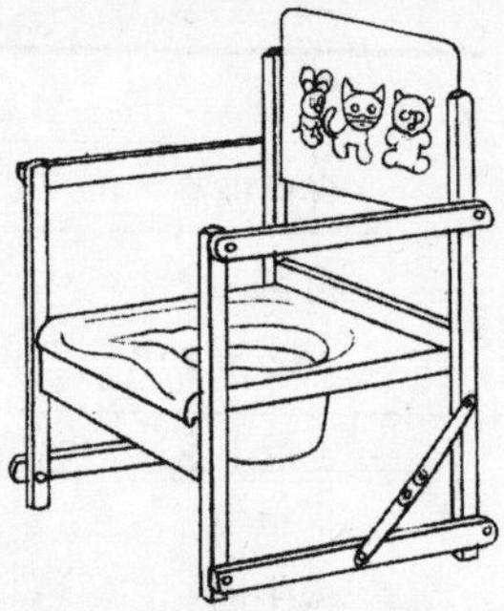

1. 相当准确地预先感到自己要解大便；
2. 尿布不总是湿的，这种情况说明他的膀胱能够储存尿液了；
3. 能够并听从指导；
4. 在浴室里乐意模仿家庭成员或者朋友；
5. 通过说话、面部表情或者动作的改变，让你明白什么时候他的膀胱充满了，或什么时候他要大便了。

如果孩子已经做好进行大小便训练的准备，更详细的信息请参阅后面的有关内容。即使没有完全准备好，也可以通过把他放在小便座椅上，利用简单的话教给他怎么使用。当你开始训练他时，他越熟悉使用卫生间的过程，就越不会惊慌失措。

睡眠

没有一个学步的孩子愿意早睡。毕竟，对他来说睡觉意味着不能玩耍、和你分开并面对自己的梦魇。如果你不管他，他就有可能整晚不上床睡觉。讲个故事、一个亲吻、给他点水喝——可以让他认为你一直和他在一起。当会说的话逐渐增多时，他的要求和拖延你离开的策略会更加令人信服和完善。一旦他长得强大一点的时候，他甚至能爬出婴儿床来到你的身边。

有时你可以引逗他不睡觉，当他玩得筋疲力尽的时候，再让他“按时入睡”。但是那只能使情况更糟。一直观看钟表，看他什么时候表现出睡眠的征象，然后决定他每天上床睡觉的时间。安排一个安静睡眠仪式并与你的孩子协商。不管是洗澡、讲故事或是唱歌，一切惯例应该安静地结束，但是，如果孩子仍然醒着躺在婴儿床上，在你离开房间之前，给他晚安的轻吻。如果他不停地哭喊，可以用第 9 章描述的方法引导他独自入睡。

不幸的是，不愿意入睡不仅仅是你和孩子之间的争斗。想想看当孩子小的时候，第一次整夜睡觉，你认为睡眠没有问题了吗？作为学步孩子的父母，你现在已经明白了不那么令人愉快的事实：不要指望孩子能整夜睡眠——至少最初几年不能。他可以像天使一般入睡几天、几星期或者甚至几个月，然后，他几乎会像新生儿一样时常醒来。

日常生活变化是夜晚醒来的常见原因。换了房间或者床、丢失最喜爱的玩具或者毛毯、或者离家旅游等，都可以干扰他的睡眠。如果孩子病了或者拔了颗牙，可能醒来的次数更多。并且在 12 ~ 14 个月之间，他开始做梦，梦境使他害怕而醒来。这些有实有据的理由正是他醒来的原因——但是你不要去抱他或让他进入你的房间。即使他开始哭闹，你也要坚持让他自己入睡。详细策略在第 9 章已经叙述。

但是当你学步的孩子习惯在夜间获得更多注意时该怎么办？在这种情况下，你需要重新对他进行渐进式教育。如果你一直在他醒来时给他牛奶喝。这时应该首先改用冲淡的牛奶或者水，然后再完全停掉。如果你一直开灯和他玩，要尝试关掉灯在黑暗中安慰他。如果你一直抱起他，就限制了自己使用语言在远距离安慰他。尤其在用了以上所有方法后，如果他继续抗议的话，也不要发怒。即使你非常坚定，也要表现出同情心。这不太容易，但是一段时间之后，他和你的睡眠都会有所改善。

行 为

约束

养育学步的孩子会有羞辱的经历。你的孩子出生之前，或者还是一个小婴儿时，你常常看到有些人的孩子发脾气，并且会想："将来我的孩子决不会那么做。"现在你已经认识到任何孩子都会做出意想不到的事情。你指导孩子，教他什么是对的，在大部分时间有效。但是你不能强迫他像你要求的那样听话。事实证明：每一个孩子都有对你"吹胡子瞪眼睛"的时候。

在本阶段，孩子的"好""坏"观念有限，不能完全理解规则或警告的概念。你可能说："如果拉猫的尾巴，它会咬你。"但对他来说这毫无意义。甚至"好可爱的小猫"对他来说也不能完全理解。因此不论他跑上大街或者拒绝奶奶的吻，这都不是有意的不良行为，也不意味着是父母的失职，那只是他瞬间冲动的表现。他完全理解你的期望和具有满足你期望的自控能力可能还需要好多年时间。

许多人都把约束看做惩罚，虽然惩罚是约束的一部分，约束非常重要的一个方面是爱心。对孩子的爱心和关怀是你与孩子关系的关键，这对孩子行为的形成具有非常重要的作用。你的爱心和关心将教会他像关心自己一样关心他人。你的忠实、奉献和信赖的表率，将教育孩子成为忠实、苦干和可信赖的人。同时，在帮助孩子由坏学好的过程中，要克制自己，这对他以后自我约束的发育会起到模范带头的作用。简言之，要想使孩子有较好的行为举止，首先你要言行一致。

如果你言行一致，所起到的表率作用会大大超过惩罚和批评。甚至一个迅速的拥抱、亲吻，或者有一些温存的打骂，都会向孩子证明你对他的爱护。在孩子每天一切顺利时，你会感到自己精力特别充沛，如果他在你要离开时表现很好，一定要给他拥抱并告诉他他做得很好。特别是 2 岁期间，讨你欢心是他非常重要的事情，因此表扬和关心是最好的奖赏，可以促进他遵守你为他制定的合理规则。

对孩子行为提出合乎实际的期望非常重要，那是他本身气质和个性的反映，并非如你的想像。他也许比你想像的更活跃、更爱刨根问底，但是坚持长时间地把他限制在婴儿围栏里或者婴儿椅上，只能使他更具反抗性并感到挫折。

即使孩子非常好，仍然必须学习按照你的要求行事。在你看起来无论多么显而易见的事，他也不会自动明白吃脏东西、跑到街上或者拽朋友的头发是不对的。要一再告诉他告诫过的事情不要当耳旁风。他必须通过尝试和失败（经常，几次过失），才能明白这些道理。

另外需要提醒的是，如果对这个年龄的孩子期望太多，就会感到非常失望，并且他也会受到伤害并感到困惑。因此做一些双方喜欢的事可以使事情更加容易，随后逐渐制订一些规定。有限度地制定保证他安全的原则，此外要建立禁止他打、咬和踢的原则。一旦他明了这些规定后，你要特别留心他的不良行为，例如在公共场所大声尖叫、扔食物、在墙上乱写乱画以及在意想不到的时候脱衣服。在今后几年有计划地训练他的社会行为和懂礼貌，当祖母在他宁愿在外面玩耍时吻他，并要求一个 18 个月的孩子具有良好表现是不合实际的。

这个年龄的孩子不能明白你话语的全部意思，因此他进行相当多的尝试也是非常公平的，他需要进行自由探索。在家里将“不”当作口头禅，剥夺他的自由和创造将超过他能够理解的内容，也会使他受到挫折。因此当你不能扔掉烤箱时，可以把瓷器锁起来，把家养植物放在他够不着的地方。

为更进一步避免不良行为，在孩子劳累、饥饿、生病或者处在生疏的环境里时，要给予他特别的关注——换句话说，当他感到压力很大时，要尽可能保持你日常工作的灵活性，不让他感到有额外压力。孩子小睡期间，如果你们在杂货店，对于他的行为也不要惊讶。

尽管你想方设法避免，但孩子有时仍然会违反头 10 条原则中的一条或者更多。当事情发生时，要用脸色和不愉快的语言对他进行警告，然后把他移到另外一个地方。有时这样就足够了，但是经常还需要其他措施。当孩子还小时，最好根据他的反应做出决定。否则，在以后几年里他会更加淘气，父母也许会经常发脾气并做一些以后后悔的事情。

对你自己也有一条重要的原则：决不可用伤害孩子身体和情感的惩罚手段。当有必要让他知道他做错事情时，并不意味着你一定要打痛他。打他一巴掌、打一下或者大声地喊叫对任何年龄的孩子都没有好处。主要理由如下：

1. 有时即使这样做可以阻止孩子的不端行为，但他会认为在不高兴或者恼怒时打人或大声喊叫是正确的处理方式。想想正在忙着打孩子的妈妈对孩子大声喊叫：“我告诉你，不可以打人！”很荒谬，是不是？这常常是可悲的，造成的结果同样可悲：被打的孩子常常变成打人者。

2. 身体惩罚会伤害孩子。如果轻轻地打一巴掌没有作用，在许多父母气急败坏或感到没有面子时，会用力打孩子耳光。

3. 身体惩罚使孩子对父母生气。结果并不能提高自我控制，并且孩子更有可能以不端行为回报父母，而等于没有受到惩罚。

4. 身体惩罚会使孩子感到受到极端的关注。虽然那很不愉快，甚至非常疼痛，但它告诉孩子他得到了父母的关心。如果妈妈或者爸爸工作忙或沉溺于其他事情，不能给予他足够的关注，这种形式的惩罚事实上可能会促进不良行为的发展。

如果打和大声喊叫是错误的，你应该怎么处理呢？要做出选择也许太难了，对孩子不良行为的最好处理方法是暂时隔离。没有关照、没有玩具、没有乐趣，这种策略称为“中场休息”，下面是具体做法：

1. 如果你已经告诉孩子不要开烤箱门，但他非要开。

2. 不要提高你的声调，再一次坚定地说：“不。不要开烤箱门”，并面朝前抱起他。

3. 把他放进婴儿围栏里并且不给他任何玩具，然后离开房间。

4. 等1~2分钟，或者直到他不再大哭，才返回看他。

这种约束的关键是保持一致与平静。尽管这样非常困难，但每当孩子违反重要的原则时，就要立即做出反应，但最好不要使自己恼火。如果你像大多数父母亲一样，你不会百分之百获得成功，但是即使一次成功，也会使事情发生很大的变化，尽可能保持一致。

当感到自己想发脾气时，深吸气，数到10，如果可能，你离开房间时让其他人照看孩子。要提醒自己，你是大人，应该比孩子聪明。你应该明白这个年龄的孩子不会故意扰乱或惹你恼火，因此你要保持冷静。最后，你对自己的约束越严，你对孩子的约束也越有效。

我们的立场

美国儿科学会强烈反对殴打儿童。如果是自发的轻轻拍打，事后父母亲应该平静地向他解释为什么那么做、招致拍打的特殊行以及父母是多么生气。父母亲应该为自己的失控向孩子道歉，因为这样做通常可以帮助孩子理解和接受你轻轻的拍打。

孩子发脾气时的处理方法

在你忙于给孩子制订规则时，他正尝试去控制自己的命运，因此不可避免会不时发生冲突。在你要求1岁的孩子做某些事情时，他摇着头并用力说“不”时，这是冲突的第一信号。到年底，他的抗议也许已经发展成为一阵阵大声尖叫或者大发脾气，躺在地板上、咬紧牙关、踢打喊叫、拳头不停地锤地，也有可能甚至屏住呼吸。你很难从容地面对这些表现，但这是这个年龄孩子应付冲突所采取的正常（甚至健康）方式。

从他的观点来看，像所有年幼的孩子一样，他认为世界围绕他转。他正在努力尝试独立，大部分时间你都鼓励他强有力且自信。然而有时，当他想尝试自己非常想做的一些事时，你把他拉开或者让他做其他事，他不能明白你为什么要阻碍他，也不能用口语告诉你他如何不高兴，他表达挫败的惟一方式是发火。

发脾气是不可避免的，孩子的性格将决定他的反应。如果他适应能力强、随和、积极肯定、并且容易分心，他可能从不踢打、大声尖叫。但是，他也可能绷着脸、说不，或者当你指导他时，他只简单地摇头以示反对，这是消极的表现，但只是轻描淡写而已。另一方面，如果孩子非常活跃、强烈，幼儿时就很固执，他很可能将紧张状态变为暴怒。你有必要反复提醒自己这种现象即不好也不坏，并且作为父母你无计可施。孩子正在不自觉地和你唱反调，但这只是他正在经历的一个正常发育阶段，不久（也许你还没有充足的时间适应）就会过去。

如果你将孩子的发火当作一种行为，你也许能轻松地处理学步孩子的暴怒。这有助于提醒你必须做什么才可以阻止他：取消观众。既然你是孩子发火的惟一观众，离开房间。如果孩子跟随，就需要采用“中场休息”制并把他放在婴儿围栏内；如果他在暴怒期间又踢又咬，就立即需要采用“中场休息”制。即使对他使用过分激越的行为也是正常的，但你也不能让他逃避惩罚。

当然，在孩子暴怒时离开房间比保持冷静更难做到。特别在公共场合时，你不能离开他而进入另一个房间。因为你陷入困境并且感到没有面子，很有可能打他一巴掌或大骂。但这样做的后果并不比在家中好多少，并增加了使你看起来比你的孩子更糟的缺点。因此不要不管不问或让他自行其是——这只会鼓励他发火——要平静地把他带到休息室或汽车外面，让他在远离观众的地方继续他的行为。另外，有时在公共场合，紧紧的拥抱和平静的声音也能安慰发火的孩子并使他平静下来。

当孩子发脾气过去以后，不要再提起。相反，如果有必要回忆最初触发他发火的因素时，要平静复述。保持镇静并意志坚决，很快他就会认识到发火只是浪费你们的时间。

偶尔，孩子大发脾气时有可能屏住呼吸，有时会因屏住呼吸的持续时间过长导致短暂晕厥，这种情况令人恐惧，但是在30～60秒内就会醒来。为了保护保证呼吸停止期间孩子的安全，你的反应不要过分，因为这种倾向会强化孩子发脾气时的呼吸暂停行为。如果没有强化，这种类型的发火通常在短时间内消失。

避免脾气发作

采用纪律约束对孩子有几个明显的优点。首先，因为你明白与孩子的争执不可避免（你甚至能预料引起他发脾气的事情），你可以预先想好对策，尽可能避免发生摩擦。

遵循下列指导方针有助于把孩子的暴怒的倾向、次数和强度减少到最低程度，确信照顾孩子的每一个人理解并一致遵循下列方针。

1. 在要求初学走路的孩子做某件事时，尽量用温和语气的短语表示请求和邀请，而不是命令。比如：“请”“谢谢你”就很有帮助。

2. 当听到他说不时，反应不要过分强烈。在相当一段时间内，他可能对任何需要和命令的自然反应都是“不”。本阶段孩子甚至会对冰淇淋和蛋糕说不！他真正的意图是要表达“我喜欢自己做主，所以我喜欢说不，直到我认为玩够了或看到你非常严肃。”不要暴跳如雷，要平静而清楚地重复你的要求，回答他潜在的挑战。不要因为说不就惩罚他。

3. 谨慎地选择争论。他一般不发脾气除非你先逼迫他，因此没有值得争论的事情时不要逼他。例如：在汽车行驶期间用安全带把他扣在车座里是第一紧要的事情。既然现在他对每件事都说不，因此一天之内，你应该只在绝对必要时说几次不。

4. 不要提供不存在的选择，不要和他订协议。像沐浴、上床休息、不要在街道上玩要等是不可协商的。为使他遵守这些规则，不要使用一个额外的小甜点或者到公园旅游等妥协措施。贿赂行为只能教导他在得不到所喜欢的报酬时就破坏原则。

5. 无论何时只要有可能，就让孩子做出选择。让他决定穿哪一件睡衣、读哪个故事、玩哪个玩具。如果在这些方面鼓励他独立，当他发火的时候，顺从你的可能性非常大。

6. 避免已知的触发脾气的情境。如果他总是在食品杂货店找事，在你随后几次去购物时安排看护者照顾他。如果他有一个玩伴似乎总是使他急躁易怒，把他们分开几天或者几星期，在他们稍微大一点看看是否有所改善。

7. 对好的行为给予充分的表扬和关心。即使你只在他看书时坐下陪他一会，你的陪伴会告诉他你赞成这种安静的活动。

8. 保持你的幽默感。虽然嘲笑孩子的又打又叫并不是一个好的想法，但在他听不到时，与朋友或大一点的家庭成员一起大笑和谈论这件事非常有用。

家庭关系

因为学步的孩子非常自私，他的哥哥、姐姐可能感到他是个负担。他不仅占用了你大量的时间和精力，而且他有意经常地侵入哥哥、姐姐的领地和占有他们的玩具。当遭到拒绝时，他可能会发脾气。即使哥哥姐姐因为他是婴儿对他爱护和宽容，他们注定会表现出一些敌对情绪——至少偶尔会有。

如果你强迫性地设定一些保护大孩子隐私的原则，并留出时间与他们一起玩耍，就非常有助于和平相处。不论多大，所有的孩子都想得到你的爱和关心。无论是准备学前班的野餐、计划一项 2 年级的科学计划、尝试加入初级足球队，或者为舞会的日期不确定而烦恼，他们与学步的孩子一样需要你。

如果你学步的孩子是哥哥或姐姐，敌视会更加激烈。正常的嫉妒情绪因他的自私加剧，并且他也没有合理的处理能力。尽管他想独立，但每天他有许多次看上去更像婴儿。

在生育新宝宝之前，让学步的孩子做好准备很重要。在你怀孕的早期他就有可能认识到这个变化，因此不要对他隐瞒任何事情。当他问你时，告诉他新的宝宝要来了，但是不要强调是一个弟弟或者妹妹。否则他将期望有一个玩伴而不要小宝宝。也就是说，在你分娩前不要过分强调新弟弟或妹妹的到来，学步的孩子可能只担忧事情会很快发生。

新宝宝到来之前，尽可能尝试对他进行卫生间技能训练——使你不必同时准备两份尿布——如果你必须给他压力才能这样做就不值了。所有努力会前功尽弃，并且强大的压力可能会使他憎恨新宝宝。如果说有一些主要变化的话，就是把他搬到新的房间，在新宝宝的到来前安置好他们。这时学步的孩子感受的压力越小，每个人的感觉也会越好。

新宝宝到来后，尽量让你学步的孩子参与你与婴儿之间的游戏。虽然他仍然不能单独和新生儿相处，但在你喂宝宝、给宝宝洗澡、用小车推以及给宝宝穿衣服时，可以邀请他的“帮助”。当宝宝小睡的时候，要单独和你学步的孩子相处一会，强调他对你和宝宝一样重要。

认识到你不能同时满足两人的需要也很重要。当你感到压力非常大时，在你专心照顾一个孩子时，另一个孩子可以让你的配偶、亲戚或者密友照顾——“分而治之”。如果有可能的话，在这期间给你学步的孩子安排一次特别的郊游，即使去公园或者动物园也行。将孩子临时分开，每个人都感到竞争少了，并且会觉得更加轻松。

免疫接种

12～15个月之间的学步孩子必须接受一次Hib疫苗强化注射。疫苗可以预防b型流感嗜血杆菌引起的脑膜炎、肺炎和关节炎。学步的孩子在本阶段也应该接受首次麻疹、腮腺炎、风疹疫苗（MMR）接种。在12～18个月期间，学步的孩子也必须完成以下疫苗的接种：

- 第4次DTaP或DTP疫苗接种（最早在12个月时就可以接种，但是也推荐在15～18个月期间接种）；
- 第3次脊髓灰质炎免疫；
- 如果你的孩子还没有出过水痘，需要水痘疫苗接种。

我们的立场

美国儿科学会推荐进行两次联合麻疹、腮腺炎、风疹疫苗（MMR）接种。第1次接种应在12～15个月进行，第2次接种在4～6岁。第一次接种的目的是提高高危地区没有免疫的学龄前儿童的免疫力，随后给所有儿童进行再次免疫的目的是阻止麻疹在学校或大学里的传播。

安全检查

睡眠的安全防护

- 把婴儿床垫放到最低的位置；
- 保持婴儿床上没有任何物品，你学步的孩子可能堆积并攀爬去拿；
- 如果你学步的孩子能爬出婴儿床，把他搬到一张低床上；
- 使婴儿小床远离围帐和电线；
- 一定要把婴儿床内的全部摇篮设施和悬挂玩具移走。

玩具的安全防护

- 不要给学步的孩子任何需要电源插座的玩具；
- 不要给他电动摩托玩具车。

水的安全防护

- 不要让孩子在没有人监护下进入或接近任何大片水源，即使几秒钟也不行。包括浴缸、浴池、游泳池、鱼塘、漩涡、热水桶、湖或者海。

汽车里的安全防护

■ 汽车后排座位是孩子最安全的座位；

■ 当汽车开动时，决不要让学步的孩子爬出汽车座位；

■ 即使汽车锁着或在车库中，也决不要留他一人在汽车里。

居家的安全防护

■ 用屏风或栅栏遮挡任何打开的窗户，防止学步的孩子跌出去；

■ 一定要把所有的电源插座和放有清洁剂或其他危险品的橱柜加罩并上锁；

■ 如果你有枪（推荐不要放在婴儿使用的房间），把子弹卸下来并放在孩子看不见的地方，并将子弹放在其他地方。

户外安全防护

■ 接近繁忙的交通路段时，要拉紧学步的孩子；

■ 在孩子的室外活动区域建立围栏或栅栏，确信孩子留在里面，从而远离街道、水塘或者其他危险；

■ 保证户外设备的下面铺有草场、沙滩、薄木块或其他表面柔软的东西。

2

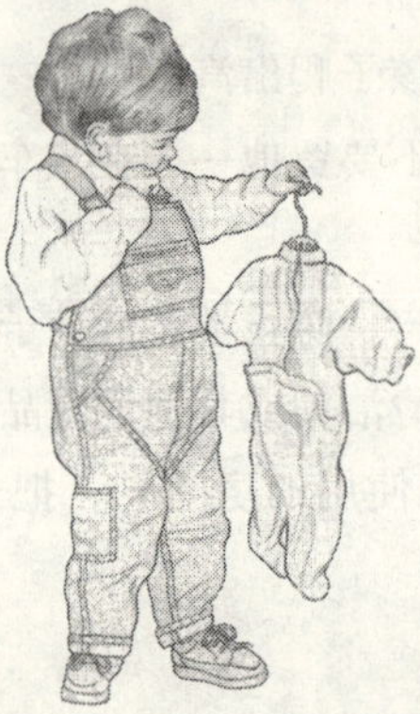

2～3岁

现在孩子正在从婴儿向学龄前迈进。这期间他身体的生长发育和运动发育将减慢，但你会看到他的智力、社交能力和情感发生非常大的变化。他的词汇增多，他将试图独立于其他家庭成员，发现社会有一些需要他遵守的原则，开始形成一些有真正意义的克制能力。

这些变化对你和孩子的情感都是一种挑战。毕竟，当他对任何事情都说不的时候，这些变化让“两个人都感到恐惧”。这时在他对你继续依赖和需要确信自己独立之间似乎一直存在拉锯战。他可能在极端的情绪之间波动——当你要离开他时，他十分依恋你；当你想让他服从你时，他跑向相反的方向。当你希望他的行为像大孩子时，同时你会发现自己还渴望他还是那个需要拥抱的婴儿。你们偶尔会失去耐心，这一点也不奇怪。

承认并接受这些变化，你们以后的日子就很轻松了。你对他的反应——你对他的鼓励和关爱、对他的成就加以赞赏并给他温情和安全——会使他感到很舒适、有能力和特别。这些感觉对以后他上学和见到生人时有帮助。最重要的是这会让他感到做人的自豪。

生长发育

身体外观和生长

虽然孩子的生长速度在2～3岁之间减慢，然而他的身体还会继续发生经历从婴儿到儿童的明显变化。最大的变化是身体各部分的比例：婴儿时头相对大，腿和胳膊相对短。

国家健康统计
中心身体发育百分数*

姓名________________ 编号________

母亲身高________ 父亲身高________

日期	年龄	身高	重量	评价

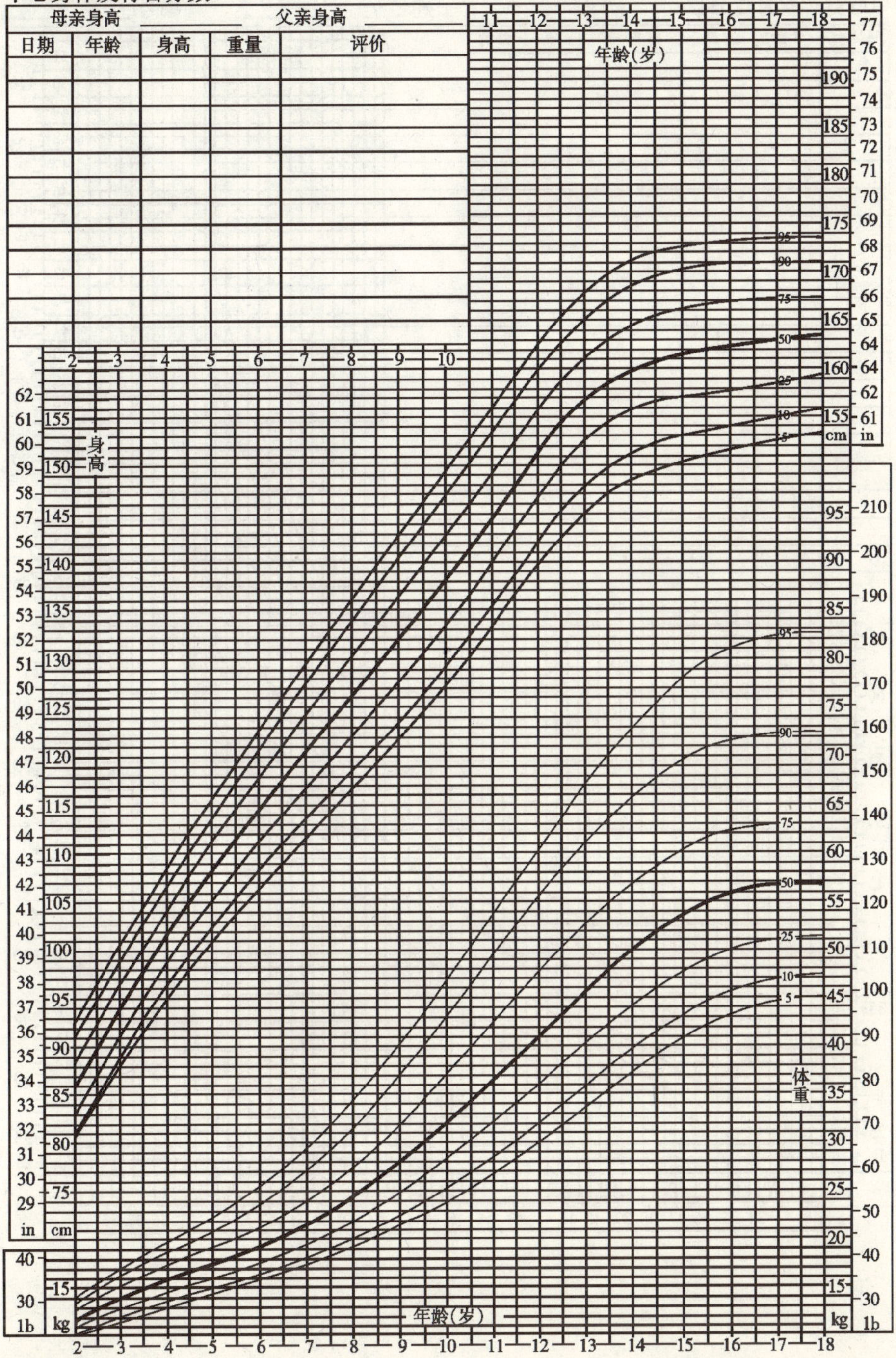

国家健康统计
中心身体发育百分数*

姓名＿＿＿＿＿＿ 编号＿＿＿＿＿＿

日期	年龄	身高	体重	评价

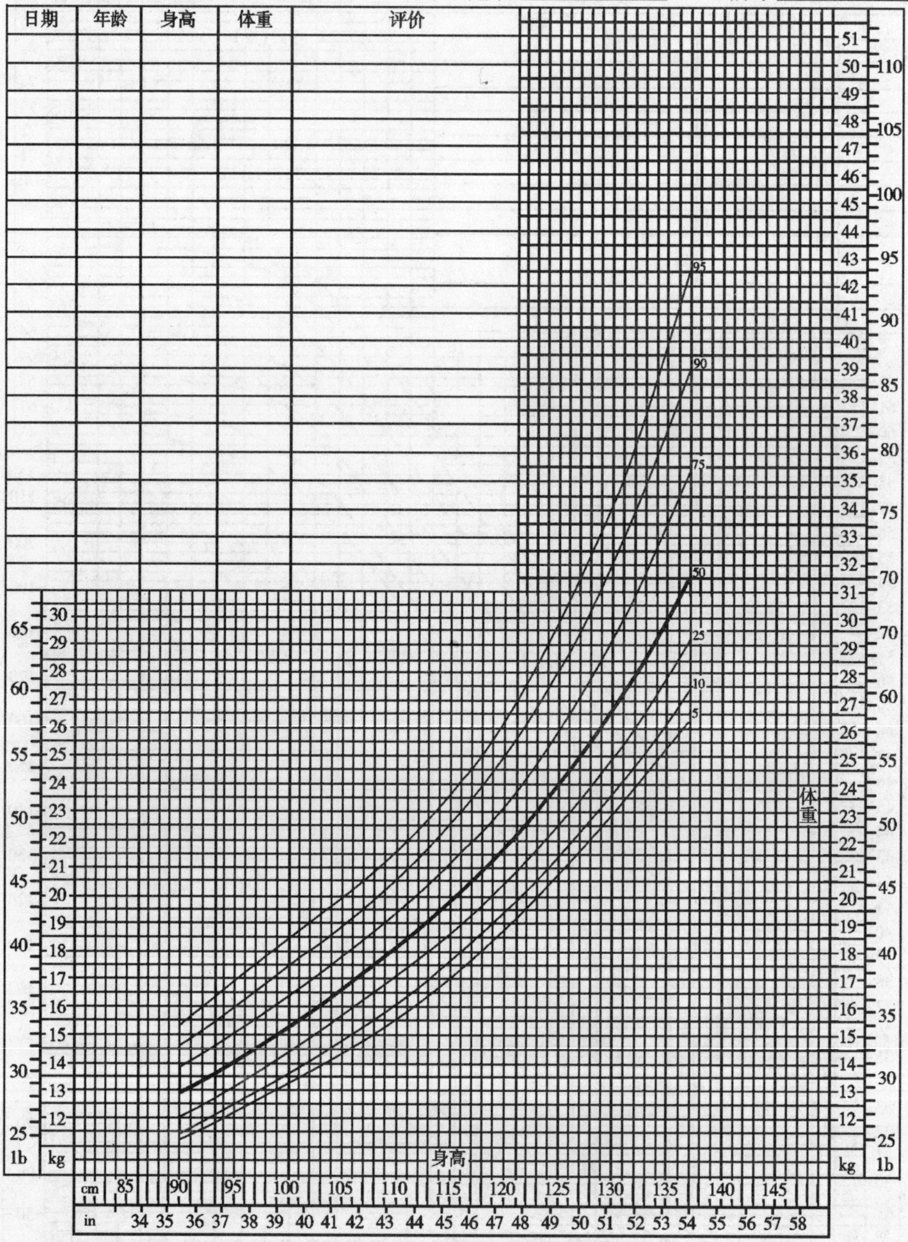

国家健康统计
中心身体发育百分数*　　姓名________　　编号________

母亲身高 ______		父亲身高 ______		
日期	年龄	身高	体重	评价

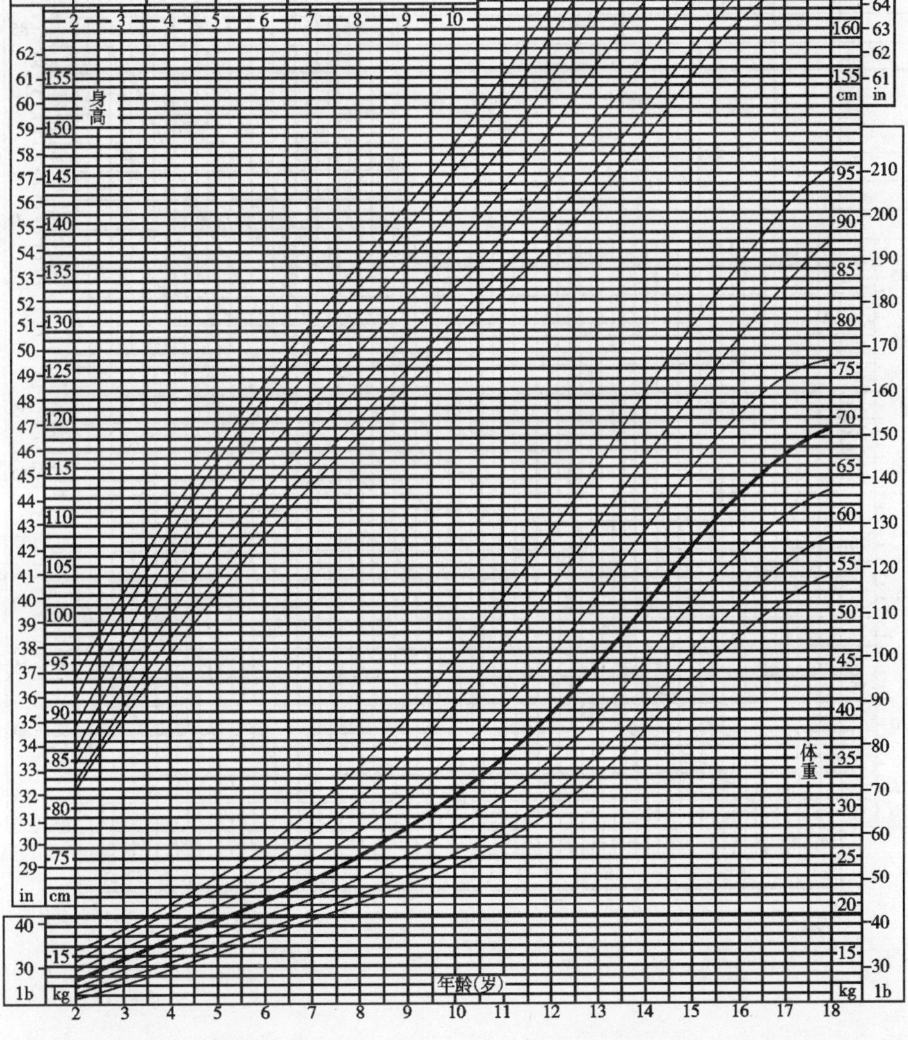

国家健康统计
中心身体发育百分数*　　　　姓名＿＿＿＿＿＿　　　　编号＿＿＿＿＿＿

日期	年龄	身高	体重	评价

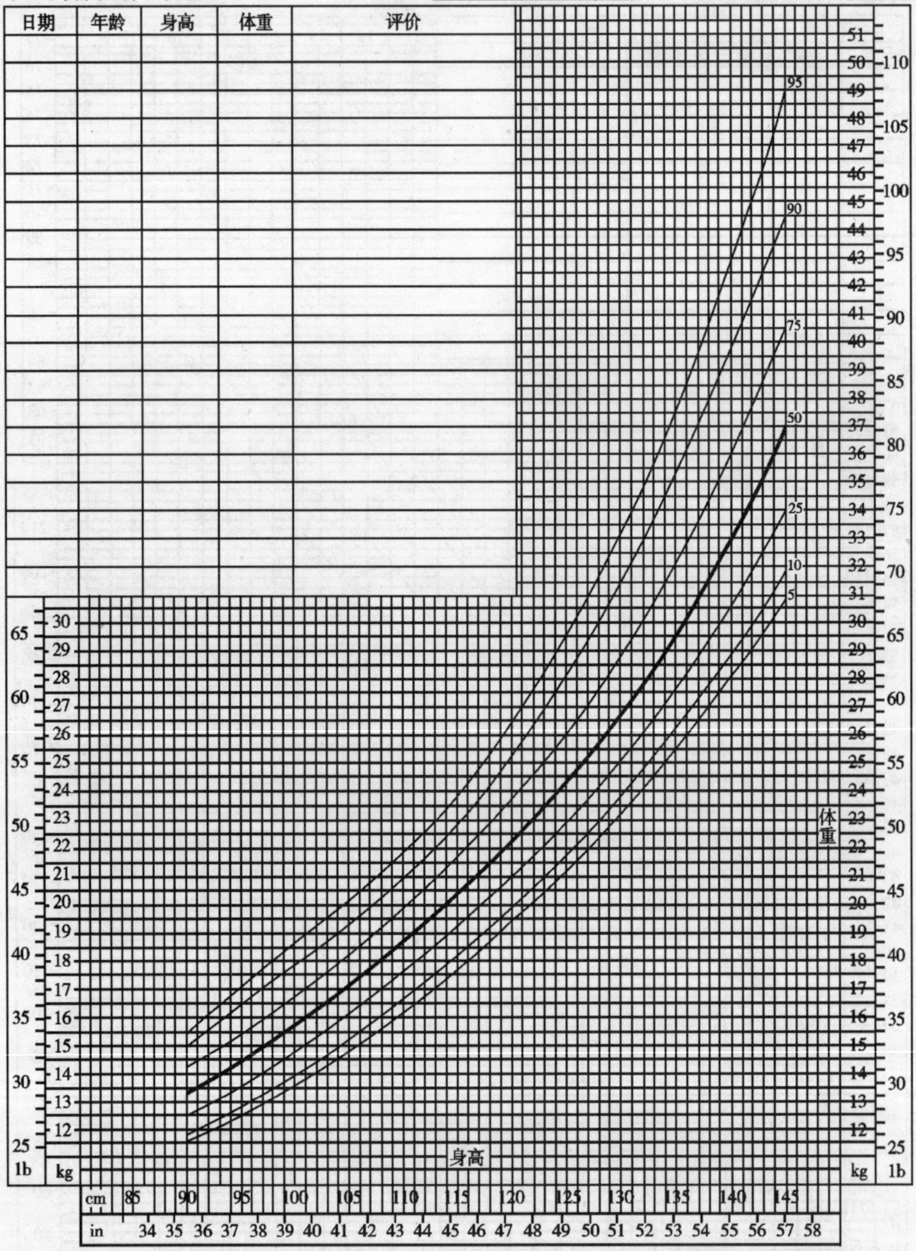

目前头部的生长速度减慢，从第2年一年生长3/4英寸（2厘米），到以后10年内生长3/4英寸~5/4英寸（2~4.4厘米）。同时身高增加，主要是因为腿部和躯干生长速度加快。随着身体各部生长速度的改变，他的身体和腿看起来比较均衡了。通过测量他的“坐高”，你可以体会到这些变化的意义。

“坐高”是从头顶到座位表面的距离。新生儿时坐高大约为身长的70%，主要是因为他的头部特别大。但是到2岁时坐高大约降低到身长的60%，3岁时为身长的57%，13~14岁时为身长的52%。

出生后最初几个月内使婴儿看起来肥胖而非常可爱的脂肪，到了学龄前就会逐渐消失。脂肪在1岁期间达到高峰，为体重的22%，随后逐步下降。到5岁时稳定地保持在体重的12%~16%之间。你可以注意到孩子的上肢和大腿变得苗条，脸也不再那么圆了。甚至的此前使他的脚有扁平足外观的脚弓下的脂肪垫也消失了。

本阶段孩子的行动姿势也会发生很大变化。矮胖、幼稚外观部分是因行动姿势造成的，特别是鼓出的腹部和凹进的腰部。但随着肌肉张力的改善，孩子的姿势变得更加直立，将形成更高、更瘦、更强壮的外表。

虽然孩子的发育减慢，但却可以稳定地生长。学龄前儿童每年增高2.5英寸（6厘米），体重每年增加大约4磅（2千克）。将孩子的身高和体重绘制在前面的生长发育图中，并与同年龄、同性别儿童的平均值加以比较。如果你注意到孩子的生长特别慢，要与儿科医生进行讨论。医生可能会告诉你不必过分担心，因为在2~3岁期间，有些健康的孩子的发育速度比其他同龄人稍慢。到3岁时孩子的生长速度一般可恢复正常，但青春期他们的身高也可能达不到这个年龄的标准身高。另外，因为生长速度减慢，这样的儿童进入青春期的时间也较晚。尽管这些孩子的青春期爆发发育比正常人晚，但大部分孩子最终能达到成人的正常身高。

较少见的情况是，这种学步期或学龄前的生长停滞现象可能是发生了其他问题的信号——也许是像肾病或肝病，或复发性感染等慢性疾病，极个别的情况下，激素腺紊乱或慢性疾病的胃肠道并发症可引起生长缓慢。儿科医生进行检查时，将会充分考虑这些情况。

记住在2岁以后，同龄孩子身高和体重的差异会非常大，因此不要花费太多的时间把你的孩子与其他孩子进行比较。只要他按照自己独特的生长速度发育，就没有必要担心。

如果孩子吃得不如你想像的那么多，也不要吃惊。因为这个年龄的孩子生长速度放慢，热量需要也减少。即使他吃得较少，如果他可以吃各种各样健康的食物，也能维持良好的营养。

运动

这个年龄的孩子总是不停地运动——跑、踢、爬、跳。孩子的注意力过去就不大集中，目前注意一件事的时间更短。试着和他做一个游戏时，他会立刻想换成另一个。朝一个方向前进时，很快会要转向其他的方向；2~3岁的孩子每天精力旺盛，因此跟随他可能很吃力。但要振作起来，不要担心，他的这些活动会使他的身体更强健，身体的协调能力也更好。

今后的几个月，他跑起来会更稳、更协调。他也能学会踢球并能掌握球的方向，扶着栏杆能自己上下台阶，并能稳当地坐在儿童椅上。稍微帮助一下，他就能够单腿站立。

观察2岁孩子走路，你就会明白孩子是如何摆脱僵硬步态的，学步时踉跄的步态逐渐变成更加成人化的脚跟—脚尖运动。在这个过程中，他对身体操纵更加灵活，后退和拐弯也不再生硬。走动时也能做其他事情，例如用手、讲话以及向周围观看。

见到孩子从事有助于运动技能发育的活动时，不要担心，这样做也可以锻炼他。当你和他一起玩时，记住这个年龄的孩子喜欢骑木马、在小垫子上打滚、滑滑梯以及在帮助下攀爬与地面水平的平衡木等游戏。游戏中包含的跑动和攀爬越多越好。

当他能够到户外跑动、玩耍和探险的时候，尽可能每天抽出一点时间陪他。这有助于减少在屋里的缠人和哭泣，也可以使你自己放松。在开阔的地方转圈也比在家里撞到墙和家具更安全。在户外时，让他到院子里、操场或者公园玩——只要合适和安全的地方都行。但是由于他的自控和判断力比他的运动功能发育晚得多，所以首先必须做到安全第一，一直保持警惕、保证安全并避免孩子受伤。

本阶段末期的运动发育里程碑

- 熟练地爬；
- 脚步交替上下楼梯；
- 踢球；
- 轻松地跑；
- 骑三轮车；
- 顺利弯腰而不倒下。

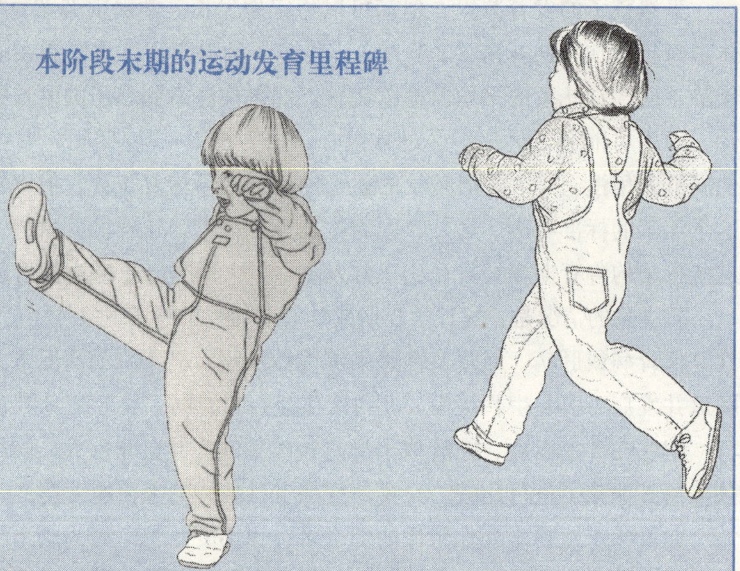

手和手指技能

2岁的孩子已经可以轻易地用手摆弄小物体。他会翻书、建6块积木的塔、脱鞋以及拉开大的拉链。他的手腕、手指和手掌可以进行协调的运动，因此能旋转门把、旋开广口瓶的瓶盖、用一只手使用茶杯并能剥开糖纸。

本年度的主要成就之一就是学会“拉”。递给他一枝蜡笔看看会发生什么：他会将拇指和其他手指分开捏住蜡笔，然后笨拙地将食指和中指伸向笔尖。这种握笔方式看上去不太雅观，但足以使他通过直线和曲线创作自己的第一件艺术作品。

幸运的是这个年龄的孩子在做每一件事的时候，比18个月的孩子精力更集中，也能安静地玩。在你翻阅图书或杂志的时候他注意力越持久，就越能积极参与并与你一起翻书。他也对诸如画画、搭积木或摆弄物品的活动十分感兴趣，因此积木和连锁的建筑玩具能使他愉快玩耍好长一段时间。如果你让他任意使用蜡笔或用手指画画，他的创作冲动会十分丰富。

本阶段末期手和手指技能发育里程碑

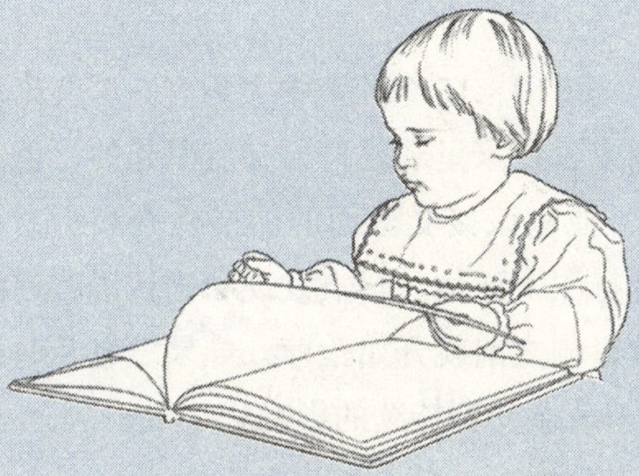

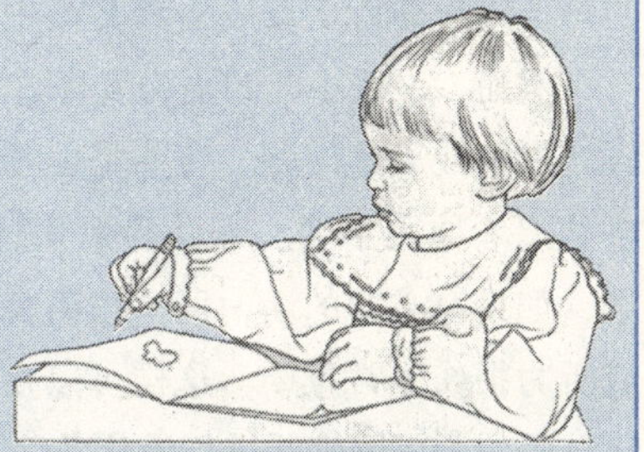

- 用铅笔或蜡笔画竖线、横线和圆圈；
- 一页页翻书；
- 搭建超过6块积木的塔；
- 将铅笔握在写字的位置；
- 拧紧或拧开广口瓶盖、螺帽和门闩；
- 转动把手。

语言发育

2岁的孩子不仅能听懂你的大部分话语，而且能利用正在快速增加的超过50个以上的词汇说话。这一年中，他逐渐从说2个或者3个单词的句子（“喝果汁”“妈咪，吃饼干”）转变为可以说4个、5个、甚至6个单词的句子（“爸爸，球在哪里？”“洋娃娃坐在我腿上”）。他也开始用代词（我、你、我们、他们），理解了“我的”概念（“我要我的茶杯”“我见我的妈咪”）。观察他如何用语言描述概念和信息，如何表达他身体或感情的需求与渴望。

人们总是很自然地将自己孩子的语言表达能力和其他的同龄孩子相比，但你应该避免这样做。因为本阶段的语言发育水平比其他阶段的差异更大。虽然一些学龄前孩子的语言能力以稳定的速度发育，但另一些孩子以不平均的方式掌握单词。因此，自然有些孩子比别的孩子爱说话。这并不意味着爱讲话的孩子一定比安静的孩子聪明和老练，也并不代表他们词汇更丰富。事实上，安静的孩子掌握的词汇并不少，只是使用词汇更加挑剔罢了。一般来说，男孩比女孩说话迟，但是这种差异在孩子达到入学年龄时基本消失。

没有经过任何正式教育，孩子到上学之前，仅通过听和实践就能掌握许多语法的基本规则。每天进行阅读有助于丰富他的词汇并提高语言技能。这个年龄的孩子可以领会故事的情节，理解并记住书中的许多概念和信息片段。即使如此，因为他很难坐太长的时间，所以你读的书要短些。使他注意力集中、选择有动作导向的书鼓励他接触、指点、给物体命名或者重复某个段落。到了岁末，随着他的语言技能变得更加熟练，他也能够从用重复滑稽的音节和可笑的短语组成的诗、双关语和笑话中得到乐趣。

然而，一些小儿的语言发育过程并不顺利。事实上，每 10 ~ 15 个儿童中大约有一个会出现语言理解或表达问题。有些是由于听力困难、智力低下或者在家里缺乏口语交流引起的，但大多数患者原因不明。若儿科医生怀疑孩子有语言问题，他应该接受全面的体格检查和听力测试，如果有必要的话，请一位语言专家或者幼儿专家进行深入评估。早点发现和确认语言迟滞或听力损伤非常重要，这样可以在其他方面的学习受到影响之前就开始治疗。如果没有及时确认孩子的语言困难并进行治疗的话，孩子在学校里的学习就会受到持续的影响。

本阶段末期语言发育里程碑

- 听从 2 ~ 3 个词的指令；
- 能够认出并辨别几乎所有的常见物体和图画；
- 理解大部分句子；
- 理解身体的关系（“在上面”“在里面”“在下面”）；
- 使用 4 ~ 5 个单词的句子；
- 能说名字、年龄和性别；
- 会用名词（我、你、我们、他们）和一些复数（小汽车、狗、猫）；
- 陌生人能听懂他的大部分话语。

认知发育

孩子处于婴儿期和学步早期的几个月时，主要通过触摸、观看、操作和听觉来感受这个世界。但现在他学习过程中的思考成分更多，掌握语言的能力逐渐加强，开始形成事件、动作和概念的精神图像。他也能用思维解决一些问题——在头脑中完成尝试一失败，而不必亲自实践。他的记忆力和智力也有所发展，开始理解简单的时间概念，例如“吃完饭后再开始玩耍”。

这时孩子也开始理解物体之间的关系。例如，在你让他玩形状分类玩具和益智拼图玩具时，他可以匹配相似的形状。在数物体时，他也能够理解数字的含义——尤其是2。孩子的因果关系理解力有进步，对上发条的玩具和开关灯的设备更感兴趣。

你也会注意到孩子玩的游戏更加复杂。最明显的是他可以把两种不同的游戏串联在一起，得到一个合乎逻辑的结果。小女孩可能首先把洋娃娃放在床上，然后将它盖起来，而不是随机地丢一个再拿一个，或者她假装一个接一个地喂几个洋娃娃。随后几年她就能将更长的事件串联在一起，得出更精细的想像结果，安排自己的大部分日常生活，包括早上起床、洗澡和晚上上床睡觉。

假如我们一定要简单勾画本阶段孩子的主要智力限制的话，就是他的感觉——即他觉得在他的世界中发生的所有事情都或多或少有他的参与。因为有这种想法，所以他很难正确地理解诸如死亡、离婚和疾病的概念，没有感到自己扮演了什么角色。因此，如果这阶段父母离婚或家庭成员生病，他会感到自己有责任。

与2岁的孩子讲道理一般非常困难。毕竟他观察世界的方式非常简单，他仍然不能分辨幻觉与真实，除非自己主动参与虚构的游戏。例如在塞尔玛·弗雷博格(Selma Fraiberg)的《魔力年代》一书中有一个神奇的故事，这个故事中的父母告诉他们两岁半的孩子：他们很快就要飞到欧洲。小孩子脸上出现了担忧的表情，说：“我的胳臂不够强壮，还不能飞”。因此，在本阶段一定要仔细选择你自己的词汇：你认为是滑稽或开玩笑的话语——例如“假如你吃冰淇淋，你就会爆炸”，这确实会使孩子感到惊慌，因为他不知道你在开玩笑。

本阶段末期的认知发育里程碑

- 使用机械玩具；
- 将手上的或房间里的物品与图画书上的进行比较；
- 和洋娃娃、小动物或人玩过家家游戏；
- 根据形状和颜色将物体分类；
- 完成由3~4块组成的拼图游戏；
- 理解数字“2”的概念。

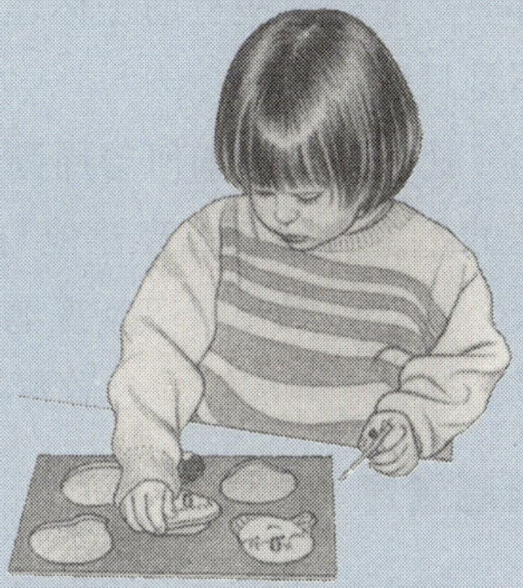

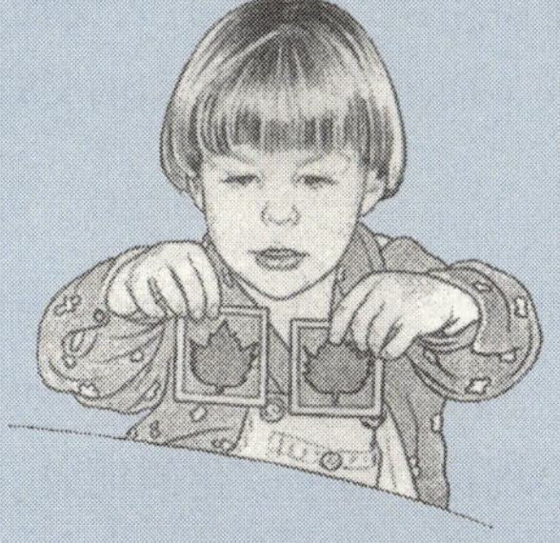

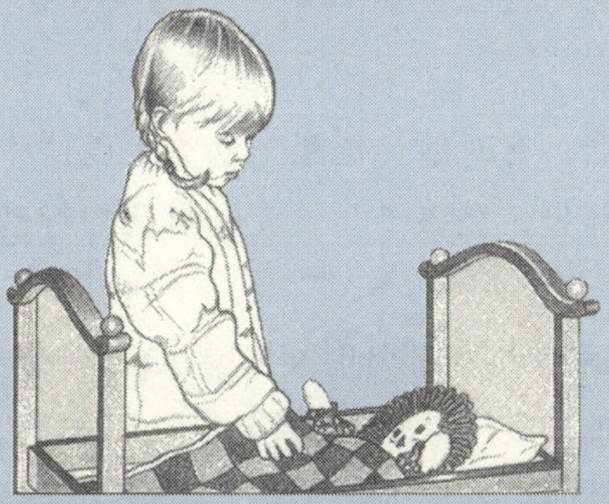

社交能力发育

事实上，本阶段孩子更关心自己的需要，而且行为也更加自私。他们经常拒绝与别人分享他们感兴趣的任何东西，即使在一起玩耍时，也不愿意与其他孩子合作，除非他们知道要各自玩自己的玩具。有时孩子的行为也会使你感到恼火，但如果你注意观察就会发现，一起玩耍的所有孩子可能具有完全相同的行为。

2 岁时，孩子观察这个世界时几乎只关心自己的需要和渴望。因为他们不理解其他人在这种情况下的感受，认为每一个人的感觉和想法都与他们完全一样。这种情况下，他们认为自己的行为并不出格，因此不会控制自己。基于上述原因，试图用“如果你听话的话，妈妈多么高兴”之类的话语来约束孩子的行为没有任何意义。在孩子 7 岁以前不要用这类语言；此后，孩子才能真正理解其他人的想法和感受，对这些话才会有反应。

因为孩子的行为似乎只受自己支配，你会发现自己担心孩子会被惯坏了或无法控制他了。你的担心很有可能是没有事实根据的，他也会很快地度过这个阶段。好动爱闹的异常活跃进攻性极强的孩子通常和那些似乎从不表露出他们的思想感情的安静、害羞的孩子一样“正常”。

有意思的是，尽管孩子对自己更感兴趣，但他的大部分玩耍时间可能用来模仿其他人的行为方式和活动，模仿和“假装”是本阶段最好的游戏。因此，2 岁的孩子将玩具熊放到床上或喂他们的洋娃娃吃饭时，并在告诉玩具熊睡觉或让孩子吃菜时，你会听到他使用的词汇和语调与你完全相同。不管在其他时候他如何拒绝你的指令，在他转换为父母的角色时，他会非常精确地模仿你们。这些活动能够使孩子愉快地听从别人的建议，这是将来社会经历的直接排演。懂得这些有助于你理解做好榜样的重要性，向孩子示范他们经常模仿大人做的事，而不是只说不做。

让孩子学会如何与周围人相处的重要方式是给孩子足够的试验性表演，因此你不能因为他的不善交际就放弃让他与其他孩子一起玩耍。首先明智的做法是将他的伙伴限制在 2~3 人，虽然你需要密切监视他们的活动，以免有人受伤或很不开心，但尽量不要干涉他们。孩子们互相之间应该学会做游戏，而不是只与他们的父母做游戏。

情感发育

和 2 岁的孩子一起玩耍非常困难。有时他愉快而友善，有时他会烦躁与恼火，而这些又通常没有明显的原因。然而，这种脾气变化是成长的一部分，在孩子尝试控制自己的行动、冲动、感情和身体时，经常出现这种情感变化的征象。

本阶段孩子很想探索外面的世界并寻求冒险经历，结果他用大部分时间来测试极限——自己的、你的和环境的，但他仍然缺乏在冒险过程中必需具有的许多技能，经常需要你的保护。

当他超越极限并被拉回来时，经常会受挫和恼火，可能会勃然大怒，甚至可能会乱打、撕咬和乱踢。本阶段他仍然不能控制自己的情感冲动，因此他的生气和挫折感会突然爆发，表现为哭泣、踢打和尖叫。这是他处理生活中遇到困境的惟一方式，他可能做出故意伤害自己和他人的行为，但这是双方的事。

本阶段末期的社交能力发育里程碑

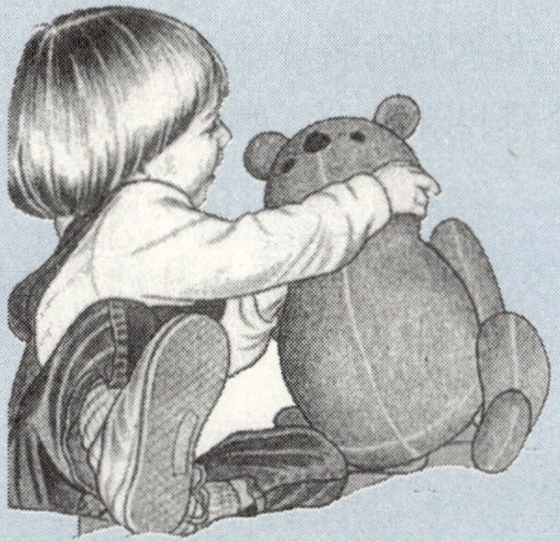

- 模仿成人与伙伴的行为；
- 自发地对熟悉的伙伴表示关心；
- 可轮流玩游戏；
- 理解“我的”或“他的/她的”概念。

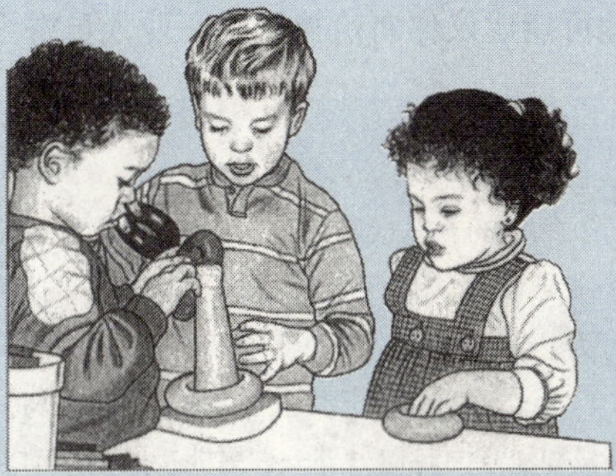

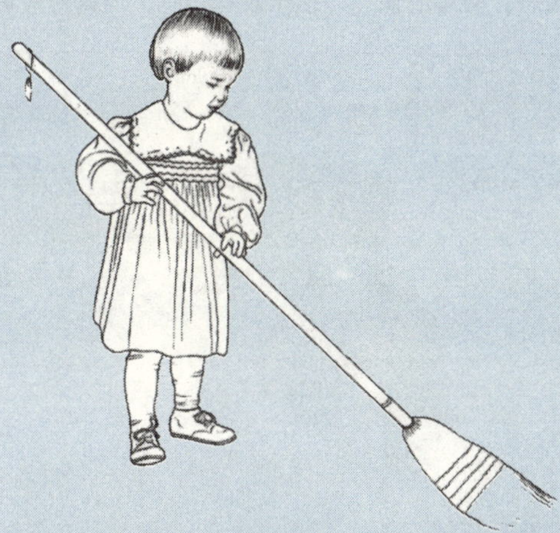

有没有亲属或朋友曾经告诉你，在他们照顾孩子时，孩子的表现非常好。在你不在孩子身边时，孩子像天使一样的情况并不少见。因为他们不信任这些人在他测试极限时可以帮助他，但是和你在一起的时候，孩子非常愿意做一些危险和困难的事情，因为他知道在他遇到困难时，你会帮助他。

本阶段末期，无论他用什么样的抗议方式，都有可能持续一段时间。例如当你决定离开并让他和保姆一起玩耍的时候，在想到将要分开时他会恼火并发怒，或者他会呜咽或依恋你，或者他可能情绪低落而沉默。你离开之前的最好安慰策略是告诉他你会很快回来，并且在你回来后，要表扬他在你离开以后他非常乖。值得欣慰的是3岁以后，你和孩子的分离会更加容易。

2岁的孩子越感到自信和安全，就越独立，而且表现可能也越好。鼓励他按照成熟的方式行事，可以帮助他发展这种积极的情感。这样做时，设定的极限要合理且一致，以便孩子可以安全地探索世界、发展自己的好奇心，但必须分清危险和违反社会秩序的行为。在这些原则的指导下，他开始探索什么是可以做的，什么不可以做。他会反复尝试，所以关键是要保持一致。每次他与伙伴玩得很好，或不需要你的帮助自己吃饭、穿衣或脱衣时，都要表扬他。你的表扬会使他为这些成就和自己感到自豪。随着孩子自尊心的增强，当有人以某种方式行事时，他会形成自己的行为图像——你鼓励过的行事方式，负面行为将逐渐消失。

正常情况下，2 岁的孩子具有很广泛的情感，对任何事都会喜悦和恼火。然而，如果孩子似乎过度被动或退缩、非常悲伤，或大部分时间难以得到满足，就应该与儿科医生协商。这应该是压抑的征象，或者因为某种隐匿的压力，或者因为身体问题。如果医生怀疑孩子压抑，他可能建议你向精神健康职业人员咨询。

阻止孩子勃然大怒

2 岁的孩子很难避免挫折、生气或偶尔勃然大怒。父母应该允许孩子表达情感，但同时应该帮助孩子疏导情感，以免发展成暴力或过分的进攻性行为。下面是一些建议：

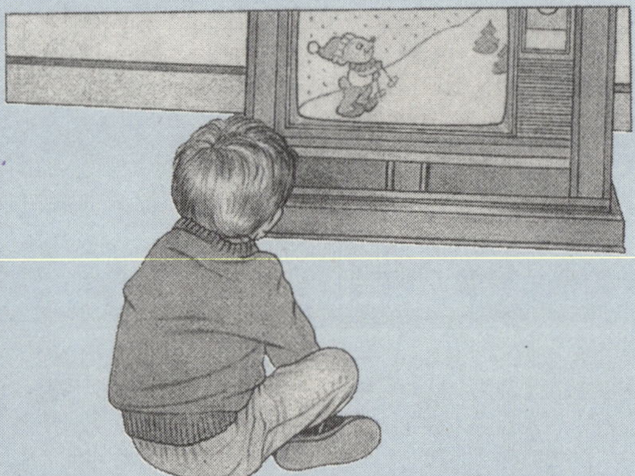

1. 当你看见孩子开始放弃玩耍时，尝试将他的能量和注意力转向另外一种更能接受的活动。

2. 如果你不能使孩子分心，就不要管他。如果你每次对他任何形式的发火都作出反应，那么你就是过多关注了他的负面行为。与他讲理，甚至责骂或惩罚都会鼓励他再次犯规。

3. 如果你在公共场合时，他的行为使你感到羞愧，就离开。而不要与他理论和大惊小怪。在他平静以前不要回来或继续你的活动。

4. 如果孩子发脾气时，出现乱打、乱咬或某些其他具有潜在危害的行为，你可以不管不问。即使你做出过分的反应，仍然不能帮助孩子。相反，你可以立即明确告诉他，他不应该有这种行为，离开并让他独自待一会。因为孩子不能理解复杂的解释，所以不要试图与他讲理，但要让他理解什么地方做错了，并及时惩罚。如果在一个小时后再惩罚，他就不能把惩罚与错误行为联系起来。

5. 不要用体罚约束孩子。如果你对他进行体罚，他就会认为自己无论何时受到阻碍时，体罚是一种可以接受的处理方式。

6. 监视他观看的电视节目。如果学龄前儿童观看暴力电视节目，他就会变得更具攻击性。

基本护理

喂养与营养

2岁时孩子的进餐方式应该是一日三餐，外加1～2次点心。他可以进食与其他家庭成员相似的食物，随着语言与社交技能的进步，如果有机会让他与其他人一起进餐，在进餐时间他会积极参与。

多动

以成年人的标准看，大多数儿童患有多动症。但由于本阶段的孩子喜欢跑、跳和攀爬而不喜欢慢走或静坐，所以这种情况可能十分正常。他也可能说得很快，以至于你不能完全理解，你也许会因他不能集中精力而担心，但要有耐心。在孩子达到入学年龄时，精力过盛的情况通常会消失。

当孩子精力旺盛时，进行适当的调节比试图压抑更有意义。如果你学步的孩子更爱“活动”，则适当调整你的期望：在社区会议或进餐期间，不要指望他长时间静坐。如果你带他去购物，就要按照他的步伐而不是你的速度行走；一般原则是不要将孩子放在你自己认为都不能接受的狭小环境内，给他大量的机会跑、跳、扔或踢球以释放他多余的能量。

如果不加适当的引导，一个非常活跃的孩子经常将多余的精力转化为攻击或破坏性行为。为避免发生这种情况，你需要建立清楚而合理的原则，并强迫孩子一直坚持。只要孩子可以安静地玩耍，或者看一会儿书，就应该进行表扬以鼓励他多一些安静的行为。这也有助于保证孩子的睡眠、进餐、洗澡和小睡时间尽可能有规律，使得他能对每一天的时间安排更有计划性。有少数学龄前儿童的多动和注意力不集中问题可能在度过这段时期以后仍然存在。只有在这种问题影响学习成绩和社交行为时，才需要进行特殊治疗；如果你怀疑孩子有这方面的问题，让你的儿科医生进行评价，判断是否存在可以治疗的医学疾病。

本阶段末期的情感发育里程碑

- 公开表达他的关爱；
- 表达相当多的情感；
- 到3岁时，容易与父母分开；
- 反对日常生活出现重要变化。

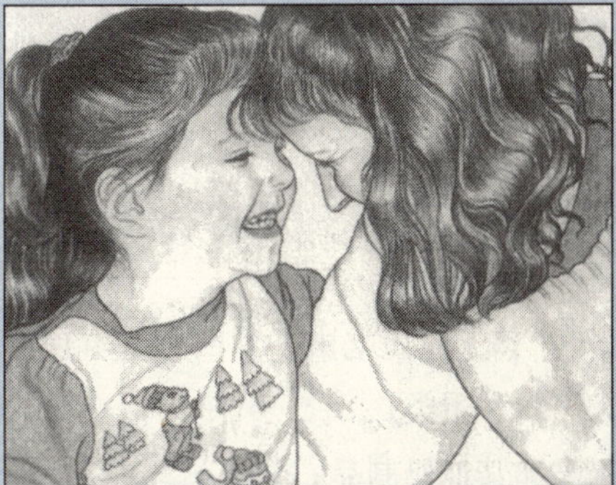

健康发育观察项目

尽管本书中列举的发育里程碑可以使你具有孩子成长过程中会发生哪些变化的一般概念，但是如果他的发育进程有一些差异，也没有必要惊慌，因为每一个孩子都有自己的特定发育步伐。然而，在本阶段，如果孩子表现有如下可能预示发育延迟的迹象，征询儿科医生的建议：

- 经常跌倒并不会上楼梯；
- 一直流涎或言语不清；
- 不能搭起超过 4 块积木的塔；
- 难以拣起小物品；
- 到 3 岁时仍然不能模仿画圆圈；
- 不能用短语进行交流；
- 不会玩“过家家”游戏；
- 不能理解简单的指令；
- 对其他孩子没有兴趣；
- 与母亲分开时非常困难。

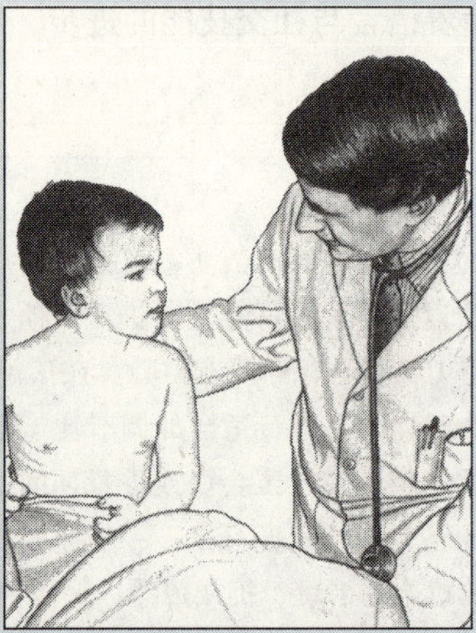

幸运的是，现在孩子的进餐技能已经变得相对比较“文明”。2 岁时，他已经学会使用汤匙，用一只手拿杯子喝水并食用相当一部分可以用于抓着吃的食品。3 岁时，他应该可以使用叉子，并自己吃饭，只是偶尔才会将食物从盘子里溅出或不能将食物送入口中。但在他可以自己进餐时，仍然正在学习有效地咀嚼和吞咽，边吃边玩时还是会呛食，发生窒息的危险仍很高，因此要避免整块吞咽下列食物，防止阻塞气管。

- 热狗（除非顺长切片，然后横切成小块）；
- 坚果（尤其是花生）；
- 圆而硬的糖果；
- 整个葡萄；
- 一整汤匙花生奶油；
- 整块生胡萝卜；
- 带核的生樱桃；
- 生芹菜。

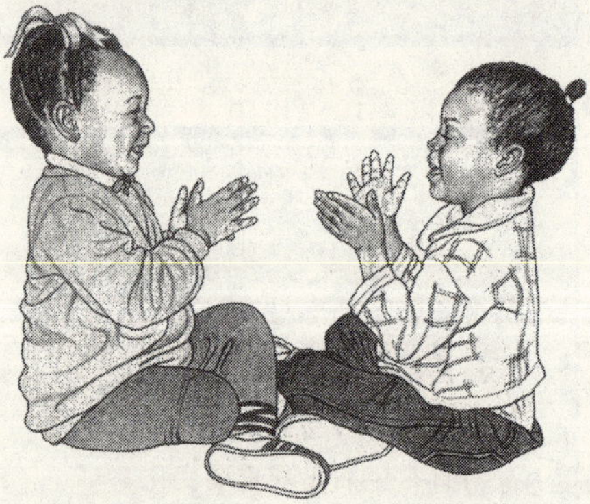

理想的情况下，孩子应该吃由下列四种基本食物组成的食品：

1. 肉、鱼、家禽和蛋类；
2. 牛奶、奶酪和其他奶制品；
3. 水果和蔬菜；

4. 谷类、马铃薯、大米和面食。

然而，即使孩子的饮食达不到这种理想的状况也不要惊慌。许多学步的孩子在很长时间内拒绝吃某种食物，或很长时间只吃1~2种自己喜欢的食品，你越强求孩子的饮食，他拒绝你的决心也越大。我们前面已经说过，如果你做了许多不同的食物，让他自己选择，最终他肯定会自动获得饮食平衡。如果孩子可以自己吃饭，他会对健康饮食更感兴趣。因此，无论何时，尽可能给他做可以手抓着食用的食物（例如除了胡萝卜与芹菜以外的水果与生蔬菜），而不是需要叉子与汤勺才能食用的食物。

2岁孩子的全天食谱举例

这个食谱适合于体重大约27磅(12.5千克)的2岁孩子。

1汤匙=1/2盎司(15毫升)

1茶匙=1/3汤匙(5毫升)

1杯=8盎司(240毫升)

早餐

3/4杯2%的牛奶

1/2杯含铁丰富的谷类或1个鸡蛋

1/2杯橙汁或西红柿汁或1/3杯哈密瓜或草莓汁

1/2片面包

1/2茶匙人造黄油

1茶匙胶果子冻

点心

1盎司(30克)奶酪

4块饼干

1/2杯果汁

午餐

1/2杯2%的牛奶

1/2块三明治或1片全麦面包，1茶匙人造黄油或2茶匙沙拉酱，1盎司(30克)肉2~3个胡萝卜条或2汤匙深黄色或深绿色蔬菜

1小份麦片粥〔1/2盎司(15毫升)〕

点心

1/2杯2%的牛奶

1/2个苹果(切片)，3个枣椰子，1/3杯葡萄汁或1/2杯橙汁

晚餐

1/2杯2%的牛奶

2盎司肉(60克)

1/3杯面食，大米或马铃薯

2汤匙蔬菜

1茶匙人造黄油或2茶匙沙拉酱

饮食补充

可进食杂食的孩子基本上没有必要补充维生素，但是如果孩子很少吃肉、含铁丰富的谷类食物或蔬菜，则有必要补充铁。大量牛奶（每天超过 1 夸脱，约 1 升）也会影响铁的吸收，导致身体缺铁。孩子每天饮用牛奶应该在 16 ~ 32 盎司(480 ~ 960 毫升)之间，可以提供孩子骨骼生长所需要的钙，而不至于影响进食其他食物的欲望——特别是那些含铁丰富的食物。

牙齿发育和牙齿卫生

到 2 岁半时，孩子的乳齿应该基本出齐，包括通常在 20 ~ 30 个月时生出的第二磨牙。他的恒牙直到 6 ~ 7 岁时才开始生出，但比这个时间早点或晚点均属正常。

正如你所想到的，学龄前儿童的首要牙齿问题是龋齿。2 岁儿童中大约 8% 有 1 ~ 2 个牙齿空洞，但到 3 岁时龋齿儿童的数量上升到将近 60%。但许多父母认为龋齿并不是问题，因为乳牙最终都要脱落，这是非常危险的认识，假如乳牙由于龋齿和感染而过早脱落，恒牙还没有出生并填补该位置。这时其他乳牙会发生移位并填补空缺，因此在恒牙最终开始生出时，已经没有位置了。

保护牙齿的最好方法是教导孩子养成良好的卫生习惯。在正确的指导下，孩子很快就会养成良好的日常卫生习惯。2 岁时孩子应该至少一天刷两次牙，最好睡觉前一次。然而尽管他的积极性可能很高，但他自己仍然不能控制或集中精力自己刷牙。因此你必须监督并帮助他刷去牙齿上所有粘软的斑点，这些积聚在牙齿上的含有细菌的粘积物会造成龋齿。

一定给孩子使用柔软的尼龙毛牙刷，牙膏的使用量应非常少；很难避免孩子吞咽一些牙膏，含氟量太高的牙膏会导致牙齿出现永久性斑点。如果孩子不喜欢某种味道的牙膏，就换一种，或者暂时使用清水刷牙，刷牙和清洗比牙膏更加重要。

究竟上下刷牙、前后还是围绕牙齿周围刷牙哪一种方法更好，你可能听过许多建议，实际上刷牙的方向并不重要。重要的是彻底清洁每一颗牙齿的表面——上下、内外。这时你会遇到孩子的反抗，因为孩子往往只刷自己看见的前表面，刷牙时引导孩子做“发现隐藏牙齿”的游戏可能会有所帮助。

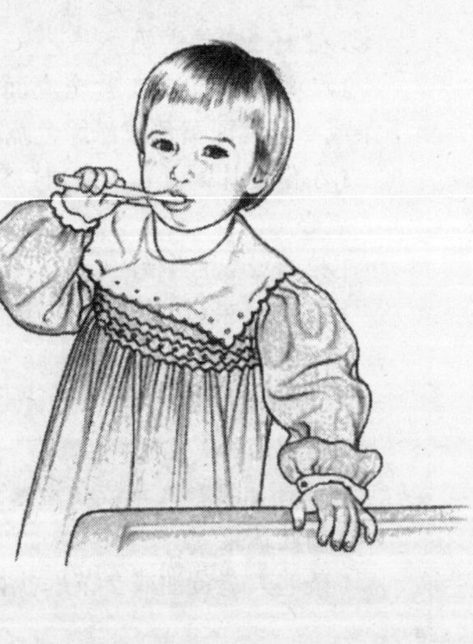

除刷牙以外，孩子的饮食对牙齿健康具有重要影响。当然，糖是罪魁祸首。牙齿接触糖的时间越长、越频繁牙齿空洞的危险越大。这意味着如果在食用大量饼干以后立即刷牙，实际上对牙齿没有伤害；但发粘的焦糖、太妃糖、口香糖或水果干会停留在口腔内或让牙齿很长时间处在含糖的环境中，所以会造成更大的危害。应该尽量避免孩子食用这些发粘的含糖食物，尤其在两餐之间的点心时间。

本阶段末期或孩子的所有牙齿出全时，应该第一次看牙科医生。牙科医生会全面检查他的牙齿，并进行口腔卫生的初步教育。牙科医生也会判断孩子出牙是否正常，并诊断有没有牙齿问题，也会对牙齿空洞使用含氟高的溶液，以保护牙齿。如果你生活在饮水不含氟的地区，医生也会给孩子开含氟的液体或咀嚼片。

卫生间技能训练

孩子2岁时，你可能迫不及待地对孩子进行卫生间技能培训。如果你想让孩子进入要求具有卫生间技能的育婴学校或看护中心，则达到这个目标的欲望可能非常强烈。但我们要提醒你，在他没有做好准备前，过早强迫孩子接受卫生间技能培训，实际上会延长这个过程。研究表明：许多在18个月就开始进行培训的儿童，到4岁前后仍然没有完全掌握这种技能，相反，大多数在2岁时才开始接受卫生间技能培训的儿童，到3岁时已经完全掌握。

在孩子度过儿童早期违拗症或反抗过程之前，卫生间技能培训获得成功的机会不大。他自己必须想接受训练，当他似乎渴望使你愉悦和模仿你时，或者也可能是他想更加独立的时候，说明他已经做好准备了。大多数儿童在18～24个月时达到这个阶段，但有些儿童稍晚一些也属正常。

一旦孩子做好接受卫生间技能培训的准备，只要你保持一种轻松、没有压力的态度，事情就会进行得非常顺利。他成功时要表扬他，然而不要提及他成功过程中的失误。在孩子偶尔出现“意外”时进行惩罚，或让他感到自己不好只会增加不必要的压力，这会影响他早日获得成功。

你如何给孩子介绍使用卫生间的概念呢？最好的方法是让孩子观察其他同性别家庭成员（观察异性的家庭成员只会使孩子感到困惑）。第一步是进行排便训练。通常排尿与排便同时进行，因此开始时，将排便与排尿分开可能很困难。然而，一旦排便训练完成，大多数孩子（尤其是女孩）很快将两者相联系；男孩一般学会在蹲位时排尿，但很快就转变为站位，特别是看到其他男孩子站立排尿以后。

开始训练的第一步是购买一个带小椅子的尿盆，并把它放在最靠近孩子的房间或最方便的浴室里，然后按照下面的步骤进行：

1. 最初几周，让孩子穿着衣服坐在小椅子上，然后告诉他有关马桶的事，它是干什么的，以及什么时候用它。

2. 一旦孩子可以自愿坐在椅子上，让他尝试脱下尿布解手。向他示范如何使脚稳定地放在地板上，因为稳定动作对孩子大便非常重要。让使用小椅子成为他的常规生活，并逐渐由一天一次增加到九次。

3. 在孩子可以完全适应这种姿势时，尝试在孩子坐在椅子上时更换尿布，并将沾满污物的尿布丢入椅子下面的尿盆，让他知道这是使用便池的真正目的。

4. 一旦孩子掌握了这个过程，他很有可能对何时使用小椅子更感兴趣。让他不穿尿布靠近小椅子玩耍并提醒他在需要时使用小椅子，可以鼓励孩子。第一次使用时孩子会忘记或惊慌，但不要失望。相反要等待他的成功，非常激动地表扬他。

5. 在孩子学会规律地使用小椅子以后，白天要逐渐从用尿布过渡到自己排尿。至于这一点，大多数男孩子很快通过模仿父亲和大孩子而将尿液排进成人便池。男孩和女孩也都能使用配有训练坐椅的成人马桶。

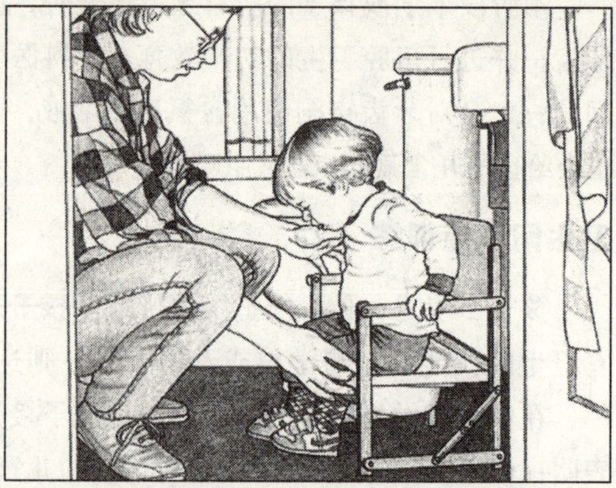

最初几周，让孩子穿着衣服坐在小椅子上，然后你告诉他有关马桶的事，它是干什么的，以及什么时候用它

与大多数孩子一样，孩子可能要花费一些时间才能学会夜间或打盹期间使用卫生间的技能。尽管如此，在白天进行训练时也应该鼓励他遵守这些步骤，并在学会使用小椅子以后着重强调。最好的方法是鼓励孩子在上床睡觉前和刚刚起床时，立即使用小椅子。在打盹和睡觉时间使用尿盆而不是尿布可能也会有所帮助。的确，有时会发生意外，但在布床单下面垫上塑料布可减少清洗的麻烦。向他说明所有的孩子都会发生意外，无论何时孩子整夜没有尿床时，都要表扬。也要让孩子明白无论他在夜间何时醒来，需要使用卫生间时，可以自己去，也可以让你帮助他。

你的目标是尽量使这个过程积极、自然或不使孩子感到害怕，使得孩子对自己的努力不会担心。如果在白天培训完成1年之后，孩子在夜间仍然持续尿床，就需要咨询你的儿科医生。

睡眠

2~3岁之间孩子可能一天睡眠9~13个小时。多数孩子在午饭后要睡2~3个小时，但有些孩子是两次小睡，有些孩子午饭后根本不休息。除非他经常因缺乏睡眠变得易激怒或过度疲劳，否则没有必要强迫孩子按计划小睡。

上床睡觉时，孩子已经完全习惯于准备睡觉的一套程序。现在他已经知道每天的某些时间他需要更换睡衣、刷牙、听故事、拥抱他最喜欢的毯子、洋娃娃或床上的动物玩具。如果你改变了这个常规，他甚至会抱怨难以入睡。

然而，甚至已经当形成了这样一种完全可预见的睡眠常规后，有些2~3岁的孩子也会坚持不上床睡觉。如果孩子仍然在婴儿床上睡觉，在一个人时他可能哭泣，或爬出来寻找爸爸和妈妈。如果孩子已经在床上睡觉，他会一次次起床，坚持说他不困（尽管他已经明显地无精打采），或要求参加家庭中正在进行的任何活动。导致这种行为的部分原因可能是这种年龄时典型的违拗症——即拒绝妈妈或爸爸想让他做的任何事情。这种情况的部分是由于延迟性分离焦虑。尽管孩子坚持自立，但在看不到爸爸妈妈时，仍然会感到不安全，尤其是独自处于黑暗中时。

为了让孩子体验自控的感觉，可以让他在睡觉时进行尽可能多的选择——例如穿哪件睡衣、喜欢听哪些故事、在床上放哪件玩具动物，也要开着灯（在开灯的房间睡觉可能使孩子感到更舒适），并让他抱着能使他感到安全的物品睡觉（过渡物件）以减轻他的分离焦虑。如果孩子在你离开后仍然哭泣，在重新回去安慰他之前，让他自己在房间里待上10分钟左右，随后离开房间，再等10分钟并重复上述过程。不要责备或惩罚他，但也不要用喂给他吃的或与他待在一起来作为对他的行为的奖励。

一些孩子，上床前的斗争是为了尝试吸引你的注意力。如果孩子每夜都爬下床来找你，立即让他重新回去睡觉，并告诉他“这是睡觉时间”，不要责备他或和他说话，在他重新躺下后立即离开。他有可能连续几夜一次次起床，将你逼到忍耐的极限，但如果你能保持平静并仍然坚持一致的原则，他最终会认识到同你斗争不能得到什么，并会更加自愿地开始睡觉。

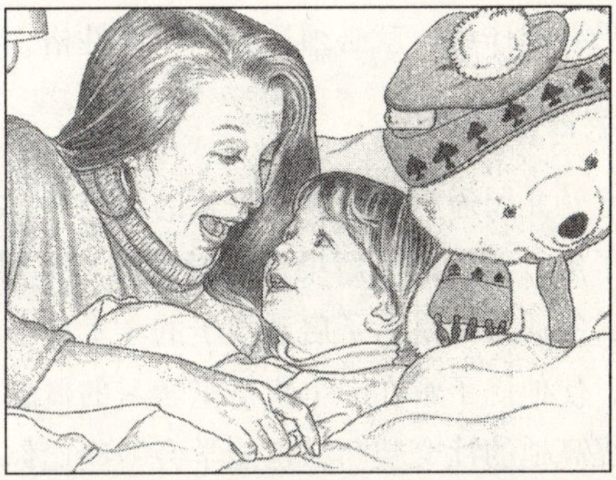

上床睡觉时，通过平静地与他玩耍或阅读令人愉快的诗让孩子有一个良好的心情入睡

有时孩子可能因为噩梦而醒来。噩梦常见于仍然不能分辨幻象与现实的学步孩子，如果他们经常听恐怖故事，或观看暴力电视节目，图像会停留在他们的脑海中，并以噩梦的形式重现。如果他们能够记住梦中出现的怪物，就会认为怪物是真实存在的。

当梦魇惊醒孩子时，最好的办法是抱住他给他安慰。让他告诉你他能够记住的梦境，在孩子平静入睡之前一直陪伴他。

当孩子感到焦虑或有压力时，梦魇会出现得更加频繁。如果孩子经常做噩梦，缓解他焦虑的情绪，需要仔细观察，判断他担心什么。例如，如果孩子在接受卫生间技能培训期间出现梦魇现象，利用尿盆减轻他的压力，并给他更多的机会进行手指涂鸦或玩耍食物。也要尝试与他交谈引出使他烦恼的问题（当然在他可以理解的范围内）。有时孩子的焦虑与和你分开、在看护中心度过的时间和居室变化有关，交谈有助于防止这种压力逐渐积累，形成问题。

预防梦魇的一般方法是仔细检查孩子观看的电视节目，不让孩子在睡觉前看电视。甚至你认为没有危害的节目也可能包含有让孩子感到害怕的画面。在其他时间，将他观看的电视节目限制在适合他年龄的有关自然和教育的内容上。不要让他看包括卡通在内的任何暴力节目。

上床睡觉时，通过平静地与他玩耍或阅读令人愉快的诗让孩子有个良好的心情去睡觉。轻音乐也有助于使孩子平静入睡，开灯睡觉可以使孩子醒来时感到安全。

约束

在本阶段和以后的几年时间内你面临的最大挑战是什么？毫无疑问是约束孩子。正如你观察到的，孩子的自我控制能力正在逐渐成熟，在2~3岁时他可能仍然通过耍力气、发脾气、推、撞和胡闹来达到目的。这些反应大多数是冲动的，尽管他没有计划这样做，但他难以控制自己。不管孩子意识到没有，他错误行为的总出发点是为了探索他自己以及你的忍耐限度。

你如何建立并强化这些约束是自己的问题。有些父母非常严格，无论何时孩子违反这些家庭纪律时都会受到惩罚；有些父母则比较仁慈，喜欢讲理而不是惩罚。无论你选择什么方法，如果要起作用，就必须适合孩子的性格，并且在坚持原则时，你也必须感到足够轻松。

上学前的准备

幼儿园通常被认为是正式的学校教育的开始。但实际上许多孩子在更早的时候就对上学有所了解，他们的了解渠道是学前班、育婴学校或者接受2~3岁孩子的儿童看护中心。这样做的目的通常不是为了启动孩子的学术或书本教育，而是使孩子习惯于每天离开家一段时间的情况，使他们了解在一个集体里学习的概念。通过与其他孩子和成人认识并一起玩耍，他也有机会提高他的社交技巧，也能学会一些比你在家里制订得更正式的规矩。如果孩子没有更多的机会与其他孩子或成人交往，学前期培训计划特别有益，孩子若有超常才能或存在发育问题，也可以从特别教育受益。

除了上述优点以外，任何学龄前儿童看护计划均有助于满足你自己的需要。或许你现在正打算回去工作，或家里有个新婴儿，或许你想给自己每天几个小时的时间。在孩子的这个发育阶段，分开对你们双方都有好处。

如果你从来没有规律性地与孩子分开很长时间，在初次分开时你会感到悲伤或有负罪感。如果幼儿园的教师十分喜欢孩子，尤其孩子在愤怒时坚持说更喜欢他的老师，你也会有一丝嫉妒的感觉。但面对这些：你必须知道老师并不能代替你，学前班也不能代替家庭生活。新的规则可以让孩子知道除了家庭以外还有一个关心他的世界。这是他准备上小学时所接受的最重要的一课。

当你感到悲伤、负罪或嫉妒时，有计划的分离可以使孩子更加独立、富有经验和成熟，同时也可以使你有时间满足自己的兴趣和需要。最终，这段分开的时间会强化你和孩子之间的联系。

理想的情况下，所有的学前班和育婴学校均能保证孩子的安全，并且可以在负责任、具有爱心的成年人监护下为孩子提供一个充满刺激的环境。不幸的是并不是所有的地方均可以满足这些基本要求。下面就如何可以区分好和不好的学前班给你一些建议。

1. 学校所宣称的目标应该与你的目的一致。好的学前教育可以帮助孩子获得自信、更加独立并开发相互合作的技能。要警惕那些宣称可以教授孩子学习技能、或加速孩子智力发育的学前班。从发育的观点来看，大多数学前教育并不是为正规教育做准备，强迫孩子学习只会使孩子对学习产生抵抗情绪。如果你认为孩子应该接受更多的教育准备，请儿科医生评价孩子的发育情况，或请发育专家会诊。如果测定证实了你的想法，寻找一个可以培养孩子自然的好奇心和才华的教育计划，而不是强迫孩子学习。

2. 对具有特殊需求的孩子而言——例如存在语言和听力残障、行为或发育问题的孩子，与你所在地区学校系统的特殊教育指导者接触，获得合适的教育计划。附近的许多教育计划可能不具备特殊治疗或安慰的设备，会使孩子感到落后或不合群。

3. 寻找班级相对小的培训计划。2~3岁孩子的班级最好只有10个人或更少，可以得到成人的密切监护。到4岁时，孩子所需要的直接监护显著减少，因此班级的人数可以达到20个人。

4. 教师和助教应该受过幼儿发育或教育培训。如果学校员工的流动率非常高，就值得怀疑。这不仅反映了学校吸引优秀教师的能力差，也反映了很难找到了解教师一切需要的人。

5. 确信你自己赞同学校使用的约束方法，所设定的限制应该坚定一致，并不会压制孩子的探索好奇心。学校的原则应该反映所接收学生的发育水平，教师应该支持并帮助孩子发展创造性和独立学习的能力，而不是压制。

6. 学校应该欢迎你在任何时候来看自己的孩子。虽然让父母每天来来往往还存在争议，但保持开放可以向你保证教育原则的一致性，并说明学校没有什么可隐藏的秘密。

7. 学校和操场应该完全能保证孩子的安全(参见第4章安全)，确保总有懂得急救知识的成人在场——包括心肺复苏（CPR——促使呼吸停止或心脏停止跳动的人重新恢复呼吸或心脏跳动的技术）和如何处理儿童窒息。

8. 如何对待生病的儿童也应该有明确的政策。最好隔离任何发热的儿童，如果儿童有任何感染性疾病的症状，也应该尽快送回家。

9. 卫生状况对于防止传染性疾病在儿童中的传播非常重要。确信学校有适合儿童使用的洗涤槽，鼓励孩子在适当的时候洗手，尤其是在大小便以后。假如学校也接收没有经过大小便技能训练的儿童，设置一个完全隔离的更换尿布区域绝对有必要，可控制传染性疾病的传播。

10. 确信自己赞同学校的总体指导思想。事先要知道学校的指导思想对课程设置的影响，并判断对你的家庭是否合适。

更多的儿童看护和学前培训计划请参阅第5章。

学前约束的一些黄金规则

无论你是一个严谨的人，还是一个容易相处的人，下面的一些指导均可帮助你建立一种最终对你和孩子都有好处的约束策略。

1. 对孩子的良好行为要给予鼓励和奖赏，不良行为也要惩罚。只要你可以选择，就选择积极的一种。例如，你2岁的孩子正在向火炉移动时，你应该尝试用一项安全的活动使孩子分心，而不是等待出现麻烦；在你发现孩子选择做一些可以接受的事情代替错误的行为时，要祝贺他做出了正确的决定。表扬可以使孩子感到高兴，并在将来按照相同的方式行事。

2. 勾画一些可以帮助孩子学会控制自己冲动和社会行为的原则，但不能伤害孩子对独立的向往。如果你的原则十分严格，孩子就会对探索感到害怕，或不敢尝试新技能。

3. 设定限制时一定要牢记孩子的发育水平，期望不能超过他能够完成的水平。例如 2～3 岁的孩子难以抑制接触所喜欢的物品的冲动，因此期望他不接触杂货店或玩具商店中陈列的物品是不现实的。

4. 根据孩子的发育水平设定惩罚措施。例如如果你决定让犯错的学步孩子回到自己的房间去，不要超过 5 分钟，否则他就会忘记自己为什么待在那里。如果你喜欢和他讲理，谈话就要简单实用。不要使用假设性的论断，例如“如果我对你做了，你会怎么样?”没有一个学前孩子可以理解这种推理。

5. 不要随意更改原则与惩罚措施，这会使孩子感到迷惘。孩子长大时，你自然可以期望更加感熟的行为，但这时你要改变原则时，告诉他原因。例如在孩子 2 岁时，你可以容忍他拉你衣服引起你的注意，但到 4 岁时你会希望他使用更加成熟的接近你的方法。一旦你决定改变一项原则，在开始强制使用前向他解释。

6. 确信房间里所有的成年人和看护者同意并理解用于约束孩子的限制与惩罚措施，如果一个人说可以做，另一个说禁止做，孩子就会迷惘。最后，他会计划和一个人一起反对另一个人，会使你现在和将来的生活很麻烦。建立统一战线可以预防这种情况的发生。

7. 记住你是孩子的主要学习榜样。你行为控制得越好，孩子越有可能模仿你形成自己的方式。另一方面，如果在违反原则时，你对他进行体罚，就是告诉他暴力也是解决问题的良好手段。

忽视

尽管忽视对入学的儿童也有作用，但是对 2～3 岁孩子却是最有效的约束技巧。忽视的中心意思是无论何时孩子违反原则时，要经常性地忽视他。正如你所猜测的，该方法应该用于恼人的或不期望发生的错误行为，而不是危险或破坏性行为。后者需要采用已经讨论过的更加直接的和迅速的方法进行处理。

下面是忽视的操作步骤：

1. 确实知道孩子做错了什么。他在公共场所尖叫以引起注意?在你要做别的事情的时候，他过分依恋你吗?要特别重视错误行为发生时的环境。

2. 观察孩子错误行为的频度和你反应的方式。你尝试过安慰他吗?你停下手中的事去关注他了吗?假如你那样做了，你就是鼓励他一遍遍重复错误的行为。

3. 在你开始忽视时，记录孩子错误行为的发生频率。记住成功的关键是保持一致，即使商店里的所有人因为孩子尖叫而侧目，也不要向他显示你听到了他的喊叫。继续做你正在做的事。最初，他的反应可能更加强烈而频繁以测试你的忍耐限度，但最终他会意识到你忙于购物无暇理他。

4. 如果孩子在他经常犯错的环境中表现得很好，一定要表扬他。如果你拒绝给他买糖果时，他不再尖叫，而是以正常的语气和你说话，表扬他的行为像大人一样。

5. 如果在你忽视他的错误行为一段时间以后，他老毛病又犯了，重新开始忽视过程。第 2 次很可能不需要多长时间。

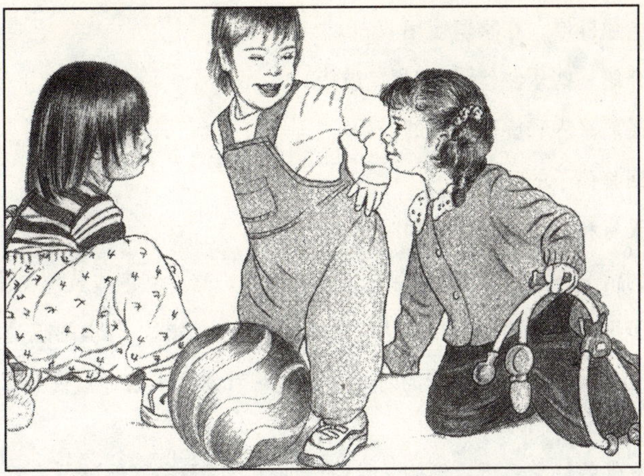

如果孩子没有更多的机会与其他孩子或成人交往，学前期培训计划特别有益

具有潜在学习困难的孩子的训练计划

有些总是不能达到他那个年龄发育里程碑的小孩在学校学习时遇到麻烦的可能性更大。对这些小孩的早期识别和干预可以预防随后发生学习问题，并有助于解决你以后可能碰到的日常生活问题。

如果儿科医生证实了你的担心，老师(一个有价值的信息来源)也同意这种看法，建议你接受其他专业评估。但不必惊慌，学习困难是任何孩子在学习新信息时都会遇到的一个问题。可能仅仅在阅读和理解别人说话内容时存在问题。

联邦法律鼓励为需要特殊帮助的婴儿和学龄前儿童建立专门的服务机构，以促进孩子们的早期发育和上学前准备。但这个法律在各州实行的实际方式有很大差异，大多数州只为3岁以上的孩子提供支持服务，有些州也为婴儿期孩子提供服务。父母、儿科医生、学龄前教师或其他关心此事的成年人均可推荐孩子加入这项计划。基本帮助设施以儿童的需要和可以得到的计划为基础，大多数服务机构有育婴学校或特殊学龄前学校。

刺激儿童的大脑发育：第3年

■鼓励孩子从事创造性的游戏、建筑和绘画，为娱乐性的学习提供时间和工具。

■关注孩子的节律和脾气，在高兴和烦恼时，都要做出反应。在坚持与孩子年龄相当的坚定纪律约束的前提下，对孩子进行鼓励和支持，但不要大喊大叫或者打他；保证指导方针一致。

■给孩子持续的关心和身体接触——拥抱、皮肤接触、身体接触，以建立孩子的安全感和舒适感。

■在换衣服、洗澡、喂养、做游戏、散步和开车期间，用成人的语言与孩子说话；对他慢慢地讲，让他有应答的时间。尽可能不要用“啊哈”来回答，因为你的孩子将认为你没有注意听；相反，你要扩展孩子的短语能力。

■每天给孩子读书。选择鼓励触摸或可以用手指的图画书，读得要押韵、有声有色就像幼儿园阿姨讲故事一样。

■如果你会说外语，在家里使用。

■向孩子介绍一些乐器(玩具钢琴、鼓等)。

■为孩子播放平静和旋律优美的音乐。

■倾听并回答孩子的问题。

■保证每天有和孩子单独相处的时间。

■在适当的情况下要孩子做出选择(花生黄油或奶酪、红色或黄色T恤)。

■帮助孩子用词语描述情感和表达像快乐、高兴、愤怒、恐惧的感受。

■限制孩子观看电视和录像带的时间；避免观看暴力卡通，监视孩子的所作所为，与孩子一起讨论计划，不要把电视当保姆。

■增加家庭外的社交经历，例如学龄前培训计划以及和其他孩子一起玩耍。

■确信其他照顾和监护孩子的人理解与孩子形成一个爱护和令人舒适关系的重要性。

■每天花些时间与孩子在地板上玩。

■选择充满爱心、反应灵活、有教养和令人放心的高素质的孩子看护人员，经常拜访提供孩子看护的机构，与他们分享看护孩子的积极建议。

家庭关系

新孩子

在这一年，如果你决定再要一个孩子，你可以想像学步的孩子听到这个消息时的嫉妒心情。毕竟，在他这个年龄还不懂得分享时间、财富和关爱的概念。他也不希望其他人成为家庭瞩目的中心。

在新孩子出生前几个月就开始让他做准备可减轻这种嫉妒心情。让他参与给新生儿购买衣服和设施的准备活动。如果医院有同胞准备的课程，在妊娠的最后一个月让他参加，使得他知道孩子在哪里出生，并知道到哪里探访你。讨论家庭多一个新成员会发生什么事，并探讨他怎样能帮助小弟弟或妹妹。

一旦婴儿回家，就鼓励学步的孩子与他玩耍并帮助婴儿，但不要强迫他。如果他有兴趣，给他一些让他看起来像大哥哥或姐姐的任务，例如处理脏尿布和为婴儿拣起衣服或玩具。当你与婴儿一起嬉戏时，邀请孩子加入并指导他如何拥抱孩子。然而，必须让他知道，只有在你和其他成年人在场时，他才可以这样做。记住要为大孩子留出一些单独相处的时间。

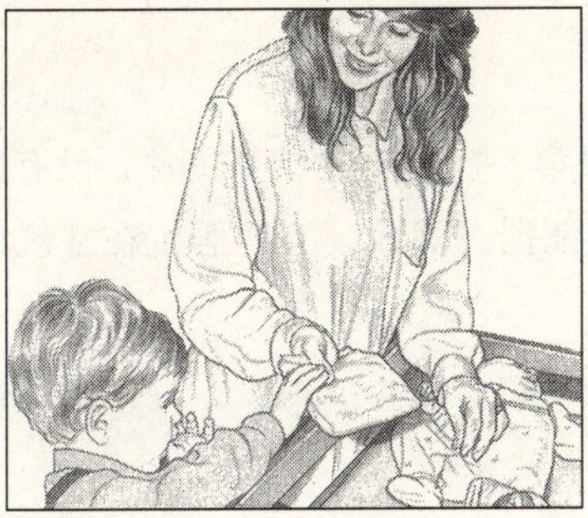

如果大点的孩子有兴趣，就也给他点任务，那会让他感到像个大哥哥

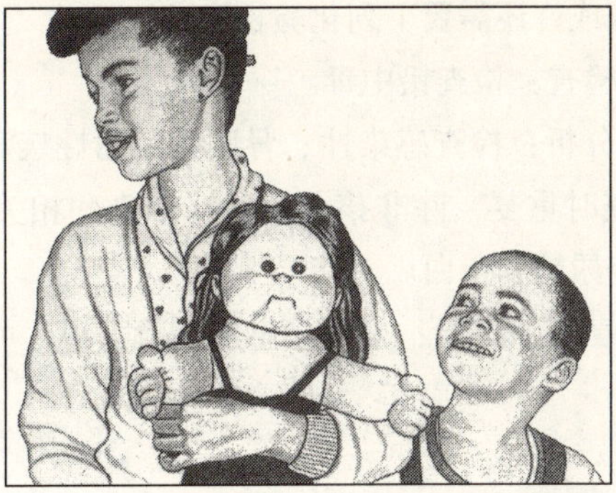

在小孩子眼里，哥哥或姐姐永远不会做错事

英雄崇拜

你学龄前的孩子有哥哥或姐姐吗？如果有，他在两岁左右的时候就会表现出英雄崇拜的征象。在他的眼里，哥哥或姐姐永远不会做错事。他们是完美的榜样——他们强壮、自立，但玩起来的时候还像个孩子。

这种关系既有优点又有缺点。学龄前的孩子可能会像哈巴狗一样围绕在他的哥哥或姐姐周围，这会使你获得一些自由时间，并且他们两个在一段时间内非常愉快。但不久以后，如果你的大孩子想重新获得自由时，注定会出现一些令人失望的情况——小孩子可能哭了或做错事了。因此，你不要让他们待在一起很长时间，如果你不介入的话，他们之间的关系就会非常紧张。

如果大孩子8岁多了，他可能已经过上了相当独立的生活，有自己的朋友和户外活动。只要有机会，学龄前的孩子无论哥哥或姐姐走到哪里都会跟随在他们的后面。只有当大孩子想带他，或者你也一起去，并能保证小家伙不会讨人嫌时才可以这样做。如果哥哥或姐姐已经到了可以看护孩子的年龄，在你外出时要对他照顾孩子给予补偿，以免他产生不满。

同胞间的压力和敌意是难以避免的，但只要在朋友关系和独立之间建立一种健康的平衡状态，他们之间的联系就会加强，并有助于双方自尊心的形成。通过与哥哥或姐姐相处，学龄前的孩子可了解家庭价值的意义和怎样做才能更像一个大孩子的概念。同时，大孩子也会发现在自己家庭中成为英雄意味着什么。

成为弟弟或妹妹的榜样具有巨大的责任，如果你向大孩子指出这一点就会促进他行为的改善。然而，如果你觉得他对弟弟或妹妹有坏的影响，并且没有改善，那么你惟一的选择是在他表现不好时将两人分开。否则学龄前孩子会模仿他，并很快养成这些坏习惯。不要在弟弟或妹妹面前惩罚他，使他丢脸，但必须保证小孩子可以理解好、坏行为之间的差异。

探访儿科医生

从2岁开始，孩子应该每年让儿科医生进行一次例行检查。除了早期检查时所做的普查试验以外，他或许还需要下列化验检查：

■血液检查：检查铅中毒。

■尿液分析：检查感染性、肾脏和代谢性疾病。如果第一次分析的结果正常，没有必要在下一次检查时重复，除非孩子有尿路感染和相关问题的证据。然而，有些医生在常规访问期间，也检查尿糖和蛋白。

■结核菌皮肤试验：根据接触的风险大小，可能每年进行一次。

免疫接种

2 岁时，孩子应该接受了儿童期的大部分免疫接种，包括乙肝疫苗系列、对抗嗜血流感杆菌的 Hib 疫苗系列、前 3 次脊髓灰质炎疫苗、前 4 次 DTaP 或 DTP 疫苗、第一次 MMR（麻疹、流行性腮腺炎、风疹）疫苗和水痘疫苗。记住在孩子入学前或 4～6 岁之间，要进行一次 DTaP 或 DTP、脊髓灰质炎和 MMR 的强化免疫。如果没有进行，与你的儿科医生协商。

安全检查项目

学步的儿童现在已经会跑、跳和骑三轮车。自发的好奇心将驱使他继续探索许多新鲜事物，包括一些危险的地方。不幸的是他的自控力和自救能力还没有完全发育成熟，因此仍然需要小心监护。

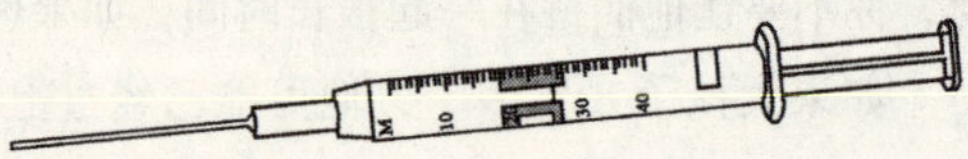

跌倒

■给任何危险的地方上锁并藏起钥匙；

■安装楼梯通道门和窗户防护设施。

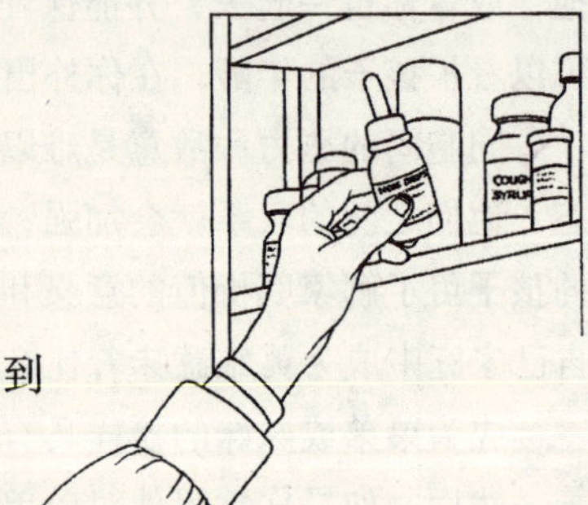

烫伤

■远离厨房用具、熨斗和加热器；

■用插头盖覆盖所有的电源插孔。

中毒

■将所有药物放在孩子不能打开的容器中并保存在他够不到的地方；

■只储存一些家用化学品或药品，并保存在上锁的橱柜中；

■在每一部电话旁边清楚注明当地中毒急救中心或急诊室的号码；

■把吐根糖浆放在容易拿到的地方。

汽车安全事项

■无论何时孩子在靠近街道的地方玩耍时，都要密切注意孩子；

■每次开车时，都要使用经许可获准生产的车座，并正确安装。

3

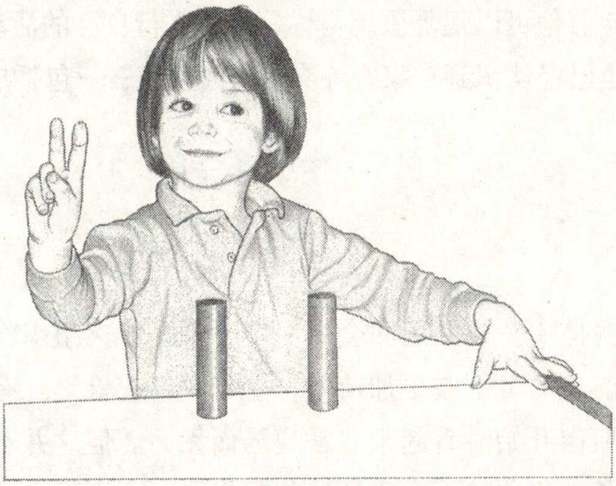

3～5岁

孩子3周岁时，“恐怖”的第二年已经正式成为过去，“充满魔力”的3～4岁宣布开始——这段时间孩子的世界充满喜悦与生动的图像。他不再是一个学步的孩子，他更加自立，同时也对伙伴有更积极的反应。这是孩子开始托儿所或其他有组织的群体游戏活动的理想时间，他可以在学习社交的同时强化自己的能力。

此后的两年，孩子在许多方面都逐渐成熟，包括洗手间技能训练和如何合理地照顾自己。因为现在他已经可以控制并指导自己的运动，他可以参加组织更加严密的游戏和运动。他也已经掌握了语言的基本规则，并建立了与日俱增的词汇库。语言将在他的行为中发挥重要的作用，他也学会用语言表达他的渴望和感情，而不是通过抓、踢打和哭闹等身体动作去表达。在本阶段指导他自我约束的最重要的方法之一是帮助他将学会的新技能联系在一起，使他充满自信。

本阶段你与孩子的关系也会发生戏剧性的变化。从感情上说，他已经开始理解自己的情感和需要，并把你看做一个可以分开的人。在你感到悲伤时，他会报以同情，或提议解决你的问题。如果你对另一个人生气，他马上会宣布他也“恨”那个人。在本阶段，他非常想讨你欢心，并且知道要讨你欢心他必须以某种方式做一些事情和调整自己的行为。同时，尽管他非常想讨你欢心，但他也经常试图和你讨价还价：“如果我为你做了这件事，你可以为我做那件事吗？”许多次你只是想让他按照你的方式行事，这种讨价还价的尝试似乎很讨人厌，但这是自立的健康征象，并且表明他有了明确的公平概念。

到5周岁时，孩子可能已经准备好“接触”真正的学校——儿童时期的主要职业。许多进步都表明他已经可以将自己的行为限制在学校和社会期望的范围内，并有能力接受复杂性逐渐增加的挑战，这也意味着他可以很舒服地与你分开并进行自己的活动。现在孩子不仅能够表现出对他人的关心，而且也已经认识到在家庭外交朋友的价值——包括成年人和孩子。

生长发育

身体外观与生长

在本阶段孩子的身体中，婴儿脂肪会进一步下降，肌肉组织将进一步增加，使孩子具有更加强健和成熟的外观。他的上下肢更加苗条，上身狭窄成锥形。有些孩子身高的增加大大超过了体重的上升，因此肌肉开始时看起来非常瘦弱而无力。但这并不意味着不健康或发生了什么问题，随着肌肉的生长，这些孩子会逐渐健壮起来。

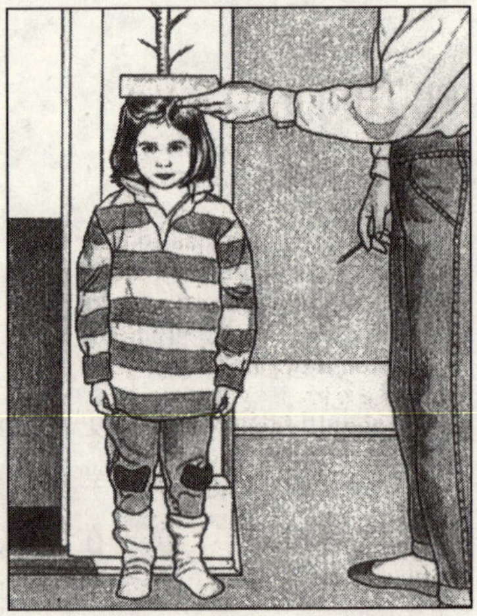

学龄前儿童的生长速度将逐渐从第3年的5磅（2.3千克）和3.5英寸（8.9厘米）减慢到第5年的4.5磅（2千克）和2.5英寸（6.4厘米）。一年测量两次并记录在生长发育曲线上，如果他的体重增加大大超过身高的增加，可能就是太胖了，或者他的身高在6个月内根本没有增加，就可能是发育问题。出现这些问题时，要与儿科医生进行协商。

本阶段孩子的面部也会成熟，他颅骨的长度有点增加，下巴将更加突出。同时上颌将加宽，为恒齿的生长提供空间，结果他的面部更加成熟，特征更加明显。

如何测量孩子的身高

尽管你的孩子在学龄前每年只看一次医生，但你有必要每6个月测量一次他的身高与体重。为了精确测定孩子的身高，你需要孩子很好地合作，因此，这是一件特别的事情。开始时先找一个你可以记录孩子身高的地方，例如你需要制作或购买一个可以固定在墙上或门后的刻度尺，这种工具通常有示意图并可以测量到大约5英尺(152厘米)的高度。用来测量的地方应该可以随着孩子的年龄变化记录他的身高。另外，也可以用门框或墙壁代替。如果你记录了几年的测量数值，这时就要小心，不要在重新装修时将刻度覆盖。回顾孩子的成长过程对你和孩子都有极大的乐趣。

进行测量时，让他的后背紧靠墙壁，赤脚站在地板上。头保持直立，两眼向前看。在墙上做标记以前，用尺子、书或其他扁平坚硬的东西精确地在他的头顶划线。

3~4岁

运动

在3岁时，学龄前孩子不再是机械地站立、跑动、蹦跳和行走。无论向前、向后或上下楼梯，他们的运动十分灵活。在站立位开始行走时，肩膀向后、腹部肌肉内收，采用规则的脚跟—脚尖运动方式，步伐的宽度、长度和速度均匀，骑三轮车也很容易。

然而，并非所有的运动均十分容易。当孩子从蹲位站起或抓球时，脚尖或单脚站立仍然十分困难。但如果他手臂伸展，机械地向前跑，他可以抓住一个大球，并能十分顺利地将一个小球从手中抛出。

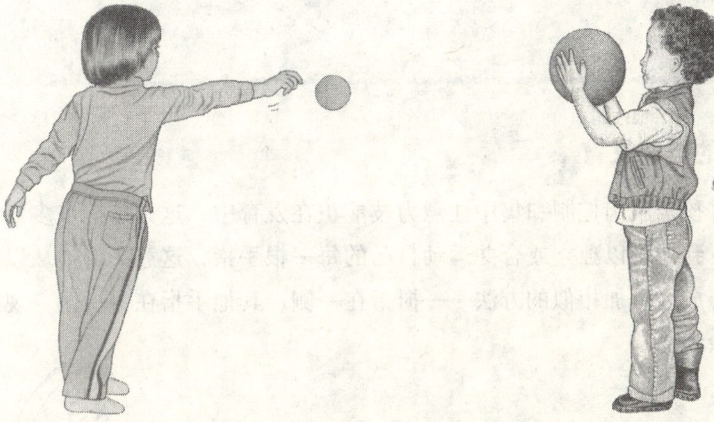

3岁的孩子可能仍然像2岁时一样活跃，但在本阶段他可能对建筑游戏更感兴趣。他不是没有目的地乱跑或放弃一个活动而参与另一个活动，可能是骑三轮车或在沙堆上玩耍很长时间。他可能也喜欢诸如捉人游戏、与其他孩子抓或玩球等主动的游戏。

学步的孩子似乎大多数时间都在不停地运动。这是因为他要用身体传送他不能用语言表达的思想与感情，运动他的身体也可以帮助他更好地理解许多全新的词汇和概念。例如在他开始谈论飞机时，他会伸开他的"翅膀"在房间"飞行"。这种活动经常使你恼怒和分心，但这是他学习和娱乐过程的基本组成部分。

因为孩子的自控、判断和协调能力仍然处于发育阶段，成年人有必要对其监护防止受伤。然而，过分关注小孩子也是不对的。碰撞和擦伤是难以避免的，甚至帮助孩子发现自己的运动潜能也是有必要的。一般来说，有时可以让他在房间里独自玩耍。他会以自己的方式玩耍，仅仅尝试自己力所能及的事。当他在其他孩子、危险的设备或机器，尤其是机动车辆在一起时，你应该集中注意力。其他孩子可能会刺激或引诱他做一些不安全的事情，然而他的能力还不能预言机器、设备和交通和工具的运动和速度。他仍然不能想到一些行为的严重后果，例如追逐一个滚入车底的球、将他的手伸入三轮车的轮辐之中，因此在这种情况下必须保护他。

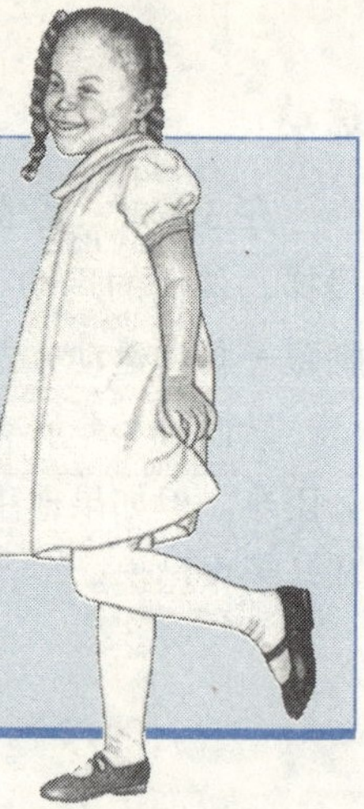

本阶段末期的运动发育里程碑

- 单脚跳和单脚站立至少 5 分钟；
- 没人帮助可以上下楼；
- 向前踢球；
- 将球扔出手；
- 多数情况下可以抓住跳动的球；
- 灵活地前后运动。

手和手指的技能发育

3 岁，孩子肌肉控制和集中注意力技能正在发育中，这是掌握许多精细手指运动的基础。现在你会看到他可以独立或合并运动自己的每一根手指，这意味着他从以前用拳头抓蜡笔的方式发育成与成人更加相似的方法——拇指在一侧，其他手指在另一侧。现在他能够画方形、圆形或自由涂鸦。

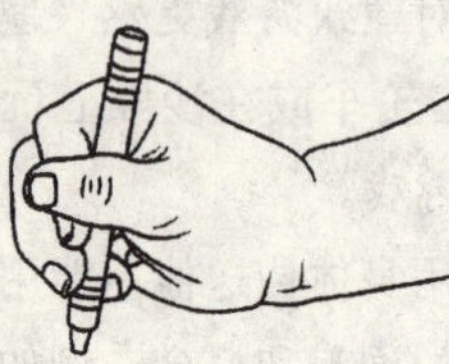

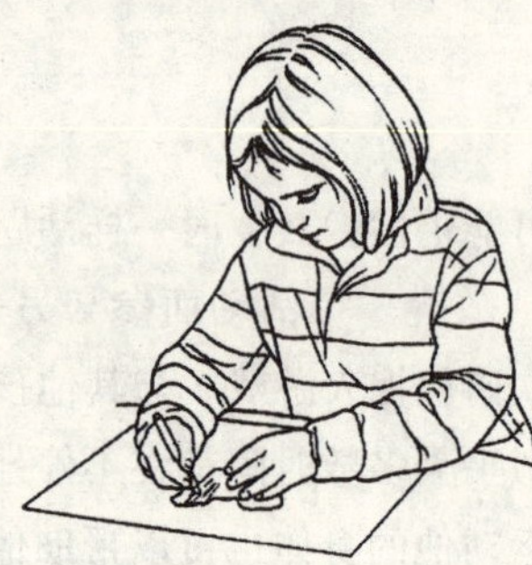

因为他的空间感知能力也有了相当的发育，现在他对各个物体之间的关系更加敏感，因此在玩耍时，他会更仔细地确定玩具的位置、控制使用餐具的方法并完成一些特殊的任务。控制力和敏感度的增加使他可以搭起 9 块以上积木、吃饭时不会洒出来太多食物、用两只手将水从大水壶里倒入水杯、脱衣服并可能将大扣子扣进衣服的扣眼。

他对发现利用工具可以做什么也非常有兴趣，例如剪纸刀和诸如泥土、颜料和蜡笔等。他具有操作这些东西的技能，并开始利用这些工具做别的事情。首先他会随机使用一些绘画材料，或许只有在他完成后才能确定他在画什么。例如，看着他的涂鸦之作，他可能认为像一条狗。但很快情况就会有所改变，在开始创作前他就会想自己该做什么。这种思维变化将激励他开发更为精确的运动和利用手的技能。

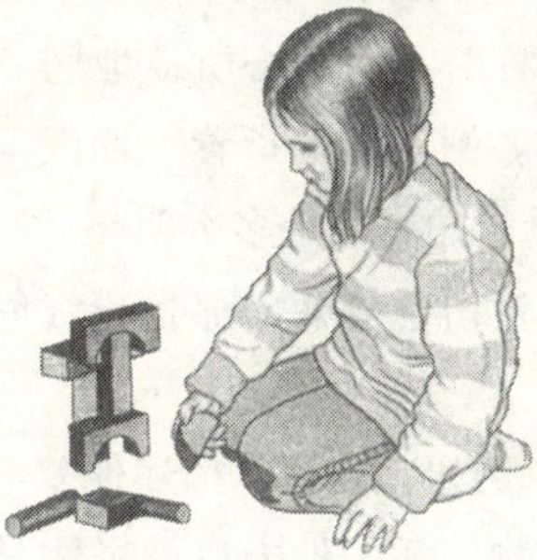

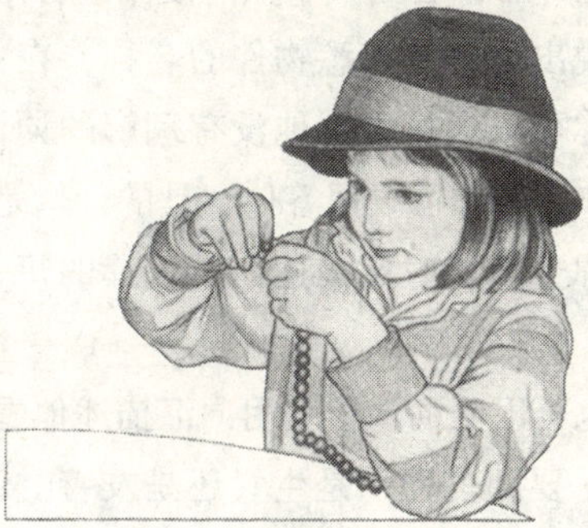

可以促进孩子手部功能的活动包括：

- 搭积木；
- 解决简单的智力拼图游戏；
- 玩小钉板；
- 用线串起大木珠；
- 用蜡笔或粉笔画图；
- 建立沙土城堡；
- 将水倒入大小不同的容器；
- 用大拉链、纽扣和项链为洋娃娃上妆和卸妆。

指导孩子使用某些成人工具也可以鼓励他使用双手。开始使用真正的螺丝刀、小榔头、花园的一些工具时，会使孩子对自己的进步非常吃惊。当然，这需要你进行密切注视，但如果你让他帮忙，你对他能做许多事也会非常吃惊的。

本阶段末期孩子的手与手指技能发育里程碑

- 画正方形；
- 画一个由2～4部分构成的人体；
- 使用剪刀；
- 画圆或方形图案；
- 开始模仿某些大写字母。

语言发育

在3岁时孩子的词汇应该超过300个，能够以5～6个单词的句子交谈，并可以模仿成人发出的大部分声音。有时孩子会不停地唠叨——虽然会使你感到厌烦，但对于孩子学习新词并利用这些词汇思考是必要的。孩子可使用语言表达自己的情感，他说话和理解词汇的能力越高级，他掌握思考、创造和与你交谈的工具就越多。

你也许可以看到孩子如何使用语言来帮助自己来理解并参与发生在他周围的事情。例如，他可以说出大部分熟悉物件的名称，在他不能命名物件的名称时，就随心所欲地问“这是什么？”你可以通过告诉他没有理解的词汇来扩展他的词汇量。例如，他指着一辆汽车并且说“大汽车”，你可以回答他“是的，这是一辆大的灰汽车，看它的表面是多么明亮。”或者在孩子帮你选择花时，描述他所选择的每一种：“这是美丽的黄白色雏菊，那是粉红色的天竺葵。”

你也可以帮助孩子利用词汇描述他看不见的事物和思想。例如，在孩子描述他梦中的“怪物”时，要问他怪物是生气还是友善。询问怪物的颜色、怪物生活的地方以及怪物是否有朋友。这不仅有助于孩子利用词汇表达思想，也有助于帮助他克服这种奇怪和令人恐惧的图像所带来的恐惧。

3 岁的孩子可能正在学习使用代词“我、你、我的和你们”。虽然这种词看起来简单，但很难理解，因为通常意味着他身体的各部位、所有的物件在哪里。而谈话内容涉及的术语变化使事情更加复杂。他经常会使用他的名字代替“我”，或在谈论你时，他经常使用“妈妈”代替“你”。如果你试图纠正（例如建议孩子说“我喜欢小甜饼”），只会使孩子感到更加迷惑，因为他会认为你在说你自己。但在自己说话时，要正确使用这些名词。例如要说“我想让你来”，而不是“妈妈想让你来”，这不仅可以帮助孩子正确使用这些词，也可以帮助孩子理解你除了是妈妈以外，还是一个独立的人的概念。

在本阶段，孩子的语言非常清晰，甚至陌生人也可以听懂孩子所说的大部分内容。尽管如此，他的一半单词拼写仍然可能是错误的，例如以“*w*”代替“*r*”（wabbit、wice、wose）、“*d*”代替“*th*”（dis、dat、den）或用“*t*”代替任何发音困难的字母（例如 tee 代替 *three* 或 tix 代替 *six*）等。虽然在本阶段的中期就可以发出字母“*b*、*p*、*m*、*w* 和 *h*”的声音，但使用好这些发音往往需要几个月时间。

口吃

许多父母曾经非常担忧孩子的口吃，但这些担忧通常是没有必要的。毕竟，2～3 岁的儿童偶尔重复某些音节，或者对某些词汇感到犹豫是非常常见的事情。大部分情况不是不能正确说话，即使没有任何特殊帮助，他们也可以顺利度过这个阶段。只有在这种情形持续很长一段时间(超过 2～3 个月)并影响与人交流时，才被认为是真正的口吃。

每 20 个学前班孩子中就有一个口吃者，男孩多于女孩，但原因不清楚。有些孩子可能难以掌握正常的发音时间与节律，但多数患者没有医学上的和发育上的问题。在孩子焦虑、疲劳、生病，或孩子激动并试图很快说话时，也可能发生口吃。有些孩子在学习太多的新词时，他会发生一时性口吃。有时孩子的思维活动速度会超过语言表达能力，因此说话时会丢失他正在说的词，重复单词和声音有助于他的发音及时赶上思维的速度。

孩子对口吃的挫折感越强，他的口吃就越麻烦。因此对父母来说，最简单易行的方法是不要关注孩子的口吃，在孩子说话时仅仅听着，不要试图纠正他。同时在与孩子交流时，尽量使用平静而简单的语言，为孩子做好榜样。如果你的孩子口吃，减慢包括自己说话速度在内的家庭活动节奏，对孩子也会有所帮助。你每天应该拨出一些时间用于与孩子玩耍和平静交谈，表扬他所做的所有正确活动，也可以增强孩子的自信心，同时不要过分关注他的语言问题。在这种情况下，真正口吃的孩子通常可以在入学前克服这个难题。

口吃问题严重时，必要的语言治疗可以预防长期的后果。如果孩子经常重复一些单词的发音或部分发音、非常内向并有明显紧张的迹象(面部抽搐和做鬼脸)，要告诉你的儿科医生，也要告诉他家庭成员的严重口吃病史。他会向你推荐一位发音和语言专家。

假如孩子的问题是“为什么狗不能和我说话？”你可以通过和孩子一起观看一本关于狗的书，进一步探讨这个问题

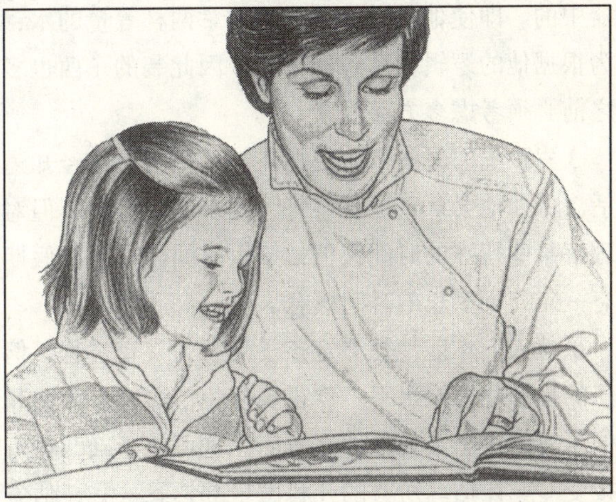

本阶段末期的语言发育里程碑

- 理解相同与不同的概念；
- 掌握一些基本的语法规则；
- 用5~6个单词的句子说话；
- 说话清晰，陌生人也可以听懂；
- 可以讲故事。

认知发育

3岁孩子的大部分清醒时间都在询问他身边发生的各种事情。他喜欢说“为什么我必须做……”他非常关心你的答案，因此回答要简单切题。你不必充分解释你的原则，他不能理解这种推理，所以没有任何兴趣。如果你想进行这种“严肃”的交谈，你很快就会看到他两眼茫然，或将注意力转向更感兴趣的事情——例如房间里的玩具和窗外过往的车辆。相反告

诉他做某些事情——“因为这些事对你有好处”或“你不会受伤”对他来说比详细的解释更有意义。

更抽象的“为什么”之类的问题可能更难回答，部分原因是他们每天问无数次，也是因为一些问题没有答案，或你根本不知道。如果孩子的问题是“为什么太阳发光”“为什么狗不会和我说话”，你可以回答说你不知道，或者可以和孩子一起观看一本关于狗或太阳的书，进一步探讨这个问题。要认真对待这些问题，这样做可以帮助孩子扩展知识面、培养好奇心并教他学会清晰地思考。

3 岁的孩子面临特殊的学习困难时，你会发现他的推理仍然是单方面的。他不能从两个方面考虑问题，也不能解决同时需要他考虑多种因素的问题。例如，你有两杯完全相等的水，将一杯倒入一只矮胖的容器，另一杯倒入一只细长的容器，他可能会说细长容器中的水多于矮胖容器中的。即使他一开始就看见你拿两杯等量的水，而且看见你操作的过程，答案也是一样。因为根据他的逻辑，高容器较大，因此装的东西也多。在 7 岁左右，孩子才能最终理解回答问题之前必须考虑多方面因素。

3 岁孩子的时间概念更加清楚。他现在已经知道自己的日常生活，并正在想像别人的日常生活。例如他会认真地观察每天到来的邮递员，但对垃圾回收人员每 7 天来 1 次感到迷惑。他还理解某些特殊的时间，例如一段时间内有一次假期和生日，即使他能够告诉你他多大，他也没有一年究竟多长的时间概念。

虽然人们本能地想测定孩子的智力发育过程，但必须进行正式的试验以防止高估或低估你孩子的推理或思维水平。你很容易相信友好、愉快和爱说话的 3 岁孩子非常聪明，而安静地跟随他玩耍的孩子不如他那么聪明。这可能正确，也可能错误，知道真正答案的惟一方法是让孩子接受专业评估。所有的儿科医生都熟悉这些评估方法，有些医生实际上还进行评估。因此，如果你认为孩子更有天赋，或感觉迟钝，要让医生进行评估。如果最终证实了你的怀疑，你可以让孩子参与适合他个人需要和能力的特殊训练计划。

本阶段末期的认知发育里程碑

- 正确说出一些颜色的名字；
- 理解数字的概念，并认识一些数字；
- 可以从一个观点思考问题；
- 开始具有明确的时间概念；
- 执行 3 部分组成的指令；
- 回忆起一部分故事；
- 理解相同和不同的概念；
- 从事自己喜欢的游戏。

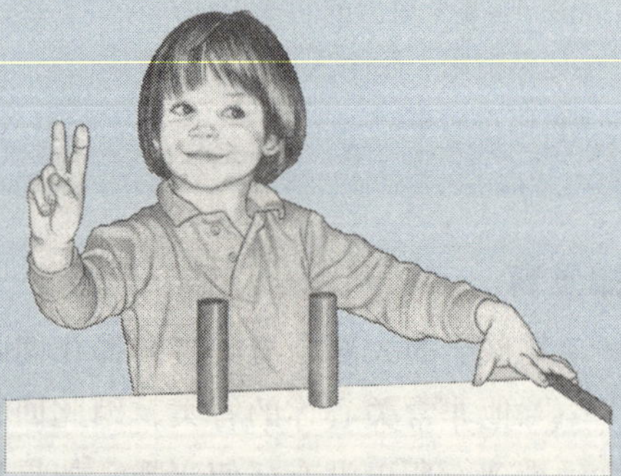

社交能力发育

与2岁时相比，3岁的孩子已经不那么自私了，对你的依赖也减少，这是自我识别得到强化和感到更加安全的征象。现在实际上他会与别的孩子一起做游戏，相互配合，而不是自己玩耍。在这个过程中他认识到并不是所有人的想法都与他完全一样，每一个伙伴都有独特的性格。有些惹人喜欢，有些令人讨厌。你会发现他更加倾向于与一些孩子玩耍，并开始和他们发展友谊。在建立友谊的过程中，他会发现自己也有一些让人喜欢的特征——这种发现对他的自尊心的培养具有强烈的支持作用。

本阶段孩子的发育有一些更好的消息：随着孩子对其他人的感觉和行为了解的增多和敏感，他会逐渐停止竞争，并学会在一起玩耍时相互合作。在小组中他开始学会轮流玩耍分享玩具，即使他不总是这样做。现在通常他可以以文明的方式提出要求，而不是胡闹或尖叫。所以，你可以期望孩子玩耍时更加平和而安宁。通常3岁的孩子会采取轮流玩耍或交换玩具自己解决争端。

然而，开始时你必须鼓励这种合作。例如你可以鼓励利用语言而不是暴力来处理出现的问题，在两个孩子分享一个玩具时，也可以提醒他们轮流玩耍。当两个孩子都想得到同一玩具时，这个提议是简单的解决方法，可能使他开始轮流玩耍，或寻找另一个玩具和活动。虽然这种方法并不总是有效，但值得尝试。要帮助孩子使用合适的词语描述自己的情感和渴望，避免孩子感到挫折。更为重要的是亲自为他做出如何和平解决争端的榜样，如果你脾气暴躁，应避免孩子在场时发火。否则，他感到受到压制时，就会模仿你的行为。

然而，不管你怎么做，你孩子总有很多次会将他的气愤或挫折感转化成打斗。当发生这种情况时，要避免他伤害他人，如果他不能迅速平静下来，就将他与其他孩子分开。与他谈心，尝试弄明白他为什么这样恼火。让他知道你理解并接受他的感受，但让他明白打斗不是表达这些感受的好办法。

通过提醒他其他孩子打他或朝他尖叫的情况，帮助他从其他孩子的角度考虑问题，然后建议他以更加和平的方式解决问题。最后，在他理解自己做错了什么以后——不是以前，让他向其他孩子道歉。然而，仅仅说“对不起”可能不会帮助他纠正自己的行为。他也需要知道自己为什么要道歉。他可能不能很快理解，但4岁的孩子可能已经开始意识到这些解释的意义。

实际上，3岁孩子的正常兴趣有助于将打斗倾向降低到最小程度。他们的大部分玩耍时间从事自己喜欢的活动，这些活动往往需要合作。正如我们已经看到的，学龄前儿童和他们的伙伴经常在游戏中扮演不同的角色，然后进入利用想像或家庭物件构成的虚构情节之中。这种游戏可以帮助孩子开发重要的社交技能，例如轮流、关心、交流（通过动作、表情和词语）和对他人行为做出适当反应。还有另外一个好处：因为伪装游戏可以使孩子扮演他们想要的任何角色，包括希曼、神气的妇女、超人和神话中的圣母——也可以使孩子探索更加复杂的社会思维，例如力量、财富、同情、残忍和性。

观察孩子在虚构游戏中扮演的角色，你也会明白他已经开始确定自己的性别了。因此在家里玩耍时，男孩会扮演父亲的角色，女孩则扮演母亲的角色，反映了他们已经注意到了自己的家庭和周围世界的差异。在这个阶段，男孩会对自己的父亲、哥哥或邻居的大男孩着迷，而女孩会模仿母亲、大姐姐或其他女孩。

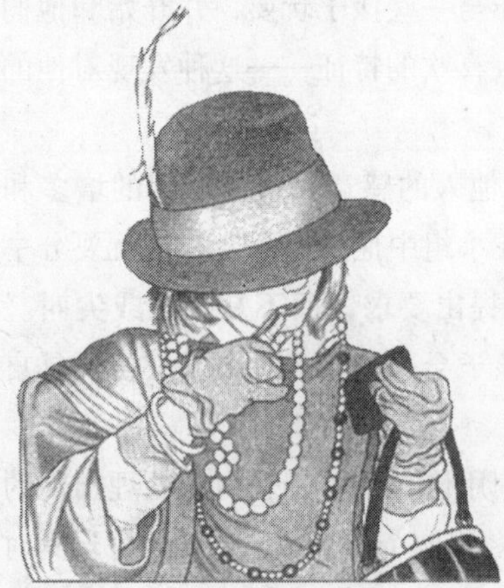

研究表明男孩和女孩间一些明显的发育和行为差异是由遗传决定的。例如，一般而言，学龄前男孩更具攻击性，而女孩更加文雅。然而，本阶段的许多遗传特征很容易受文化和家庭背景影响。即使父母都在工作，并分享等同的家庭责任，孩子也会从电视、杂志、书籍、广告牌和朋友或邻居的家庭中发现家庭中传统的男女角色。例如广告会鼓励女孩玩洋娃娃、出于好心的亲属会以此为礼物相赠，成年人和其他孩子也会赞同这种行为，同时，人们会指导男孩远离洋娃娃（在学步时曾经非常喜欢），而从事更加粗糙和笨拙的游戏和运动。喜欢大打出手的女孩被称为假小子，喜欢打架的男孩叫强壮或有型。孩子赞或反对这些说法也不会使人吃惊，并依此调节自己的行为。因此，在孩子到了进入幼儿园的年龄时，就已经可以很好地确立自己的遗传特征了。

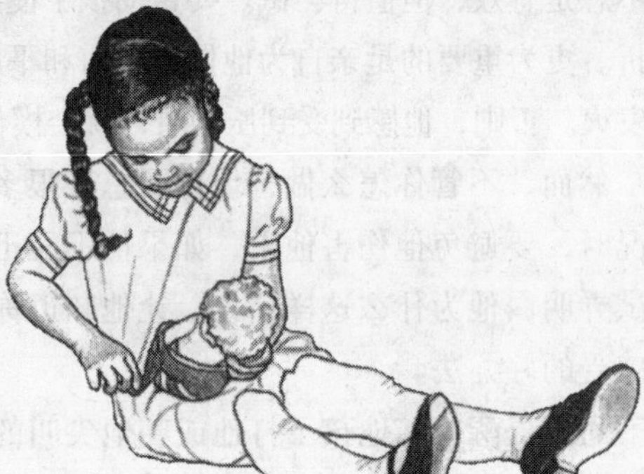

这个年龄孩子的认同过程经常走向极端，女孩会坚持穿裙子、抛光指甲并在上学或去操场时化妆；男孩子会趾高气扬地走路、过分自信并在出去时佩带假枪。这种行为强化了自己的男、女身份。

在孩子早年认识自己性别的过程中，注定会有一些不分性别的态度和行为。压抑孩子的冲动和行为几乎没有任何道理，除非孩子强烈拒绝建立这种文化标准。例如，如果男孩坚持每天穿裙子，你应该平静地劝他穿着更加传统的衣服。然而，如果孩子一味坚持，就需要与你的儿科医生协商。

孩子也会模仿某些成人认为是性的行为，例如卖弄风情。如果他的表达非常夸张，你可以建议孩子看书和从事一些活动而使他分心，但这些提议是你的思想，不是他的。这个年龄的孩子没有成熟的性观念，他的行为只是戏剧化模仿，因此不要担心。但如果他对性行为的模仿非常明显，或暗示他曾经接触过性行为，应该与你的儿科医生协商，看是否是性虐待的征象。

本阶段末期的社交能力发育里程碑

- 对新经历感兴趣；
- 与其他儿童合作；
- 扮演“爸爸”或“妈妈”的角色；
- 发明更多喜欢的游戏；
- 化妆和卸妆；
- 协商解决冲突的办法；
- 更加自立。

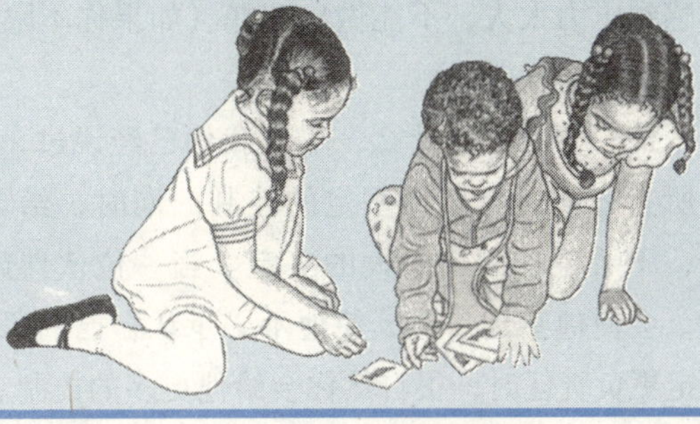

情感发育

3岁孩子的主动幻觉生活会帮助他探索并理解关爱和对独立的渴望、抗议以及恐惧等许多复杂的情感。他不仅赋予自己不同的身份，而且经常也给无生命的物体赋予生命特性和情感，例如树木、钟表、卡车和月亮。例如如果你问他为什么月亮在夜间出来，他可能会说“它为了和我说晚安。”

有时，学龄前孩子会将你介绍给他一位想像中的朋友。有些孩子在长达6个月时间内一直保持同一位虚构伙伴；有些孩子每天更换虚构的伙伴，另外还有孩子根本没有伙伴，而喜欢以动物代替。不用担忧，这些虚构的朋友偶尔可能代表孤独或情感波动，虚构实际上是孩子对不同的活动、会谈、行为和情感进行样本分析的创造性方法。

你也会注意到，孩子整天在幻想与真实之间自由地跳动。有时孩子会深深沉浸于他虚构的影像中，而不能区别什么时候虚幻结束和真实开始回归。他的玩耍体验甚至也可以进入真实的生活，有时晚上吃饭时他会认为自己是超人，而另一天在听到自己认为是真实的鬼故事后，他会因为恐惧而哭泣。

在孩子偶然因为想像中的意外而感到恐惧或烦恼时，他会感到安全非常重要，不要小看或嘲弄他。这是正常情感发育的必经时期，因此不应该受到打击。尤其是绝不要开“假如不吃饭，就要锁起你。”或“假如不快点，就不要你了。”之类的玩笑，因为他会信以为真并在一天的剩余时间或更长时间内感到恐惧。

有时，可以尝试参加孩子的幻想游戏。这样做，你可以帮助他找到表达情感的新方法，甚至可以解决一些问题。例如，你可以通过提议“送他的玩具士兵上学”观察他对即将进入幼儿园的感觉。然而，不要坚持这些幻想活动。对他来说，部分幻想中的喜悦正在控制这些想像中的剧情，因此，你可以提出一个想像创作的思想，站在一边，让孩子根据自己的意愿进行想像。之后，如果他要求你参加，要低调处理你的参与。让想像中的世界成为他表演的舞台。

回到现实世界中以后，让他知道你对他和他的创造性感到非常自豪。与孩子交谈、倾听他说的话并让他看关心的物品。无论何时，尽可能让他自己决定——吃的食物、穿的衣服和你们一起玩的游戏。这会使他感到自己的重要性并教会孩子做决定，然而要保证选择非常简单。例如，在你光顾饭店时，要将食品的选择范围限制在 2 ~ 3 项，使孩子可以进行选择。否则他会感到压力太大，不能做出选择（如果你不限制他的选择的话，到冰淇淋店可能会发生买 20 个品种的痛苦事情）。

最好的方法是什么？尽管我们已经说过，培养孩子独立性的一个最好方法是在对他生活的所有方面进行相当坚定的控制的同时，给予他一定程度的自由。让他知道你仍然要负责任，不希望他做出重大的决定。当一位伙伴鼓励他爬树，而他感到害怕时，这时你对他说不，会使他感到安慰，使他不必承认自己的恐惧。在他正在征服许多早期焦虑并对自己做的决定更负责任时，很自然你会给他更多的控制。同时，让孩子感到安全和有保证非常重要。

本阶段末期的情感发育里程碑

- 将许多不熟悉的图像当做“怪物”；
- 可以将自己看做包括身体、思维和情感在内的完整人；
- 通常不能分辨现实与幻觉。

健康发育观察项目

因为每一个孩子都有自己特定的发育方式，很难确切地说孩子会在什么时候或以什么方式获得一些完美的技能。尽管本书中列举的发育里程碑可以使你对孩子成长过程中的预期变化有一般性的概念，但是如果他的发育进程有一些差异，也没有必要惊慌。然而，在本阶段，如果孩子的表现有下面可能预示发育延迟的迹象，应征询你的儿科医生的建议：

- 不能扔球出手；
- 不能原地跳动；
- 不会骑三轮车；
- 不会用大拇指和其他指头捏住蜡笔；
- 难以涂鸦；
- 不能搭起 4 块积木；
- 当父母要离开时仍然难缠或依恋性强；
- 对互动游戏没有兴趣；
- 忽视其他孩子；
- 对家庭以外的其他人没有反应；
- 不能进行幻想游戏；
- 反抗穿衣服、睡眠困难并不会使用洗手间；
- 生气或恼火时出现失去控制的打闹；
- 不能临摹画圆；
- 不会使用长达 3 个单词的句子；
- 不会合适地使用“我”和“你”的概念。

4～5岁

开始阅读本节以前，你已经知道看上去平静的3岁小孩实际上是精力充沛、好奇、蛮横、好战的，并常有越轨行为。你会想起他2岁时给你造成的痛苦与磨难，但现在孩子正在向不同的方面发育。尽管同时他似乎在各个方面都有所追求，但是实际上他正在从这些经验中学习。最终他会长大（有一天你会感到你抱不动他了），在5岁生日时你会见到一个自信心更强、更加平静的孩子。

同时，这也是一个非常难以相处的年龄。每天都需要处理新的挑战，情绪的高涨和低落会使他一会儿感到安全而自负，一会儿感到不安全和受打击。此外，4岁的孩子有时会墨守成规，因为害怕不知道会发生什么事而不愿意有所改变。这种固守表明在这几个月期间，他感到并不是很安全。

在孩子使用的语言中也可以看出这种越轨行为，他们喜欢使用4个字母的单词（英文中4个字母的单词通常是脏话——译者注），在使用时喜欢观察你的表情。孩子使用这些词的原因只是要观察你的反应，因此不要有过度的反应。

孩子的这种精力仍然没有实际意义。对他来说，所有的事情与别人没有关系，4岁的孩子不是小偷或说谎者，但他们的简单想法是拥有即意味着所有。

在这期间，孩子的创造性思维出现巨大爆发，像泉水一样源源不断。他们在学校中谈论的“怪物”或“龙”帮助他们横过马路，代表4岁和4～5岁孩子正常谈论的神话故事。这反映了这个年龄的孩子正在试图区分幻觉和事实，他们的幻觉有时会失去控制。所有这些行为和思考将有助于为孩子进入幼儿园奠定安全的基础。

运动

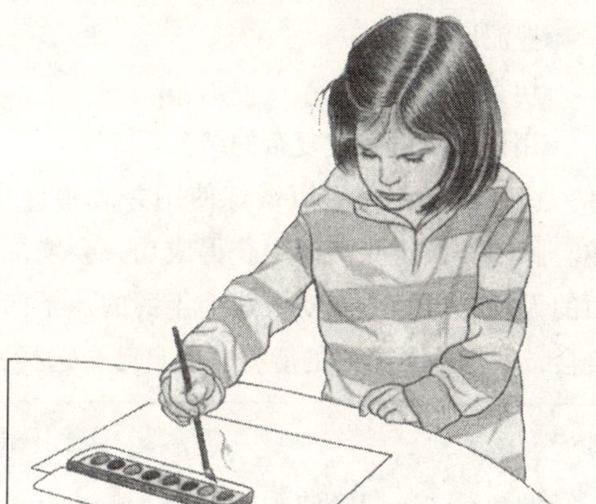

现在，你的孩子已经具有成人的协调和平衡感。可以看到孩子以大而有力的自信步伐走和跑、不扶栏杆上下楼梯、脚尖站立、在一个圆圈中旋转和来回蹦跳。他的肌肉力量也强得足以完成一些挑战性的任务，例如翻筋斗和立定跳远。很难说他的进步对谁来说更为激动——他和你。

孩子渴望别人承认他的能力和自立，在外出时经常走在你的前面。然而，他的运动能力仍然领先于判断能力，因此你需要不停地提醒他等你一会儿，并在过街时牵住他的手。在他处于任何靠近水源的地方时，监护一样重要。即使孩子会游泳，他也不会游得很好或很长时间。突然掉入水中时，他可能非常害怕并可能忘记怎样才能使自己漂浮起来。因此绝不要让他自己一个人待在水中。

手和手指技能

> **本阶段末期的运动发育里程碑**
>
> ■单脚站立 10 秒钟或更长时间；
> ■单脚跳、翻筋斗；
> ■摇摆、攀爬；
> ■可能会蹦。

4 岁孩子的协调和运用手指的技能基本上已经发育完全，结果他会更加照顾自己。几乎不需要任何帮助就会刷牙并自己穿衣服，甚至会自己系鞋带。

在孩子画图时，注意他如何更加全神贯注地使用自己的手。他会事先决定自己要画什么，然后开始创作。他的画中的人可能有也可能没有身体，腿有时会从脑袋中伸出。但有眼睛、鼻子和嘴巴，而且最重要的是，对孩子来说他们是人。

因为对手的控制能力越来越好，现在孩子对艺术和画图感到更加激动。他最喜欢的活动包括：

■写和画——用一只手按住纸，另一只手拿铅笔和蜡笔；
■追踪和描绘一个几何图形，例如星状或钻石状；
■卡片和纸板游戏；
■用刷子和手指涂鸦；
■捏泥巴；
■切割和粘贴；
■用许多积木搭建复杂的结构。

这种活动不仅可以锻炼使用并改善许多已经掌握的技能，也会使孩子体验到创造的乐趣。此外，在这些活动中获得成功，会增加孩子的自尊心。通过这些活动你会发现他某些方面的天赋，但是不能劝告这个年龄的孩子向某个方向发展。一定要提供一个非常广泛的发展机会，锻炼他各方面的能力。他自己会选择一个最喜欢的发展方向。

> **本阶段末期手和手指技能发育里程碑**
>
> ■模仿画三角或其他几何图形；
> ■画有身体的人物；
> ■书写一些字母；
> ■不要人帮助穿、脱衣；
> ■用叉子、勺子、(有时会用)餐刀；
> ■自己上厕所。

语言发育

在大约4岁时，孩子的语言技能开始飞速发育。现在他已经可以发出英语中的大多数声音，但也有例外：在5岁半以前，*f*、*v*、*s*和*z*的发音对他可能还是比较困难的，并且直到6岁以后，他可能才能完全掌握*sh*、*l*、*th*和*r*的发音。

现在学前班儿童的词汇量可能已经扩展到了大约1 500个，在这一阶段可能要增加1 000个左右的其他词。现在他已经可以用长达8个单词的句子讲述故事，他不仅会告诉你发生的事情，也会向你讲述梦中和幻想中的事情。

然而，即使他所使用的一些词汇是你不愿意听到的，也不要吃惊。毕竟他现在已经知道了语言的神奇力量，他仍然将狂热地开发这种力量，或许更好或许更坏。因此，如果你的孩子和大多数孩子一样，有时会非常狂妄，可能会“命令”你和你的配偶停止说话，或命令他的伙伴“过来”。为对抗这种情况，要让孩子学习如何使用“请”和“谢谢”。但也要约束家庭其他成员对他或你们相互之间的说话方式。因为他会重复许多经常听到的命令。

在本阶段孩子可能也学会很多骂人的词汇。在他看来，这是所有词汇中最强有力的。他听到大人在非常生气或情绪大起大落时说这些话，并且无论何时他使用这些词汇时，都会得到非常强烈的反应。阻止这些行为的最好方法是什么呢？起好模范作用，并尽量不使用这些词汇，即使在你非常生气时也不例外。此外，在孩子使用这些词汇时，不给予过多的关注也是尽量减少他使用的一个方法。他可能没有意识到这些词汇的真正含义是什么，仅仅只是对这些词汇的力量感到兴奋。

在孩子烦恼时，你会发现他会使用这些侮辱性词汇。尽管这使你十分厌烦，但总比优先使用暴力要好得多。要记住在孩子使用这些词汇时，他自已也非常生气。如果孩子说“我恨你！”，就是说他真正的意思是“我非常生气，我想让你帮助我分担我的情感。”如果你发怒或向他大声喊叫，只会使孩子感到更受伤和混淆。相反，你可以平静地告诉他，他不是真的恨你。然后让他明白生气是非常正常的事情，并谈论导致他发脾气的事情。教授他一些词汇，使得他能够告诉你他的感受如何。

如果他选择的侮辱性词汇是最轻微的一种，最好的反应就是开玩笑。例如，假设他叫你“老巫婆”，你应该笑着回答：“我正在煮一罐蝙蝠的翅膀和青蛙的眼睛，想和我一起吃吗？”这种幽默是消除他和你生气最好的方法。

当然，有时学前班的孩子会说一些冒犯性的语言来试探你的忍耐程度——他不停地唠叨来达到目的，此时的目的是重新给他语言的力量定位。例如，不要让他吟唱没有意义的音乐旋律，教授他一些五行民谣或歌曲，或者让他把时间用在阅读诗词上。这些有助于他学会更加关注自己所使用的词汇，也有助于强化他欣赏书面语言的能力。

学习阅读

你的孩子对学习字母的名称感兴趣吗?他自己浏览书籍和杂志吗?他喜欢用铅笔和钢笔“写字”吗?在讲故事时他能注意听讲吗?如果答案肯定，那么他已经准备学习一些阅读的基本知识了。如果答案是否定——像多数学龄前儿童一样，他仍然需要1～2年时间才能发展出进行正式阅读所需要的语言技能、视觉感知和记忆力。

只有很少一部分的4岁孩子真正想学习阅读，并开始识别一些熟悉的字眼，因此没有必要强迫自己的孩子开始阅读。即使你可以使他成功地开始阅读，一旦入学后也难以维持。当其他孩子也熟悉相同的基本技能时，大多数早期开始阅读的学生在2～3年级时就已经失去了他们的优势。

决定学生成绩好坏的一个重要因素不是如何强迫孩子开始早期阅读，而是培养孩子对学习的热情。在4岁时强迫孩子开始阅读并不能激发他的热情，相反，所谓的早期学习计划可以影响孩子的自然学习热情，因为孩子被迫接受他没有做好准备的任务。什么是最成功的早期学习方法?让孩子根据自己的发展需要，做他自己最喜欢做的事。不要让他操练字母、数字、颜色、形状和词汇，相反要鼓励他的好奇心和探索兴趣。读自己喜欢的书，不要强迫他学习词汇。让他具有教育的经历，但要保证愉快。

在孩子准备学习阅读时，许多有价值的工具可以帮助他——教育电视、游戏、歌曲和一些最新的计算机教学节目。但不要指望这些工具会自己起作用，你也必须介入。例如，如果孩子观看一些教育电视节目，你要与他一起观看，并谈论电视中的概念和信息。如果孩子在玩计算机游戏，和他一起玩要，保证游戏适合孩子的能力。如果游戏对他来说太难，会降低孩子的学习，达不到预期目的。在一个热情和充满支持的环境中学习是获得成功的关键。

本阶段末期的语言发育里程碑

- 回忆故事的部分内容；
- 说超过5个单词的句子；
- 运用将来时态；
- 讲较长的故事；
- 说出名字和地址。

认知发育

4岁的孩子正在开始探索今后要在学校里更加详细学习的许多基本概念。例如，现在他可以理解一天可以分为上午、下午和晚上，一年有不同的季节。在他进入幼儿园时，他会知道一周有几天，每天可以以小时和分钟计算。他也会理解计数、字母、大小关系和几何形状名称的基本概念。

有许多很好的儿童读物以图表示这些概念，但不要强迫孩子匆忙阅读。过早阅读这些书籍对孩子来说并没有好处，并且如果他感到完成任务压力很大，在他进入学校时，实际上就会产生抵触情绪。

最好的方法是给孩子提供广泛的学习机会。例如，对于参观动物园和博物馆来说这是非常好的年龄，是否已经带他去过了。许多博物馆有专门为孩子设计的特殊部分，在那里他可以主动参与学习过程。

同时，你也要尊重孩子的特殊兴趣与天赋。如果他具有艺术天赋，带他到艺术博物馆和艺术走廊，或尝试让他进入学前艺术培训班。如果你认识一位艺术家，则拜访他，让孩子了解工作室是怎么回事。另一方面，如果他对机器和恐龙最感兴趣，带他参观自然历史博物馆，帮助他学习建造模型，为他购买建筑材料盒，使他可以创造自己的机器。不管他对什么感兴趣，你都可以用书籍来回答他的问题，进一步开拓他的思路。在本阶段，孩子应该正在发现学习的愉快所在，使他可以在正式教育开始时自我激励。

除了探索实用的概念以外，你也可以发现4岁孩子的许多问题会涉及“宇宙”方面，例如世界的起源、死亡与濒死以及太阳和天空的成分。例如，你也会听到经典的问题“为什么天空是蓝色的？”与许多其他父母一样，你可能也难以回答这些问题，特别是用孩子可以理解的简单语言回答。如果你没法回答这些问题，不要虚构答案，要求助于适合孩子的儿童书籍解决这些问题。当地的图书馆应该可以提供一些适合该年龄孩子的书籍来帮助你。

本阶段末期的认知发育里程碑

- 可以计数10个或更多的物体；
- 正确说出至少4种颜色的名称；
- 更好地理解时间概念；
- 知道每天家里使用的一些东西(钱、食物和其他用具)。

社交能力发育

4岁时，孩子可能已经主动与许多朋友进行社会交往了，甚至他会有一个“最好”的朋友（并不总是与他的性别相同）。最好孩子在邻居家、幼儿园或学前班都有经常可以见面的朋友。但如果孩子没有进入学前班，或生活在没有邻居的地方怎么办？或邻居的孩子太大或太小不适合你的孩子怎么办？在这种情况下，你有必要安排孩子与其他学龄前儿童玩耍。公园、操场、学龄前活动计划都可以为会见其他孩子提供极好的机会。

一旦孩子找到了他似乎非常喜欢的伙伴，你需要采取一些措施鼓励他们交往。最重要的是鼓励他邀请他的朋友到家里做客。对他来说向其他孩子“炫耀”自己的房间、家庭和所有物非常重要，这有助于孩子建立自豪感。实际上，为了建立这种自豪感，他的房间并不需要豪华的装修或有许多昂贵的玩具，只要是一个温馨和令人愉快的地方就可以。

本阶段的孩子已经认识到他的朋友不仅仅是游戏伙伴，朋友也会对他的思维和行为产生重要的影响。他会非常渴望与他的朋友保持一致，甚至在相处期间他们的行为会超越你从他出生起就教给他的原则与标准。他现在已经认识到除你之外，生活还有其他有价值和意义的事，他会要求一些你从来不允许的事情来验证自己的新发现——某些玩具、食物、衣服和要求观看某些电视节目。

如果孩子与你的关系在这些新朋友面前发生戏剧性的变化也不要失望。例如，他会对你表现出一生中的第一次粗鲁。当你告诉他做一些他应该做的事情时，他会回答你“闭嘴”，甚至咒骂你。虽然难以接受，但这种粗鲁的表现是他正在学习挑战权威和测试自立能力的积极反应。

如果他再次犯错，处理这种情况的最好方法是表示反对，并必须与他讨论他的真正意思或感受是什么。你的反应越情绪化，就会越鼓励他继续这种不良的行为。假如冷处理的办法不起作用，他还是坚持错误行为，则“超时”处理是最有效的惩罚方法。

要牢记尽管这时孩子正在探索“好”和“坏”的概念，但他的道德观仍然非常简单。因此，在他很认真遵守某项规则时，并不是因为他可以理解或同意，而更有可能因为他想避免惩罚。在他们的思维中，所有的后果都是故意的。因此他打破一些有价值的东西时，他可能认为是做了坏事，不管他是不是故意的。因此，需要教会孩子区别意外和错误行为。

为帮助孩子学习这种区别，你有必要将他个人与他的行为分开。在他做和说了需要进行惩罚的事情时，确保他理解受惩罚的原因是他的特别行为，而不是因为他坏。不要说他是坏孩子，要清楚地告诉他哪里做错了，明确地将人与行为分开。例如，他戮了他的小同胞，要向他解释这样会使别人感到痛苦，而不是只说“你这个坏孩子”。在他偶尔做错什么时，要安慰他并告诉他你理解他不是故意的。一定不要让自己发火，或者认为自己不是针对他做的事发怒。

让学龄前孩子承担一些你认为他可以完成的任务，并在他完成时表扬他，这也非常重要。他已经可以很好地独立完成像收拾桌子或清洁地板的任务。在你离家外出时，要向他解释你希望他做什么，在他这样做时，要表扬他。你也有责任给他更多机会与别的孩子玩耍，当他与别的孩子和平相处并帮助别人时，告诉他你为他感到非常自豪。

本阶段末期的社交能力发育里程碑

- 想取悦小伙伴；
- 表示喜欢小伙伴；
- 更有可能同意一些原则；
- 喜欢唱歌、跳舞和体操；
- 行为更加独立，甚至会独自拜访隔壁的邻居。

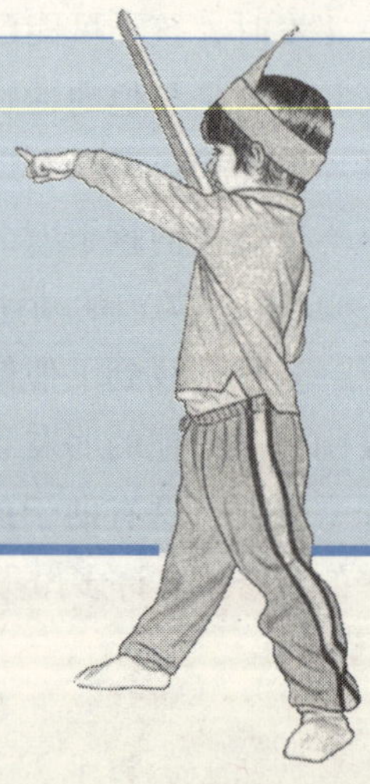

情感发育

像3岁的孩子一样，4岁孩子的幻觉生活仍然非常主动。然而，现在他已经学会区分幻觉与真实，他可能会经常处于幻觉与真实之间，但不会经常混淆。

随着他的幻想游戏向更高级发展，如果他幻想游戏的体验包含有某种暴力成分也不要感到吃惊。打仗游戏、魔鬼、甚至捉人游戏均可以进入他的幻觉。有些父母禁止孩子玩商店里买的玩具枪，这时就会发现他剪、贴或使用纸板枪，或者仅仅用一根手指瞄准，嘴里发出“砰、砰”的声音。父母不要对这些行为感到惊慌，这不是孩子喜欢暴力的证据。孩子还没有意识到什么是杀人或死亡，对他来说，玩具枪是一种无害的竞争方式，并可以增强他的自尊心。

假如你想衡量孩子自信心的发育情况，倾听他与成人的谈话。2～3岁时孩子害怕与成人交谈，但现在他可能非常友好、健谈并充满好奇心。他也有可能对其他人的感情非常敏感，无论是成人或孩子，他都喜欢取悦于他们。当他看见有人受伤或悲伤时，他会表示同情与关心。这可能是对拥抱的渴望或“抚慰创伤”的结果，因为这是他在疼痛或心情不好时最想得到的安慰。

在这个阶段，学龄前的孩子可能非常渴望了解性——同性或异性。他会询问孩子是从哪里来的，并且询问与生殖和分娩有关的器官。

他很想知道男孩与女孩有什么不同，当你面对这些问题时，要用简单而正确的术语回答。不要进行很长的解释，也不要对这些问题表现出明显的难堪或严肃。4岁的孩子并不需要知道详细的答案，但他应该有提问的自由，要确保孩子得到直接的精确回答。

随着孩子对性的兴趣日益增加，他可能玩耍自己的生殖器，甚至对其他孩子的生殖器非常感兴趣。与成人的性活动不同，这只是正常好奇心的表现，不应该遭到谴责或惩罚。

父母应该将孩子对性的探索限制在何种范围呢？这是一个家庭问题。这个阶段最好不要反应过度，因为孩子对性有适度的兴趣是正常反应。另一方面，孩子有必要知道什么行为可以为社会接受，什么不可以。因此，你可以做出决定，让孩子知道：

对生殖器官有兴趣是健康和自然的；

在公共场合裸体和性游戏是不能接受的；

包括朋友和亲属在内的任何人均不能接触“他的私处”，医生和护士进行体格检查以及父母在他感到生殖区域疼痛时检查原因的情况属于例外。

几乎同时，孩子对异性的父母非常着迷。4岁的女孩可能与母亲竞争父亲的关心，男孩会更加想引起母亲的注意力。这是本阶段孩子发育的正常组成部分，如果父母不过分关注，这种情况很快就会自动消失，没有必要因为这种情况感到担忧或嫉妒。

本阶段的情感发育里程碑

■知道性别；

■可以区分幻想与真实；

■有时难缠，有时非常渴望合作。

健康发育观察项目

因为每一个孩子都有自己特定的发育方式，很难确切地说孩子会在什么时候或以什么方式获得一些完美的技能。尽管本书中列举的发育里程碑可以使你对孩子成长过程中的预期变化有一般性的了解，但是如果他的发育进程有一些差异，也没有必要惊慌。然而，在本阶段，如果孩子的表现有下面可能预示发育延迟的迹象，应征询儿科医生的建议：

■表现出过分恐惧或胆怯的行为；

■表现出强烈侵犯性行为；

■不进行剧烈争吵不能与父母分开；

■很容易分心，或者对任何一次活动难以有 5 分钟以上的注意力；

■基本上没有兴趣与其他孩子玩耍；

■不能对人做出一般性的反应，或者反应非常冷淡；

■在游戏中很少使用幻想或模仿；

■大多数时间似乎不愉快或悲伤；

■不能从事不同的活动；

■与其他孩子在一起时沉默或逃避；

■不能表现很多的情感；

■吃饭、睡觉或洗手间技能上有些麻烦；

■不能区分幻觉与真实；

■似乎异常被动；

■不能理解包含介词在内的两部分命令(将杯子放在桌上，将球放在床下)；

■不能正确说出自己的姓名；

■说话时不能正确使用复数和过去时态；

■不能谈论自己的日常生活或感觉；

■不能搭起 6～8 块积木；

■握蜡笔时似乎不自然；

■脱衣服似乎不利索；

■不能有效地刷牙；

■不会洗手并进行烘干。

基本护理

饮食和营养

学龄前儿童应该有一个健康的饮食态度。理想情况下，他已经不用进食或拒绝进食表示自己的抗议，也不会将食物与爱和关心相混淆。一般（但并不总是）他会将进食看做是对饥饿的正常反应，将进餐看做是一次令人愉快的社会经历。

现在进餐的时候，你的孩子应该是一个很好的伙伴，他已经准备开始学习基本的餐桌礼仪。4岁时，他已经可以不用攥住叉子和汤匙，因为他现在已经可以像成人一样使用这些工具。在指导下，他也会合理地使用餐刀。现在你也可以教他其他餐桌礼仪，例如在口中充满食物时不要讲话、不要横过餐桌去拿其他人的食物。虽然有必要解释这些原则，但是自己的模范作用更加重要。他会像家庭中的其他人一样吃饭，如果你的家庭有一起吃饭的习惯，他也会养成良好的餐桌礼仪。因此至少每天全家有一次特殊的、愉快的家庭聚餐，让孩子帮助收拾餐桌或以其他方式准备食品。

多少才算吃够

许多父母都会担心他们的孩子是否吃得“足够”。下面的一些指导原则可以帮助你判断孩子吃得既够又不多。

1. 只有在孩子要求一些食物一会儿以后才给他一小份。下面的推荐是适合孩子的“小份”：

4~6盎司(120~180克)牛奶或果汁	4汤匙蔬菜
1/2杯棉花奶酪或乳酸	1/2杯谷类食物
2盎司(60克)汉堡	2盎司(60克)鸡肉
1片面包	1盎司(30克)人造黄油

2. 食用甜点不超过一天两次，强调用健康饮食代替诸如软饮料、糖果、面粉糕饼、含盐或脂肪过多的食品。过多的甜点不仅会使孩子对正餐的食欲下降，而且会将牙齿长期暴露于引起牙齿空洞的食品。为了使牙齿空洞和热量过多的风险降到最低，鼓励孩子食用下列营养点心：

水果和水果汁	手抓三明治
胡萝卜、芹菜和黄瓜片	燕麦片粥
乳酸	麦麸
面包或饼干	奶酪

3. 不要使用食物奖赏孩子的好行为。
4. 当孩子要求食物或饮料时，确信孩子实际上也饥饿或口渴。如果孩子的真实目的是想引起你的注意，就要与他交谈或玩耍，但不要使用食物进行安慰。
5. 孩子玩耍、听故事或看电视时，不要让他吃东西。这会导致他因为“下意识”地猛吃而过饱。

6. 计算他经常吃的食品所含热量，并监视他平均每天摄入多少卡热量的食品。4～5岁孩子每天的总热量需要是900～1 800卡，或大约40卡/千克体重。

7. 如果孩子饭量不很一致，也不要担心，有时他会吃他可以拿到的任何食物，有时他又会对任何食物都嗤之以鼻。当孩子拒绝进食时，他可能是因为前些天活动太少而不感到饥饿。也可以把吃饭作为自控能力的锻炼手段。尤其是孩子在对任何事情都提不起兴趣时，注定会抵抗你让他吃饭的想法。不管怎么样，不要强迫孩子吃饭。在孩子无精打采时要保证他的休息，他既不会饥饿，也不会因此消瘦。然而，如果他的食欲明显下降时间超过一周，或者有发热、呕吐、腹泻或体重下降等疾病征象，要与儿科医生协商。

8. 限制孩子摄入牛奶。牛奶是一种重要的食品，主要是由于它的钙含量较高。然而，太多牛奶将降低孩子对其他食物的欲望。孩子每天饮用1品脱(480克)牛奶就足以满足其钙的需要量。

尽管4岁的孩子非常渴望进餐，但在吃饭时仍然会有一些特别的行为，这些表现可能每天都会改变。孩子遇到非常喜欢的食品时，他的贪婪会使你感到恼火，但最好不要这样做。而是让他吃自己盘中的食品，或别的东西。只要他选择的食物糖分、脂肪或盐不是太多，就不要反对。要让他品尝一点点其他食品，鼓励他吃其他食物，不要坚持让他吃自己完全不熟悉的食品。

有时，电视广告可能严重阻碍孩子获得合适的营养。一些研究表明每天看电视时间超过12小时的儿童很可能发胖，本阶段儿童很容易接受含糖谷类和甜点的广告，特别是在他去过准备了这类食品的其他家庭以后。为了与这些外部影响做斗争，保持你家庭的尽量“干净”。购买一些低盐、低糖和低脂肪食品，只在特殊场合供应甜点。也要对孩子看的电视和广告进行监视，最后他会逐渐习惯健康食品，最终孩子品尝糖、盐或脂肪含量大的食品的欲望会明显下降。

辅助饮食 学龄前儿童一般不需要补充维生素。然而，如果孩子非常挑食并拒绝平衡饮食，应该与你的儿科医生协商是否需要补充维生素。

学龄前儿童一天食谱举例

这个食谱适合体重大约为36磅(16.5千克)的4岁儿童。

1汤匙＝1/2盎司(15毫升)

1茶匙＝1/3汤匙(5毫升)

1杯＝8盎司(240毫升)

早餐

1/2杯2%的牛奶

1/2杯谷类

1/2杯橙汁或西红柿汁或1/2杯哈密瓜或草莓汁

点心

1/2杯牛奶

1/ 2 杯香蕉
1 片全麦面包
1 茶匙人造黄油
1 茶匙胶胨
午餐
1/ 4 杯 2% 的牛奶
1 块三明治——2 整片麦面制作的面包、1 茶匙人造黄油或 2 茶匙沙拉酱和 1 盎司(30 克)肉或奶酪
1/ 4 杯深黄色或深绿色蔬菜
点心
1 茶匙花生奶油
1 片全麦面包或 5 块饼干
1/ 2 杯蔬菜汁
晚餐
1/ 2 杯 2% 的牛奶
2 盎司(60 克)肉、鱼或鸡
1/ 2 杯面食、大米或马铃薯
1/ 4 杯蔬菜
1 茶匙人造黄油或 2 茶匙沙拉酱

卫生间技能培训结束以后

大约 3 岁时，孩子已经完成了洗手间的技能培训，学步的孩子可能已经学会使用小椅子，但不会使用便池。现在，为了上学，孩子必须养成在家里和学校使用便池的习惯。

这个过程的第一步是将小椅子靠近便池放置，使孩子习惯“去浴室”。充分调节椅子的位置、购买一个适合孩子使用的坐便器具、使用坚实的盒子或凳子方便孩子上下便池时自己攀爬。并且做到在解手时有一个坚硬的表面放脚，一旦孩子完成从小椅子到便池的转变，就拿走椅子。

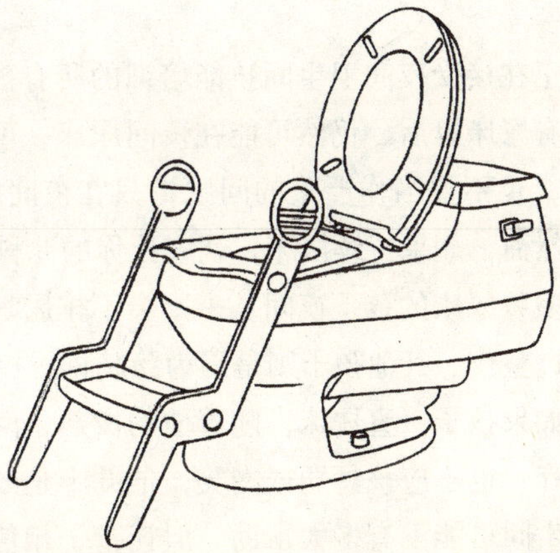

在卫生间培训刚开始时，小男孩通常坐着小便，但学龄前时，他们开始模仿父母、朋友或其他大男孩，逐渐站着小便。在孩子学会站着小便时，确信他在小便前首先掀开便池的坐垫。你最好准备在孩子大便后多清洁几次便池，因为有时他可能会忘记冲洗（注意：将便池的坐垫保持在升起的位置，从坐垫上跌落下来会造成损伤）。

离家在外时，教会孩子识别休息室的标志，有必要鼓励孩子使用公共卫生间。在一开始你必须陪伴并跟随他，但在孩子5岁时就会更加舒适地解决自己的卫生问题。然而，尽可能让一个成年人或大孩子陪伴他，或者至少在门外等候。

有时，孩子也不得不将就使用可以得到的设备，甚至这时他还没有强壮到足以使用这些设备的程度。虽然这使外出和乘车旅行更加愉快，然而有时在真正需要时，可能找不到卫生间，你可能不得不让孩子在室外小便。对于男孩说这不是问题，但小女孩必须学会蹲下，使脚和裙子不碍事，你可以向女儿示范合适的蹲位，并在她下蹲时提供体力支持。

在上述整个过程期间，首先你必须在卫生间帮助孩子——不管家里还是外出。不仅要帮助他擦屁股，也要帮助他脱衣服和穿衣服。然而，在孩子上学前，你必须教会他自己处理整个过程。对女孩而言，这意味着教会她从前向后擦屁股，尤其在大便后更应注意，因为粪便接触尿道或阴道会引起尿道或阴道感染。男孩必须学会脱下自己的裤子或使用裤子的前开口。为简化这个过程，要让孩子穿无需帮助就可以脱下的衣服。例如虽然连衣裤在其他方面更为实用，但是对于孩子来说，没有别人帮助很难穿上。对于孩子来说，这个阶段最实用的衣服是松紧带裤子或短裤。对于女孩来说带松紧带的内裤一样方便。

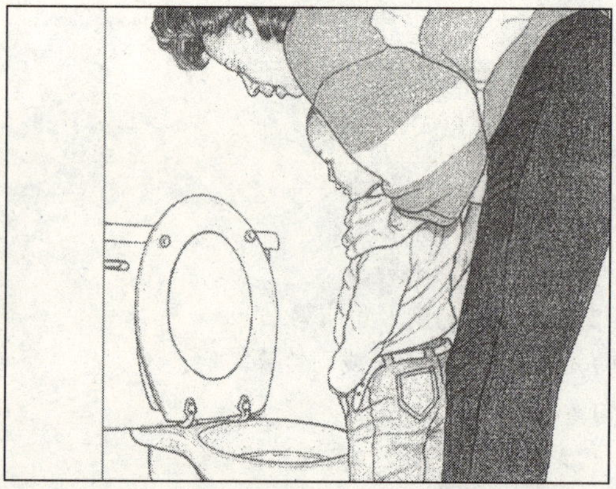

学龄前时，男孩开始模仿父母、朋友或其他大男孩，逐渐站着排尿

尿床

正在接受夜间卫生间技能培训的所有孩子都会偶尔尿床。甚至孩子已经开始连续几天或几周没有尿床以后，仍然可能在夜间尿床，可能是由于压力或周围环境发生变化的结果。即使尿床时，也不要当作严重的问题，只在夜间让他暂时穿上培训裤，当压力缓解后，尿床应该停止。然而，如果持续尿床，就应让你的儿科医生对他进行检查。

多数尿床的孩子夜间从来不会不排尿。有些孩子在4岁时膀胱仍然非常小，因此不排尿难以度过整夜。其他孩子则是因为膀胱排尿控制机制发育延迟。

如果孩子一直尿床，随着他的成熟，问题可能会逐渐消失。在学龄前时期，不建议使用药物治疗，也不应该惩罚或嘲笑，他并不是故意尿床。限制水分摄入和在夜间将孩子摇醒让他使用卫生间可能没有多大帮助，但让孩子相信这种“失误”并不是很大的过失可能使孩子不会太难看。也要使孩子了解这不是他的错误，并在他长大后可以自动停止。如果有尿床的家族史，也要让孩子知道，可以进一步减轻孩子的负担。

如果5岁以后孩子仍然尿床，你的儿科医生会在几种治疗计划中选择并推荐一种，请参见本书的其他章节。

如果已经完成卫生间技能培训6个月以上的孩子突然又开始尿床，可能存在一定的身体或情感原因。如果孩子不管白天或黑夜都尿床、持续滴状尿或者诉说排尿时烧灼或疼痛，则可能患有尿道感染或其他疾病，这种情况下应尽快去看儿科医生。

睡眠

对于许多父母而言，让孩子上床睡觉时是每天最可怕的时间。并且经常有一些合理的原因：除非学龄前孩子非常疲劳，否则他不会上床睡觉。如果孩子有较大的姐姐或哥哥陪他一起玩耍，则睡觉更容易成为一个特殊问题。如果在孩子睡觉后其他家庭成员还没有睡觉，孩子势必会感到自己被遗忘，并且惟恐“错过什么事情”。这些情感是可以理解的，而且睡觉时间具有一定的灵活性也没有什么损害，但要牢记本阶段大多数孩子每天需要10~12小时睡眠。

听故事是孩子睡眠前的最好活动方式，故事结束后你就对他说“晚安”，不要让他找任何借口，并不允许他提出在他入睡前与他待在一起的要求。他必须习惯自己入睡，在上床睡觉前，不要让他大闹或让他参与长时间游戏。睡觉前的活动越平静、越愉快，孩子的睡眠就会越好、越容易。

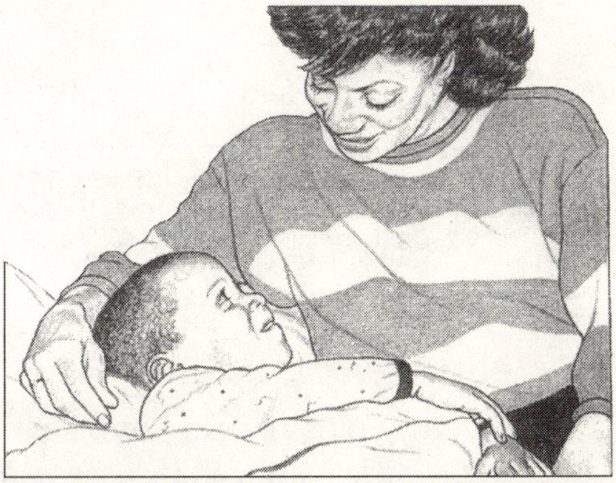

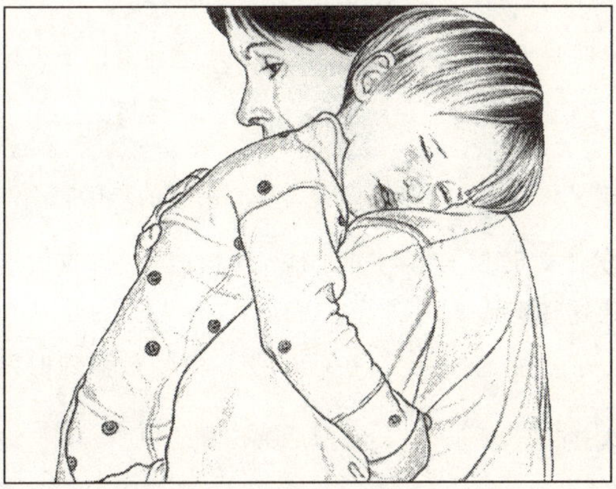

除非学龄前孩子非常疲劳，否则他不会上床睡觉

大多数学龄前儿童可以整夜睡眠，但入睡之前，需要你多次检查孩子的睡眠情况。然而可能有些天，夜间非常活跃的梦境使孩子惊醒。这些生动的梦境经常表示他对白天发生的一些事件的看法，可能是一些冲动、激越的情感或者内在恐惧通过可怕的图像或梦境而再现。

在孩子5岁或稍大的时候，他可以更好地理解这些影像仅仅是梦境，但学龄前孩子可能仍然不能确信梦境不是真实的。因此，在他夜间惊醒时，会感到恐惧并哭泣，要抱着他并告诉他这仅仅是梦，在他平静以前一直与他相处。你要知道这仅仅是梦魇，不是严重的问题。

为了进一步帮助孩子克服梦魇带来的恐惧，你可以给他阅读关于梦和睡眠的故事。在你和他一起谈论这些故事时，他会更加了解人人都会有梦，没有必要感到害怕。许多经典的儿童书籍谈到这方面的事情，但要确保这些书籍不会对孩子造成威胁。

有时，孩子会躺在床上，似乎清醒而非常绝望地恼火，可能尖叫或扑打，眼睛大睁而充满恐惧，但是对你没有反应，这种情况他或许已经醒来，或许还在梦魇之中。你也可能亲自看见被称为“夜间恐惧”的现象，一种对于父母来说非常神秘，但学龄前或上小学儿童常见的睡眠行为——压抑状态。一般孩子入睡没有任何困难，但是夜里可能清醒一小时左右，两眼睁开并充满恐惧。他可能有幻觉，指向幻觉中的物体、踢打、尖叫，一般难以安慰。在这种情况下，你惟一可以做的就是抱起孩子，避免孩子受伤。并安慰他：“你很好，妈妈和爸爸都在这里。”在10～30分钟以后，他可能恢复过来并重新入睡。次日清晨，他对于所发生的事没有任何记忆。

有些孩子可能只有一次夜间恐惧发作，但有些孩子可能有很多次。然而，没有典型的发作频度和持续时间。夜间恐惧发作非常频繁时，医生开的睡眠药物可能有一定作用，但是最好的方法是让睡眠恐惧自动消失。随着孩子的慢慢长大，睡眠恐惧会自动消失。

但还有一些情况，孩子既不是梦魇，也不是夜间恐惧，他会醒来并呼喊你，这时应该怎么做？要让孩子感到一切都很好，放下他去睡，然后安静地离开。他醒来时不要给他食物或允许进入你的房间。

如何区别梦魇与夜间恐惧

有时梦魇与夜间恐惧很难区分，下表将有助于进行区分：

	梦魇	夜间恐惧
定义	做令人提心吊胆的梦后完全清醒。	非常深的睡眠状态到部分觉醒。
你什么时候知道这些情况	在事情过去以后，孩子醒来后告诉你	在恐惧发生期间，当孩子尖叫和扑打时知晓，随后孩子恢复平静。
发生时间	在后半夜，做梦最强烈时发生。	通常在入睡后1～4小时内发生。
表现和行为	清醒后哭泣和恐惧	坐起、扑打、奇异运动、哭泣、尖叫、呻吟、说话、眼睛突出、心率加快、出汗。清醒后惊恐和混乱将消失。
反应	清醒后孩子知道你的存在，并因你的出现而不再恐惧。	孩子并不怎么明白你的存在，本能地将你用力推开；如果你试图抑制他，尖叫和扑打会更加严重。
重新入睡	因为恐惧，可能很难重新入睡。	没有完全清醒而很快重新入睡。
对经历的记忆	经常可以记住梦境并复述。	对梦境、大叫以及扑打没有记忆。

改编自理查德·费伯(Richard Ferber)博士的《解决孩子的睡眠问题》

约束

到4岁时，孩子可能会表现出一些部分受控的难以预言的情感反应，但仍然不能合理处理其对抗情感。因此，在本阶段他会公开违背一些家庭原则，阳奉阴违，甚至会辱骂你。他常常表现坏行为的目的只是为了激怒你，尽管这种行为容易使人激惹和尴尬，但如果你可以轻松地对待，很少会发展成情感疾病，并在入学年龄时消失。

这并不意味着孩子可自我控制或害怕你，不管你相信与否，其实他不愿意这么做。相反，在他超越某些界限时，他希望你限制他，正好像在他做一些危险的事情时，希望你保护他一样。因此，你必须让他知道什么行为可以接受，什么行为不能接受。以后让他学会自己设定界限的惟一方式是现在为他设定合理的界限。

在设定限制时，你应该牢记他年幼时应用的许多策略现在仍然适合。对良好行为的赞扬应大大超过对不良行为的惩罚，并尽量避免体罚。处理错误行为时也要迅速而公正，不要等到孩子忘记了为什么他要受到约束时再处理这件事。

本阶段，他比以前更理解自己的错误行为，作为一个孩子，他的行为往往出于好奇心，是为了发现和检验自己的能力水平。既然他是一个孩子，那么他的错误行为也不会产生多大的危害。例如，一个3岁的孩子，母亲怀孕，父亲不在家时，他可能的反应是故意做一些明知道被禁止的事情。他可能不能理解驱使他违反原则的情感，但他当然知道自己违背了原则。

为限制这种行为，帮助孩子学会使用语言而不是暴力或恶意行为表达自己的情感。一位被女儿打的母亲应该说："住手！我知道你生气，但告诉我为什么。"如果孩子仍然不停手，则有必要使用"超时"。

有时孩子可能不能解释自己的愤怒，这时需要你的帮助。这可能是真正的对技能和耐心测试，但值得去做。如果你可以从孩子的角度来看问题，则情况更加明显。例如，上面提到的怀孕母亲可以说："你对宝宝感到生气，不是吗？"如果你能够鼓励孩子说出他的问题和情感，则应该是最为成功的方法。

超时

虽然你不能忽视危险或破坏性行为，但你可以进行"超时"。这种技术对3~4岁孩子最容易获得成功，因为他们已经可以知道自己做了一些严重错误的事情，并理解受到惩罚的原因。

下面是进行"超时"的步骤：

1. 明确规定你禁止的行为，并注意这种行为的发生频率。只有当孩子故意做了他明知是被禁止的事情时，才进行惩罚。

2. 警告他，如果他继续这种错误行为就会受到惩罚。

3. 确定"超时"的范围。首选一个没有任何玩具、电视和吸引人的东西的空房间——换言之，选择尽可能使孩子感到厌倦的房间，如果没有这种房间，可以使用大厅中或空房间里的一张面对墙壁的椅子。

4. 当孩子知道他做了一些应该受到“超时”惩罚的事情时，立即将他送到你已经选择好的地方，并告诉他必须停留在这里的时间，通常5分钟就已经足够。在孩子可以看见的范围内放置一个计时器或闹钟，使他可以一直追随时间的流逝。

5. 如果他哭泣和尖叫，再设定5分钟。如果他离开“超时”区域，则将他拉回，并重新设定计时器。

6. 在每一次他违反特殊的原则时，都要使用“超时”。但也要在看到他遵守原则的时候，表扬他。

说谎

本阶段孩子说谎非常普遍，小孩子说谎有许多原因。有时是因为害怕受到惩罚，有时是因为没有从幻觉中走出来，有时是模仿他看见的某些成年人的行为。在你惩罚孩子没有说实话以前，要确信自己知道他说谎的动机。

当孩子说谎的原因是避免惩罚时，他可能违背了一些家庭设定的原则。例如，他可能损坏了一些他不会处置的东西，或太粗暴，并损伤了自己的一个同伴。在这种情况下，他的结论是他的所作所为比说谎更加严重，如果你想要孩子承认，你就应该帮助他知道说谎是一种更大的错误行为。否则，在他隐瞒事情真相时，他就可以多次逃避惩罚。当怀疑他做错某些事情时，不要责难他，而是要说“这件物品坏了，我很想知道发生了什么事。”之类的话语。如果孩子承认，则仍然心平气和，并且所做的惩罚要轻于他坚持说谎时给他的惩罚。这样可以使孩子在下次吐露真情时不会感到害怕。

讲荒诞不经的故事与说谎完全不同。这仅仅是孩子想像中事物的表达方式，不会伤害任何人。如果你或者孩子不能分辨真实与幻觉，就会成为问题。尽管讲荒诞不经故事的孩子不需要惩罚，但也值得教训一下。给他讲“狼来啦”的故事，让他明白经常虚构故事是非常危险的事情(例如，假如他受伤或生病，你就不知道该不该信任他。)让他明白最好要说出事情的真相。

当孩子说谎完全是模仿你的行为时，为树立榜样你最好停止说谎。当孩子听你说“无恶意的谎言”时，他不会理解你所做的是一种策略，或者尝试避免损伤他人的情感。他所知道的只是你没有说出真相，使他感到可以自由说谎。你可以尝试让孩子知道“真正的谎言”和“无恶意谎言”之间的区别，但是他可能大部分难以理解。改变你的行为方式更有可能获得成功。

进入幼儿园的准备

幼儿园的经历对于孩子来说是一个主要的转折点。如果他曾经进过育婴学校，在他进入小学时会更加成熟，并且有希望更加负责并自立。“有规则”的学校是一个比他以前所理解的大得多并更加容易引起混淆的社会设定，即使他的班级不如他在育婴学校时大，但他也可以在每天的一些时间内与某些稍大的孩子一起相处。因此，他不仅必须对幼儿园的任务做好情感上的准备，也要面对来自大学校里最小班级的挑战。

随着入学年龄接近，你可以开始做孩子进入幼儿园的准备工作。告诉他开始上学时，日常生活会发生变化，并且让他参与选择去学校时穿的衣服。开车或步行带他上学也会有所帮助，甚至可以进入学校并告知他的教室，使他可以看见期望见到的事情。许多学校开课前开放教室，因此你可以和孩子一起进去，并给他介绍老师。这些准备有助于提高他的热情，减少他离开家庭带来的焦虑。

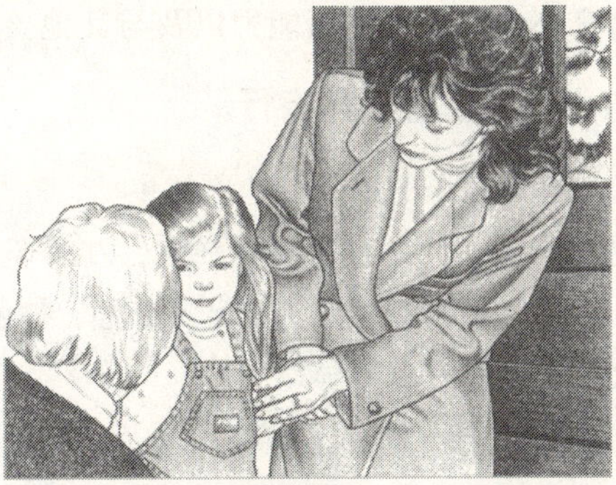
对孩子而言，幼儿园是一个关键的转折点

开始上学前，孩子也应该接受全面的体格检查（许多州要求）。医生将对孩子的视力、听力和身体发育情况做出评价，确保他已经进行了必需的免疫接种，并进行需要的强化免疫。根据各州的法律和接触的可能性，医生也可能进行结核菌素试验，并让孩子到实验室接受其他检查。

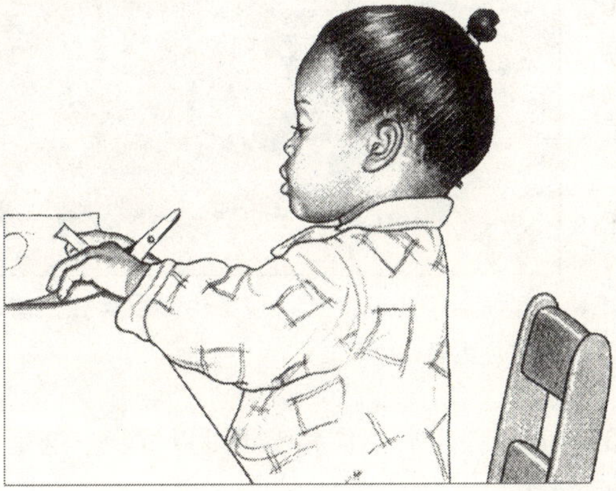

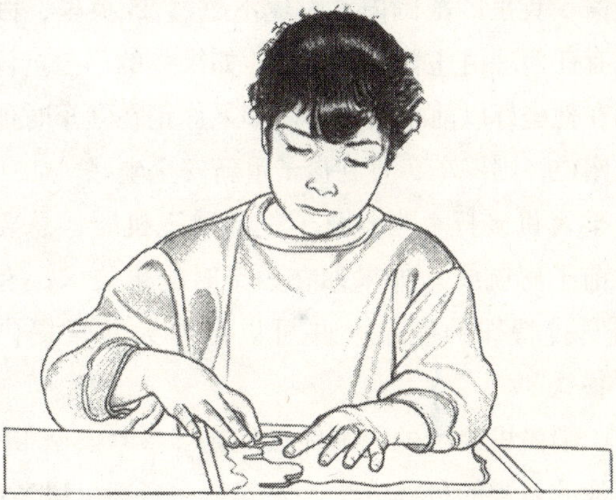

大多数学校的体制对孩子进幼儿园学习的年龄有所要求，经常有一个硬性的时间规定。例如，如果孩子到12月31日时满5岁，可能允许他在4岁时进入幼儿园，但如果他的生日是1月1日，他可能必须等到下一个秋季才能入学。这种制度适合大多数孩子，但并不完美。发育速度的差异非常大，以至于一个孩子可能在4岁时已经做好上学的准备，而另一个孩子可能在5岁的后半年还没有发育成熟。

如果你对孩子的准备有疑问，并且你的孩子正在育婴学校，他的老师可以帮助你。老师会见到孩子之间的相互活动，应该可以告诉你你的孩子是否已经做好进入更加有组织的班级的准备。孩子的发育测试也可以帮助你判断孩子是否具有进入幼儿园的必要技能。你的儿科医生会帮助你安排这些测试，如果你感到你孩子智力超前，并希望他比正常孩子早点入学，这些测试也会有帮助。

许多公立学校要求所有申请进入幼儿园的孩子进行学前普查试验，以评估孩子入学的准备情况。发育技能试验通常在学校进行，时间是孩子进入幼儿园的夏天。同时，学校的护理人员将收集孩子健康的有关信息，确保孩子接受了全部免疫计划，同时也会检查孩子的视力与听力。

除非有证据表明你的孩子的发育非常差，否则最好的方法是在开学时测试。如果他在本阶段末期有严重的发育问题，则必须做出如何改善的决定。这很大程度上依赖于孩子学习、遵守指令和日常生活能力以及与其他孩子和老师的关系。

与学龄前儿童一起旅行

随着孩子的成长，他更加主动，旅行的过程也更具挑战性。当连续限制在座位上时，他会更加躁动，他的意愿日益强化，在你坚持他坐下时，他会大声反抗。但为了安全，你必须坚持，但如果你能够使孩子足够分心，他就会忘记自己的烦恼。旅行中所需要的计策将随旅行方式的不同而有所差异。

乘车旅行 即使最短途的旅行，孩子也必须坐在他的座位或强化座位上。大多数交通意外发生在离家5英里的范围内，时速不超过25英里，因此没有任何理由违背这个规则。如果你的小孩抗议，则在他坐好以前不要开车。如果你正在开车时他逃出座位，则停车，直到孩子重新安全坐好。

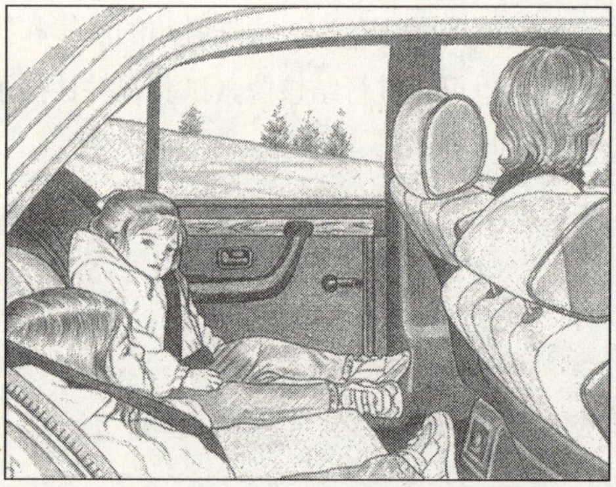

即使最短途的旅行，孩子也必须坐在他的座位或强化座位上

乘飞机旅行 当与孩子一起乘飞机时，总要在事前了解航线。如果你在预定时提出要求，有可能安排特殊的座位，并可以选择为儿童提供的“餐饮”。

乘飞机旅行的一个优点是在“系紧安全带”的时间过去以后，你和孩子可以散步。这是处理他的烦躁的最好方法，尤其是在走廊上遇见另一个孩子时。

为了使孩子在座位上感到愉快，携带一些与你在乘车旅行时一样的书籍和玩具。许多航线也为孩子提供很多娱乐设备，与乘务员一起核对这些设施。

1985年以来生产的所有儿童安全设施都贴有“准许在机动车和飞机上使用”的标志，联邦航空管理会（Federal Aviation Administration—FAA）认为大多数安全带可以防止在飞机颠簸期间乘客身体受到损伤，但在飞机撞击时没有效果。面朝后的婴儿座位是惟一一种在撞击时具有满意作用的安全设施，而面朝前、可变换的孩子安全设施允许在撞击时头部向前过度运动。飞机座位和安全带的设计并不适合安装在儿童安全座位上，飞机的经济舱更是这样。因为为了让后排座位上的旅客移动，飞机后面的座位往往向前弯曲，所以应该不能安装强化保护设施。FAA正在评估这个问题，很可能开发出新的更方便的设施。

旅行活动

如果你想使乘车旅途愉快，孩子不过度反抗某些限制而度过旅行时光，可以参考下面的一些建议：

- 谈论窗外的景色。要求孩子观看窗外的景色，指点令人感兴趣的风光。当他开始学习颜色、字母和数字时，让他识别路边的标志和广告牌上的内容。但牢记将你的注意力集中于路面。
- 将车上的图画书和小玩具放在他座位伸手可及的范围内。
- 在车上放几盒儿童歌曲和故事的录音磁带，鼓励孩子以他最喜欢的音调唱歌。
- 长途旅行时，携带一个装满与他年龄适合的小玩具盒子，例如彩色或活动的书籍、蜡笔、纸张、胶带等(不要在车上携带剪刀，意外停车时剪刀会造成危险)。
- 至少每2小时停车一次，中断旅程。让孩子有机会活动、吃点心、换尿布或解手。
- 如果孩子容易晕车，上车前一个半小时服用合适剂量的抗晕车药物可能有所帮助。

如果你坚持遵守一些其他原则，旅途将会更加愉快而舒适。这些原则有：

- 不允许孩子大叫、踢打、撕咬或弄出很大的噪音；
- 不允许孩子触摸门把手；
- 不让孩子单独留在汽车上；
- 提醒孩子关注车上的其他人。

孩子乘飞机旅行的安全要点

- 保证孩子的座位获得FAA的认证。核对安全设施的标签上注明“这种安全带准许在汽车和飞机上使用”。
- 核对汽车座位的宽度。飞机座位可以变化，宽度不超过16英寸(40厘米)的汽车座可很好适合多数机舱座位。即使将座位的靠手移走，宽度大于16英寸(40厘米)的汽车座也不可能很好地适合飞机上的座位。
- 要询问航空公司孩子坐在汽车座位上飞行的相关政策。多数航空公司在飞机有空位置的情况下，可以让你2岁以下的孩子坐在汽车座位上无需另外付费。许多航空公司对2岁以下孩子有很好的折扣，购买飞机票(折扣或全费)是保证孩子有一个汽车座位的惟一可靠方式。
- 如果你为孩子购买了机票，就要预定一个座位。汽车座位必须是靠近窗户的位置，以免紧急情况下阻挡逃逸的通道。汽车座位不应该放在出口的位置。
- 如果旅途中必须更换飞机，在一个繁忙的航空港搬运你的汽车座、孩子与行李对你来说是一个重大的挑战。如果事先进行安排，多数航空公司会帮助母亲更换飞机。

拜访儿科医生

学前班孩子应该每年进行一次体格检查。既然现在他能够更好地遵守指令并进行沟通，就可以进行以前不可能做的一些普查。特别是成熟的儿童可顺利测试听力与视力。

听力

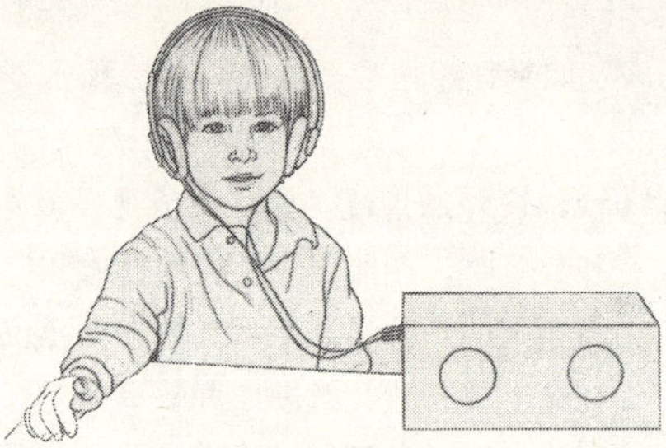

4 岁左右的孩子可以很好地使用语言描述不同的声音。利用不同频率的声音，可进行全面听力普查。测试应该每 2 年重复一次。

视力

3 ~ 4 岁的孩子已经可以很好地理解指令并配合进行正式的视力检查。在本阶段他的视力将达到 0.5 或更好，到 5 岁时达到 0.7。如果没有达到这个水平，应该去看儿童眼科专家。

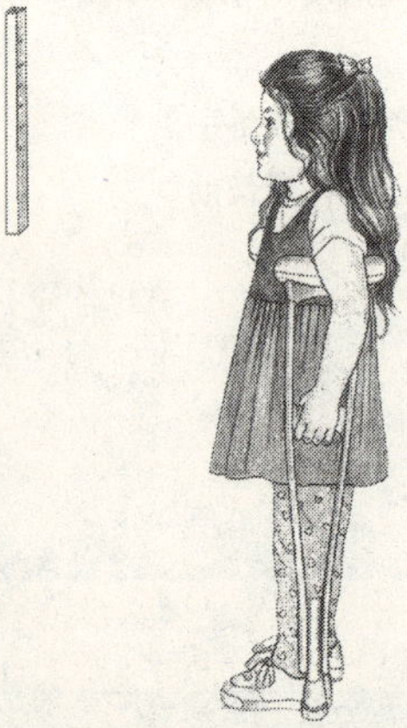

免疫接种

在本阶段给予学龄前儿童接种 DTaP。最初的 4 次免疫接种后 2.5 ~ 3.5 年，学龄前儿童需要强化免疫。因为第 4 次初次免疫一般在孩子 15 ~ 18 个月时给予，下次强化免疫应该在 4 ~ 6 岁时给予。有些州要求在入学前进行 MMR 强化免疫，因此你必须与儿科医生一起核对孩子的入学要求。在 4 ~ 6 岁期间也要给予第 4 次脊髓灰质炎疫苗。

安全检查

防止从下列设备摔下

- 滑梯和单杠等游戏设备；
- 三轮车：避免不稳定的三轮车，使用孩子距离地面很近的那种三轮车；
- 楼梯：坚持在上下楼梯的入口处使用防护门；
- 坚持使用窗户护栏。

烧伤

- 将火柴和打火机放在孩子够不着的地方。

机动车意外

- 禁止孩子在街道或靠近公路的地方骑三轮车，禁止他们将三轮车骑向街道；
- 将孩子放在用安全带合适加固的座位上。

溺水

- 即使孩子知道如何游泳，也不要让孩子一个人待在靠近水源的地方。

4

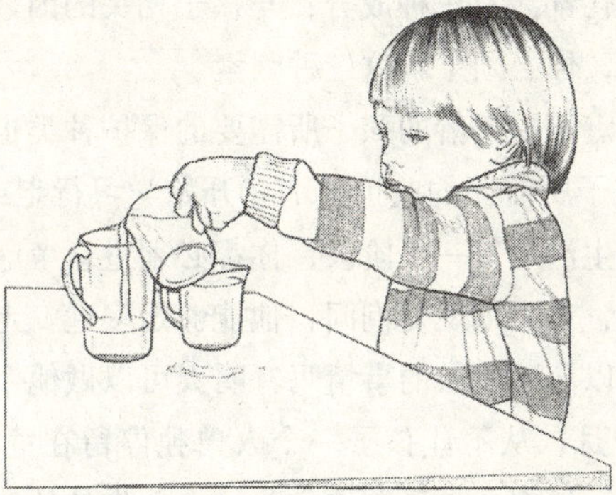

保证孩子的安全

对于孩子而言，日常生活中充满了经过很好伪装的危险：尖锐的物件、光滑的家具、可以够得着的热水龙头、燃烧火炉上的容器、滚烫的浴盆、游泳池和繁忙的街道。成年人已经知道如何很好地处理这些事情，因此不再认为诸如剪刀和火炉之类的东西会造成危害，但这对孩子仍然是一个问题。要避免孩子进出家庭时遇到的危险，必须观察他的行为方式，也必须认识到他不能区分冷和热、尖锐和迟钝。

保证孩子的身体安全是你最基本的责任——从来都是。目前，意外伤害是一岁以上孩子死亡的第一原因。每年超过 1 000 000 孩子因为意外伤害而寻求医疗救助，40 000 ~ 50 000 孩子遗留永久性损伤，大约有 7 000 名 15 岁以下的孩子死亡。

正如我们所想像的，交通事故是创伤和死亡的最主要原因，但许多孩子是在使用专门为他们生产的设备时受伤或死亡的。2002 年，从高椅子上摔下使 9 000 个儿童住院。每年由玩具引起的需要医院急诊室处理的严重损伤超过 165 000 人次，甚至围栏每年也会引起 50 例死亡事件。

这些是令人痛苦的统计数字，但并不是不可避免的。过去将损伤称为“意外”是因为这似乎是难以预言并难以避免的。今天，我们已经知道，损伤不是随机的，相反，避免损伤有一些可以遵循的方式。尽管不能避免所有的意外，但对这些方式的了解有助于父母采取小心的态度，可避免大多数损伤。

孩子为什么受伤

每一种儿童期的损伤都涉及三种成分：与孩子相关的因素、引起损伤的物件和损伤发生的环境。为保证孩子安全，你必须了解这三种因素。

我们首先谈论孩子。不同年龄的孩子所需要的保护种类也有非常大的差异，坐在婴儿座位上抽泣的3个月大的孩子所需要的监护与那些开始学习行走或学习爬行的10月大的孩子有明显差异。因此，在孩子生活的每一个阶段，你都必须重新考虑他面临的危险和排除这些危险的办法。随着孩子的成长，你必须反复询问：他能够走多远？走多快？什么物体可以吸引他的注意力？他今天可以做他以前不能做的事情吗？明天可以做他今天不能做的事情吗？

在生命的最初6个月，从不让孩子一个人单独停留在危险的环境中，可以保证孩子的安全。一旦孩子开始移动，他将会自己制造危险——首先是从床上滚下，其次是光顾自己不该进入的地方，最后主动寻找一些物件触摸并品尝。

当孩子开始四处爬动时，他当然不知道有些有潜在危险的地方是不能接近的，并且他不能真正理解你发出信号的意义。许多父母认为6~18个月之间的孩子非常头痛，因为孩子似乎不会从他们的谴责中学到什么东西。即使有一天你告诉他20遍要远离卫生间，但每次当你转身离开时，他仍然在浴室中，本阶段的孩子似乎不愿意服从。他的记忆力也没有发育成熟，因而在下次为危险的东西或活动所吸引时也不会想起你的警告。看上去非常顽皮的行为实际上是对现实世界的反复测试——本阶段孩子的主要学习方式。

对孩子来说，第2年也是危险的年龄，因为他们的身体能力超越了他们对自己行为后果的理解能力。虽然孩子的判断能力会得到改善，但他对危险的感觉和自控能力并不足以使他弄错一些有趣的东西后就立即停止。正因为如此，他们不能分辨真正感兴趣的东西，好奇心将驱使他搜寻冰箱的底部、打开药瓶以及进入洗涤槽——触摸一些东西，并品尝。

孩子具有超常的模仿能力，因此他们在看见妈妈服药后，也会模仿着服药，他们也会像爸爸一样玩耍剃刀。不幸的是他们对原因与结果的判断并不如他们的运动能力高级。孩子可能的确认识到用力拉电线可以使熨斗掉下，但他对许多相似后果的预期能力还需要几个月的时间才能成熟。

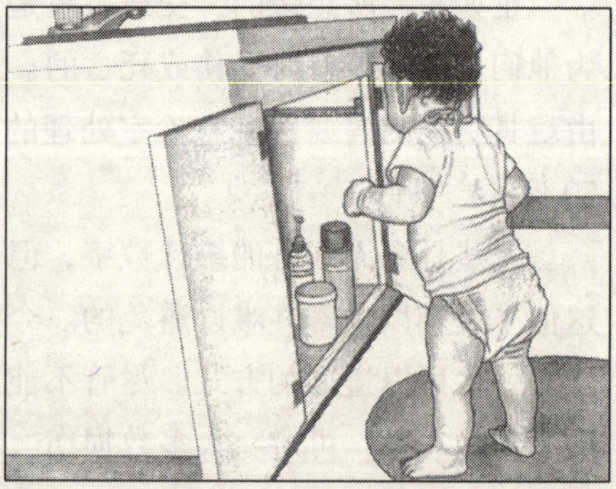

好奇心将驱使他搜寻冰箱的底部、打开药品柜

在2~4岁之间，孩子会逐渐形成一种更成熟的自己可以让事情发生变化的感觉——例如，当他按动开关时，电灯就会亮起来。虽然这种想法最终使孩子可以避免危险的情况，但本阶段他非常投入，以至于可能只看到自己在整个过程中的作用。2岁孩子的皮球滚入街道时，他可

能只想到如何拣回球，而不会关心被汽车撞伤的危险。

这种想法的危险是显而易见的，某些专家将这种想法叫做“魔术师思维”，使问题好像复杂化，所谓魔术师思维是指本阶段孩子做事时，好像他的意愿和期望可以控制所发生的事情一样。例如，4 岁的孩子可能因想创造昨天晚上在电视中看到的美丽景象而划着火柴，但可能不会想到火会失去控制。但即使火失去控制，他可能不会相信这种事情，因为他对应该会出现的结果没有准备。

本阶段，这种以自我为中心的魔术师思维方式是完全正常的。但正因为如此，你应该对孩子的安全加倍小心，直到他度过这个时期。你不能指望 2 岁或 4 岁的孩子完全理解他的行为会给自己或他人带来有害的后果。例如，他可能向他的伙伴扔沙子，部分原因是他感到愉快，部分原因是他认为有趣。因此，他很难理解他的朋友不高兴参与游戏。

基于这些原因，你必须在学龄前建立并一再强调一些与安全有关的原则。解释建立这些原则的原因：“你不能扔石头，因为这样做会伤害你的伙伴”，“不要在街道跑动，因为汽车会撞到你”，但不要期望这些原因可以规劝你的孩子。每到孩子处于违反原则的边缘时，都要重复这些原则，直到他理解不安全的行为总是难以接受的。多数孩子需要重复十余次才能记住大部分这些安全规则，因此要有耐心。

孩子的脾气也决定他的受伤害程度，研究表明极其活跃和充满好奇心的孩子更容易受到伤害。在发育过程中的某些阶段，孩子可能笨拙、容易感到挫折、激越或难以集中精力——所有这些特征都与损伤有关。因此，在你注意到孩子情绪不好或正在渡过难关时，一定要特别警惕：这时他最有可能测试安全原则，甚至测试那些他通常遵守的原则。

因为你不能改变孩子的年龄，并且也不能影响他的基本性格，因此你大多数预防损伤的努力应该集中于客观物体和环境。为孩子设计一个去除所有损害物品的环境，这样孩子就可以随心所欲地探索。

有些父母感到没有必要将家改建为“孩子安全”的环境，因为他们一直严密监视着孩子。实际上，只要持续监视孩子，就可以避免大多数损伤。但即使最有爱心的父母也不能每时每刻监视孩子的活动。大多数损伤的发生时间并不在父母警觉和最操心的时候，而是在父母感到有压力的时候。下面的情况通常与意外事故有关：

- 饥饿和疲劳（例如吃饭前）；
- 母亲怀孕；
- 家庭成员疾病或死亡；
- 孩子日常看护者更换；
- 父母关系紧张；
- 环境的突然变化，例如搬进新居或外出度假。

所有家庭在特定的时间都会体验到这些应急情况。儿童保护可以消除或减少发生损伤的机会，即使在你暂时分心时——例如，电话和门铃想起的时候，“儿童安全”环境减少了孩子面对造成伤害物体的可能性。

下面的内容将包括一些如何将孩子在室内外的危险减少到最小的建议，目的不是使你害怕，而是警告你可能的危险——特别是那些表面看来没有危害的东西，因此，你要特别小心以保证孩子的安全，给予他快乐和健康生长所必需的自由环境。

家庭内的安全

从一个房间到另一个房间

你的生活方式和家庭安排将决定哪一个房间对孩子是十分安全的，检查孩子可能进入的任何房间（对有些家庭来说是整个房子）。当不使用起居室或餐厅时，要保证门一直关闭；要记住：禁止孩子进入的房间应该是孩子足够大时最想探索的房间。需要特别关注任何不能保证孩子安全的房间，即使在正常情况下，也要关闭或阻挡其进入。

至少要保证孩子的房间是一个任何东西都非常安全的地方。

护理

婴儿围栏床 婴儿在围栏床中时，一般不需要过多注意，因为婴儿围栏床是一个安全的环境。跌落是婴儿围栏床最常见的损伤，也是最容易预防的损伤。当垫子相对于他的身长太高或者侧边损坏时，孩子最有可能从床上落下。

如果你用的是一张新的，或者是 1990 年以后生产的围栏床，就会满足当前的安全标准。如果你计划使用一张旧围栏床，应仔细检查下列特征：

- 条板之间的距离不应该超过 2.4 英寸(大约 6.1 厘米)，以免孩子的头夹在条板之间。
- 在头或脚的方向上不应该有剪切部分，以免孩子的头部陷入。
- 如果婴儿围栏床的角部出头，应卸掉或将其去除，宽松的衣服会挂在这些部位，导致孩子窒息。
- 所有的螺丝钉、螺栓和硬件必须牢固固定，以预防婴儿围栏床解体。孩子的活动可能引起围栏床倒塌，夹住或窒息。
- 在每次安装前和一周以后，检查婴儿围栏床，看是否有硬件损伤、连接疏松、遗失部分或尖锐边缘。如果任何部件遗失或损害，就不要使用。不要使用替代部件，要像生产厂家更换。

许多婴儿围栏床使用含铅的原料油漆，如果孩子咬围栏的扶手，就会中毒。为小心起见，去除过去的油漆，重新使用高质量的油漆修饰。在通风良好的房间里彻底干燥婴儿围栏床，然后在侧面扶手的上面铺上塑料条（大多数儿童用品商店可以购买到）。

遵守下面的使用指导，可以预防围栏床引起的其他损伤：

1. 如果你购买了一张新床垫，要去除覆盖在上面的所有塑料包装材料，因为这些材料可窒息孩子。如果你用厚塑料覆盖床垫，要确保包裹贴切，最好使用拉链包裹。

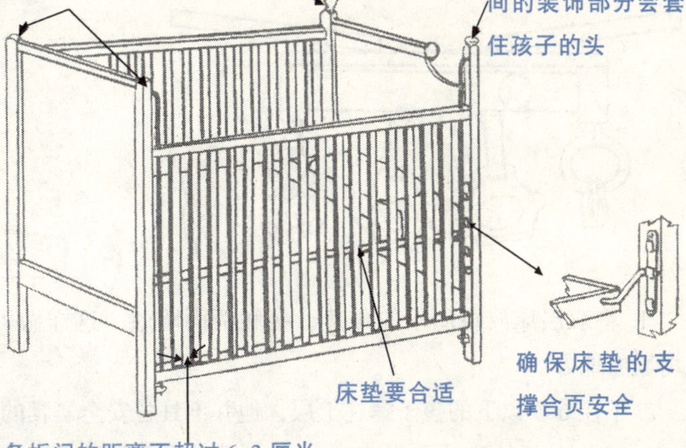

2. 你的孩子一学会坐，就要将围栏床垫的高度降低到侧靠或拉围栏的边缘时不会掉出来的程度。孩子学会站立时，要将围栏床垫的高度降低到最低位置。当孩子尝试爬出来时，最容易跌倒，因此在你孩子的身高达到 35 英寸(89 厘米)，或侧边围栏的高度不足他身高的 3/4 时，将他移到另一张床上。

3. 当充分降低床垫的高度后，即使床垫放在最高位置时，围栏床侧面顶边的高度也至少要高出床垫 4 英寸(10 厘米)。确信侧边的门闩牢固，并不会被孩子意外拉开。当孩子使用婴儿围栏床时，总立起侧面。

4. 床垫大小应该非常合适，使得孩子不会滑落进入床垫和侧边之间的缝隙。如果你可以将两根以上的手指插入床垫与围栏床侧边和末端之间的缝隙，就要更换一张更加合适的床垫。

5. 定期检查婴儿围栏床，确信金属部分没有粗糙的边缘和尖锐的突出，木质部分没有夹缝或裂隙。如果你看到围栏扶手上有牙齿痕迹，应用塑料条覆盖（大多数婴儿用品商店可以买到）。

6. 孩子是婴儿时，使用吊床缓冲器，确保吊床的四周都有垫子，并确信至少有 6 根绳子绑着缓冲器防止其脱落。为防止发生勒杀，绳子的长度不应该超过 6 英寸(15 厘米)。

7. 孩子一旦能够拉着东西站起来就要去掉吊床上的缓冲器、任何玩具、枕头或者其他大得足以使孩子踩着爬出来的玩具动物。

8. 假如在孩子的吊床上方悬挂一辆玩具汽车，要确保它牢固地固定于护栏扶手上，应该挂得足够高，以免孩子拉下。当孩子可以用手或膝起床时，或者 5 个月大时，要将玩具汽车去除。

9. 在孩子可以用四肢起床时，就要去除吊床上的运动器材，尽管这些器材的设计经得起孩子抓和触摸，但他可能向前跌倒而撞到器材上，发生危险。

10. 预防最严重的摔倒：不要将吊床和任何婴儿床放在窗户旁边。

双层床 尽管孩子喜欢双层床，但也有一些危险：睡在上层的孩子可能摔下来，睡在下层的孩子可能因为上层倒塌而受伤。双层床的安装和结构可能不合理，导致结构损坏，或者床垫不太合适，造成孩子陷入。尽管有这些安全隐患，如果你选择应用双层床，应该注意下面的事项：

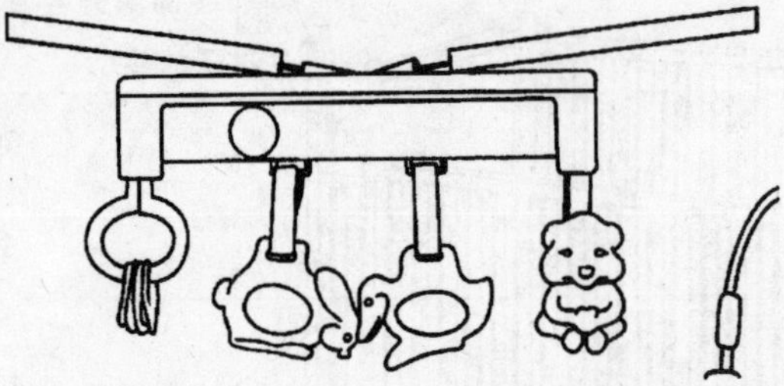

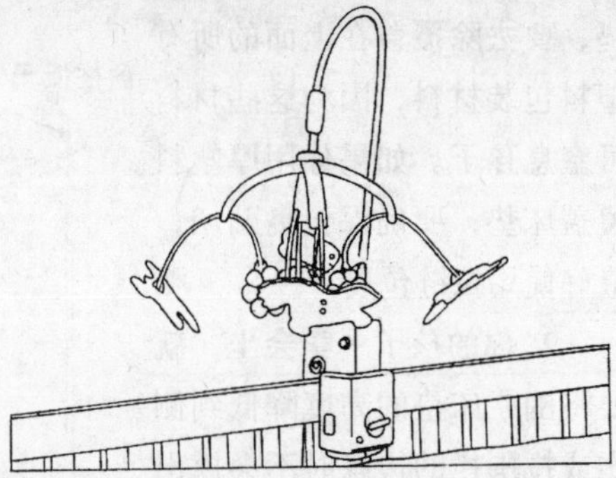

1. 将双层床放在屋子的角落，接触两面墙壁。这样做可以提供额外的支持并阻止两个可能坍塌的地方。

2. 不让6岁以下的孩子睡在上层，他并不具备安全攀爬的协调能力，或者防止自己摔下。

3. 确信上层的床垫非常合适，不会滑过床框的边缘。如果床框与墙壁之间有缝隙，孩子可能陷入并窒息。

4. 有一架通往上层的梯子，保持夜间有光，以便孩子看见梯子。

5. 在上层安装栏杆，上层栏杆和护栏之间的距离不应该超过3.5英寸(8.9厘米)。上层床垫在承受他身体的压迫时，要保证孩子不会滚到栏杆下面。如果他的头陷在栏杆下方，可能发生窒息，因此必须使用厚床垫防止发生意外。

6. 检查上层床垫下支撑。床垫下面应该是线条和条板，并固定在床两端的位置。仅仅由床框或不安全条板支持的床垫可能落下。

7. 如果你将双层床分为两个单人床，应确信去除所有的连接。

8. 为防止孩子摔下和床倒塌，禁止孩子在任何一层蹦跳。

尿布更换台 尽管尿布更换台使穿衣和换尿布更加容易，但从高处落下可能很严重。不要相信你自己就可以预防危险发生，也要考虑下面的建议：

1. 选择一个坚固、稳定、四周有2英寸(5厘米)高栏杆的尿布更换台。

2. 尿布更换台的上表面应该凹陷，四周高于中间。

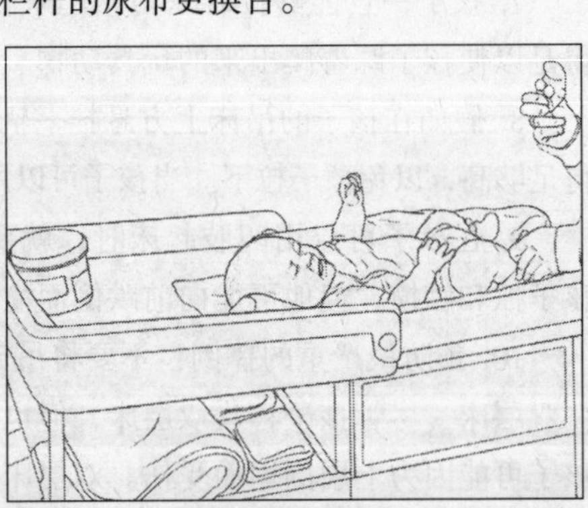

3. 不要指望单独的安全带可以保证孩子的安全。不管有没有安全带，不要将孩子单独留在安全带上，即使仅仅一会儿。

4. 保持爽身粉或其他更换尿布的用品在伸手可及的范围内，使得你不必离开孩子去拿这些东西。在更换尿布时，不要让孩子玩耍爽身粉容器，如果他偶尔打开容器并摇动，他可能会吸入爽身粉颗粒，造成肺部损伤。

5. 如果你使用一次性尿布，要将尿布放在孩子够不到的地方，并在更换一次性尿布以后，用布覆盖。如果孩子撕下尿布内层的塑料碎片并吞咽的话，可能导致窒息。

厨房

厨房对于孩子来说是一个危险的地方，有专家建议禁止孩子进入。这是特别难以强制执行的原则，因为父母在那里消耗很长时间，大部分孩子很想进入厨房。采取以下步骤去除厨房中的危险因素可能是最现实的选择：

1. 将强力清洁剂、碱液、擦家具的用品、清洗盘子的肥皂水和其他危险物品放在橱柜的高处或孩子看不见的地方。如果你必须在洗涤槽中存放一些物品，就购买在每次关闭碗柜时可以自动上紧的儿童不可接触型（多数超级市场可以购买）。不要将危险品装入看上去好像储存食物的容器。

2. 将刀、叉、剪刀和其他尖锐的器械与一些“安全”的厨房用具分开放置并上锁。将诸如食品加工机等一些尖锐的切割设备放在孩子够不着的地方或上锁的碗柜中。

3. 不使用时拔掉电器的插头，以免孩子偶然开动。不要将电线盘在孩子可以牵拉的地方，他有可能拉下一些笨重的电器，使自己受到伤害。

4. 将水壶的把手转向火炉后部，防止孩子接触和抓握。无论何时你拿着滚烫的液体行走时，例如一杯咖啡或一锅汤，确信知道孩子的位置，不要经过他。

5. 如果你使用煤气灶，要将开关牢牢关闭，如果可以移动，在你不煮饭时就移走，以免孩子偶然打开。如果不能够移走，尽可能阻挡煤气灶的入口处。

6. 将火柴放在孩子看不见、摸不着的地方。

7. 不要用微波炉加热孩子的奶瓶。液体的受热不平衡，因此在孩子饮用时，很热的牛奶会烫伤孩子的口腔。并且将过热的奶瓶从微波炉中取出时，也有爆炸的可能性。

8. 在厨房中准备一个灭火器（如果你的房间不止一层，将灭火器放在每一层明显的地方）。

浴室

避免浴室损伤的最简单方式是不让孩子进入，除非孩子有成人陪伴。这意味着在浴室门安装一个成人高度的插销，以免孩子在你不在附近时进入浴室。也要保证在外面可以打开浴室门上的锁，以免孩子偶然将自己锁在里面。在孩子使用浴室时，下列提议有助于防止意外发生：

1. 孩子只可以在几英寸(10 厘米左右)深的水中洗澡，不要让年幼的孩子单独停留在浴室中，即使仅仅一小会儿也不行。如果你不能忽视门铃或电话铃，应将孩子裹在毛巾中，并带着他一起接听。浴室的座位和摇铃是帮助孩子洗澡的手段，孩子单独留在浴室时，应预防发生溺水。

2. 在浴缸的底部安装防滑垫，在水龙头上安装一个垫状的覆盖物，以免孩子的头碰上时，造成伤害。

3. 习惯性地关闭马桶的盖子。好奇心很强的孩子会玩其中的水，如果失去平衡会掉入里面。

4. 预防烫伤：不要让热水器的温度高于华氏 120 度（48℃）。当孩子大到可以自己拧水龙头时，指导他在打开热水之前，首先打开冷水。

5. 将所有药品放在带有安全盖子的容器中。然而要记住：虽然孩子难以打开这些容器，但并非绝对安全的，因此要将所有的化妆品和药品储存在上锁的橱柜中。不要将牙刷、肥皂、洗发香波和其他日常用品存放在同一个橱柜中，要存放在孩子难以接触的带有插销或锁的其他橱柜中。

6. 如果你在浴室中使用电器，尤其是吹风机和剃刀，确信在不使用时拔掉插头。但最好在另外一间不会与水接触的房间内使用。电器工程师会给你安装特殊的浴室墙壁插座，减少电器掉入洗涤槽或浴池中时发生电损伤的可能性。

车库和地窖

车库和地窖是存放具有潜在危险的工具和化学药品的地方。所有家庭都应该将这些地方上锁，并严格限制孩子进入。下列建议可减少孩子进入车库和地窖面临的危险：

1. 将油漆、防龋涂膜、稀释剂、杀虫剂和肥料放在一个可以锁上的地方。确信这些物品总存放在贴有自己原来标签的容器中。

2. 将工具放在孩子够不着的安全地方，在使用完电动工具后，确信已拔掉电源插头。

3. 不要让孩子在车库附近或者汽车进出的通道上玩耍。

4. 如果车库的门可以自动打开，确信在开关门时，孩子不在门的附近。将遥控器放在孩子看不见、够不着的地方，确信自动翻转设备已经过合适调节。

5. 如果因为一些原因，你必须将冰箱或冷冻箱存放在车库或地窖时，卸掉门，以免孩子偶尔爬进去时被困住。

所有的房间

有些安全原则和预防措施适用于每一个房间。下面的一些居家安全原则不仅可以保护你的幼儿，而且对你全家都有好处。

1. 在所有的房间安装烟雾探测器，每月检查确保工作正常，每年更换一次电池。制定一个逃离火场的计划并演习，以便发生紧急情况时，有所准备。

2. 给所有没有使用的电器插座安装保护插头，使孩子不能将手指或其他玩具插进去。如果孩子不愿意远离电器插座，购买一个可以覆盖插座的塑料盖子，可以阻挡未用的插座，并防止孩子拔出正在使用的插头。

3. 在你的楼梯上铺地毯可防止滑倒。确保地毯与台阶的边缘紧密接触，当孩子正在学习爬行或行走时，在楼梯的上下入口处安装防护门。避免使用手风琴式的防护门，因为它可以困住孩子的手臂和颈部。

4. 某些家庭养育的植物可能有害，当地的中毒中心备有你应该避免的植物名单。

5. 仔细检查地板上有没有孩子可以吞咽下去的小物件，例如硬币、纽扣、珠子、大头针和螺丝钉等。如果家庭成员中有人有鼓捣这些东西的嗜好，这一点则更加重要。

6. 如果地板很硬，则不要让孩子穿袜子到处走动。光滑地板的危险更大。

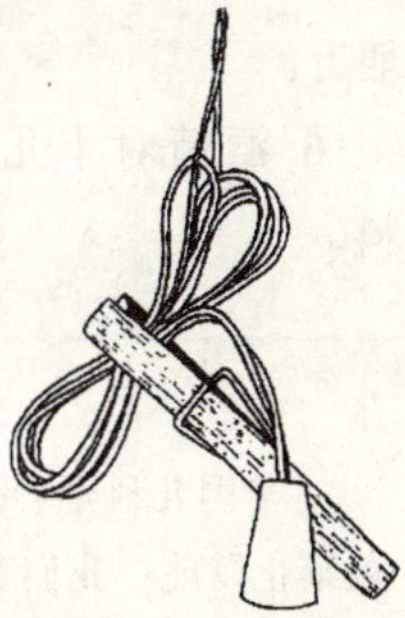

7. 要拉紧或用一个支架盘固定住地板上的活动百叶窗与窗帘的连接线，并放在孩子摸不着的地方。应该切断过长的连线，并安装安全流苏。如果太长，儿童会纠缠在里面。

8. 注意各个房间之间的门，玻璃门特别危险，因为孩子可能撞击，尽可能一直开着。摇摆门可以击倒孩子，折叠门会夹住孩子的手指，因此如果你的门属于这些种类的话，应该考虑去除，直到你孩子足够大，了解门的工作原理。

9. 检查房间里的家具是否带有坚硬的边缘和尖锐的角，孩子碰上时，容易造成伤害（咖啡桌特别危险）。尽可能将这些家具从过道移开，特别是在孩子学习走路时。也可以购买一些铺设于家具角落或边缘上的保护用品。

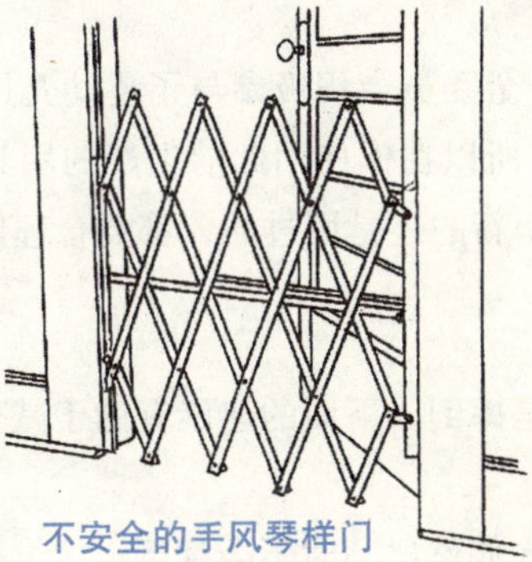

不安全的手风琴样门

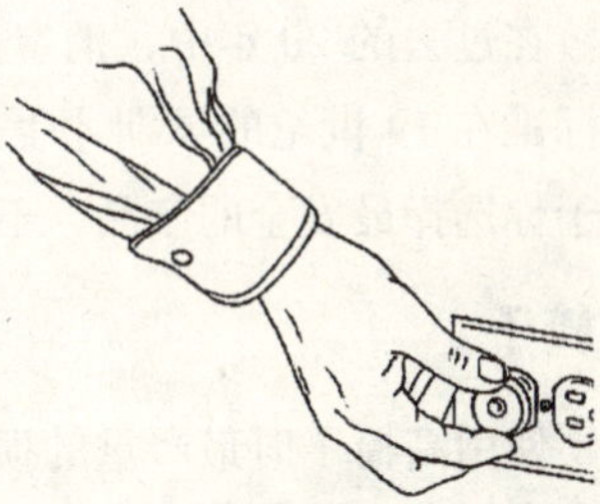

给未使用插座加安全塞子

10. 测试所有摆在家具上的物件的稳定性，例如台灯和书架。如果不是很稳定，就将书架靠墙壁放置，台灯放在其他家具的后面，以免孩子将这些东西拉下来。

11. 如果有可能，打开上面的窗户，如果你打开下面的窗户，就要安装只有成人或大孩子才能从里面推开的窗户防护设备。不要在窗户的前面放椅子、沙发、矮桌子和孩子可以攀爬的任何东西，因为这会为孩子提供一条趴窗户的通路，可能导致发生严重的意外。

12. 不要在房间的四周乱扔塑料袋，不要将孩子的衣服和玩具放在塑料袋里，从干洗店里出来的塑料袋更加危险。在扔掉塑料袋以前打结，以免孩子爬进去或套在头上。

13. 要考虑到扔进垃圾箱里的东西对孩子的潜在危害。应该给任何存放危险垃圾——例如，洒出来的食物、扔掉的剃须刀片或电池——的容器加装盖子。

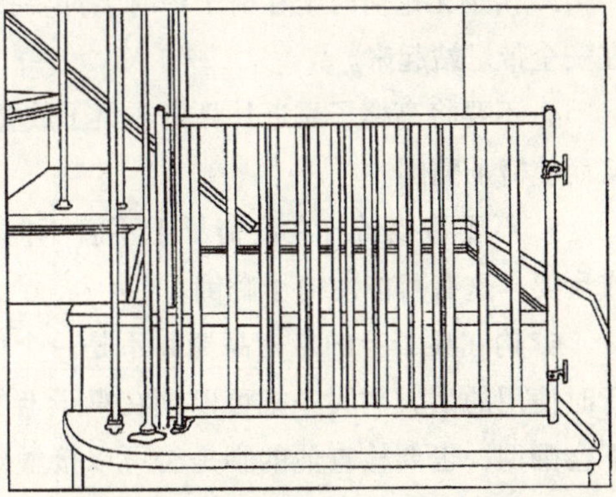

安全的水平式门，条栅之间的间距 2.4 英寸(6.1 厘米)

14. 为预防烧伤，遮挡你的火源——壁炉、木柴炉和煤油炉，使孩子不能靠近。检查电热器、辐射器甚至热空气的通风口，并判断在使用时的温度，当然也需要进行遮挡。

15. 如果你房间里有火枪（有可能的话，尽量避免），不要装药并锁好。将弹药收藏在其他地方。

16. 酒精对小儿危害很大，将酒精饮料锁在壁橱里，并记住倒掉任何没有用完的酒精饮料。

我们的观点

美国儿科学会强烈支持枪支控制立法。我们应该禁止手枪、致命的气枪和攻击性武器。在手枪被禁止以前，我们建议节制手枪弹药、对持枪者进行限制并且减少拥有私人枪支的人数。孩子生活或玩耍的环境应该绝对禁枪。

儿童用品

在过去的 20 年中，消费品安全委员会积极参与了婴幼儿用品安全标准的制定。因为大多数标准在 19 世纪的早期才生效，所以在你使用此前生产的用具时要特别小心。下面的原则有助于你选择最安全的产品，不管是新的还是用过的，都要合理使用。

高椅子

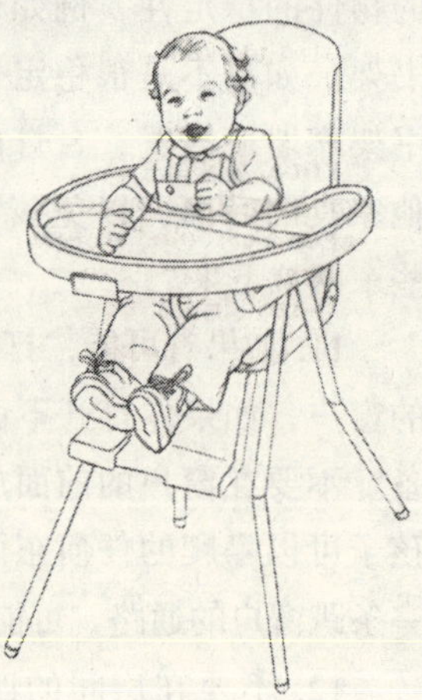

使用高椅子时最严重的损伤是摔倒。下面的建议有助于减少孩子摔倒的危险：

1. 选择基底宽的高椅子，有人偶然碰到时不会翻倒。

2. 如果椅子可以折叠，每次打开时都要确保上锁的设施安全。

3. 孩子无论何时坐在椅子中时，都要扣上安全带。绝不要让孩子在安全带里站起来。

4. 不要将高椅子靠近计算机或桌子放置，孩子可能用力推桌面，从而使椅子翻倒。

5. 不要将孩子放在高椅子上不管不问，并且不要让大孩子攀爬或玩耍，这有可能使椅子翻倒。

6. 钩在桌子上的悬桁高椅并不是一个更加坚固的替代品，但如果你计划在外面吃饭或旅行时使用的话，购买一把可以锁在桌子上的椅子。要保证桌子的重量足以支持孩子的体重而不会翻倒，也要检查他的脚是否可以接触到桌腿。如果他可以蹬到桌子，也有可能将椅子推离桌子。

婴儿座

婴儿座不是汽车座，所以使用原则也不同，要仔细选择婴儿座。核对厂家提供的重要指导，孩子的体重超过以后就不要再使用。下面是一些应该引起注意的安全指南：

1. 不要使用婴儿座替代汽车座。婴儿座的设计目的是为了保持婴儿直立，方便孩子观看与喂食。

2. 当婴儿就坐时，要使用安全带。

3. 选择外面带有框架的座位，使孩子可以深深坐在里面。保证座位的底部较宽而不易翻倒。

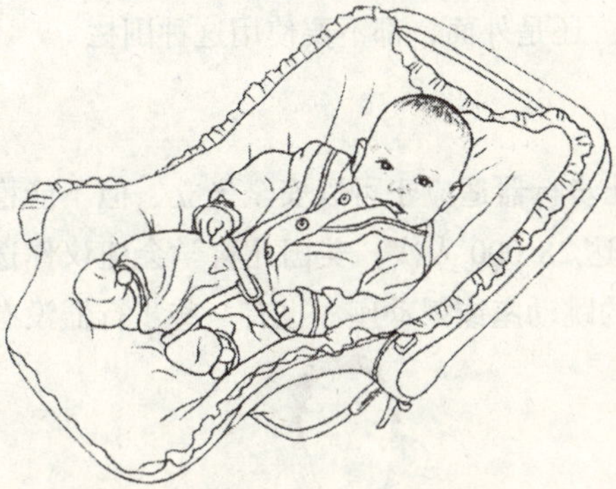

4. 检查婴儿座位的底部，看是否覆盖有不光滑的材料。如果没有，切割一块薄橡胶，将其粘在座位的表面，使光滑的座位表面变得不那么滑。

5. 在携带坐在婴儿座位上的婴儿时，要用双手从座位的下面抱起。虽然一些婴儿座有携带把手，但如果孩子的重量分布不平衡的话，仅使用把手有可能翻倒座位，即使使用安全带，孩子头部的重量也可以将他拉出来。

6. 使用婴儿座时最严重的损伤是从高处落下。因此，将婴儿座放在较低的位置更加明智。即使这样，一个活动而吵闹的孩子自己也会使座位翻倒，因此要将婴儿座放在靠近你、有地毯的地方，要远离有尖锐边缘的家具。放在柔软的表面上时，婴儿座也有可能翻倒，例如床和经过装饰的家具，不是放置座位的安全地方。

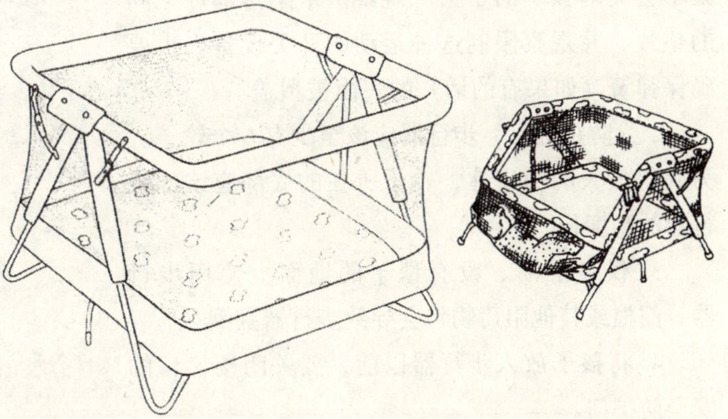

7. 不要将婴儿座放置在顶层的汽车座上。

婴儿用围栏

在父母不能时刻看护时，多数人选用婴儿围栏为孩子设定一个安全的地方。然而，有些情况下，婴儿围栏也有危险，要预防错误使用：

1. 不要降低网格围栏的侧面，孩子会爬进疏松网格围栏形成的口袋，困在里面并导致窒息。

2. 一旦孩子学会坐立，就去除系在围栏上的所有玩具，以免孩子卷入。

3. 当孩子可以自己扶着站立时，就要去掉他可以利用爬出围栏的所有盒子和大玩具。

4. 正在长牙的孩子经常咬掉大块覆盖于围栏扶手上的乙烯树脂或塑料，因此你应该定期检查上面的裂口和空洞。如果裂口较小，用坚实的布片修补；如果裂口较大，就需要更换。

5. 如果你使用的是1974年以前生产的扶手，要确信网格没有撕裂，并且网格开口的直径小于3/4英寸(1.9厘米)，以免孩子困在里面。木质围栏条木之间的距离不应该超过2.4英寸(6.1厘米)，以免孩子的头部困在缝隙里。

6. 四周的封闭围栏如果使用手风琴样篱笆，则非常危险。因为孩子的头部会困在围栏的菱形缝隙里，或者围栏上部的V形裂隙中。不管在家，还是外面，都不要使用这种围栏。

步行器

美国儿科学会不建议使用婴儿步行器。广告说婴儿步行器适应于可以安全坐立、但不能稳定行走的儿童；在美国每年因为步行器损伤的病例高达28 000人次，美国儿科学会建议你选用静止的产品，例如弹跳器。避免使用固定在门道上的跳动座或摇动座。也有一些步行器没有轮子、具有可以缩回的轮子或具有只能做旋转运动的轮子。

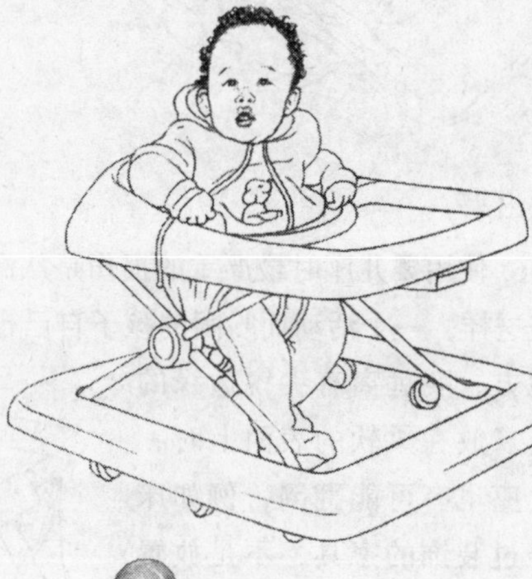

如果你决定使用任何一种步行器，注意下面的安全措施，记住在最理想的情况下也会发生损伤：

1. 如果你选择带X框架的步行器，要确信框架不会夹陷孩子的手指。观察两个陷落部件之间的垫片，并观察限制这种运动的开关设备。也要确保弹簧（如果有的话）的表面被覆盖。

2. 为防止翻倒，步行器应该至少有6个轮子。为获得最大的稳定性，轮子所在的底部应该比步行器的高度长。

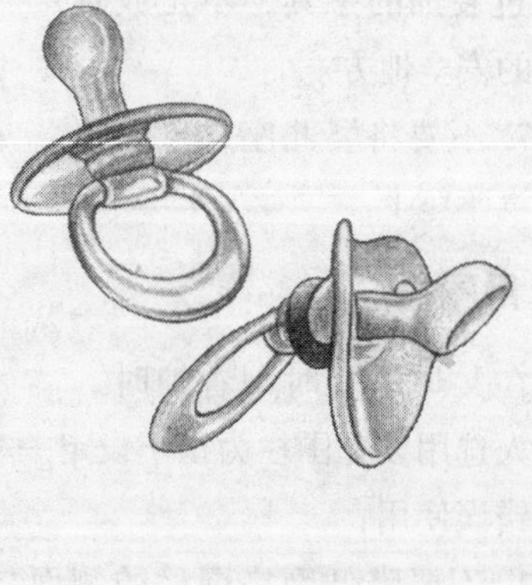

3. 仅在平滑、没有毯子的地面上使用步行器。门槛或其他阻碍物将会导致步行器翻倒。

4. 将孩子放入步行器以前，要关闭楼梯口的安全防护门。

5. 绝不要将孩子放入步行器而不管不问。

假乳头

设计不合理的假乳头会破裂而导致孩子窒息，应该注意：

1. 即使你可以将它们连接在一起，也不要将其用作假乳头。如果孩子用力吸吮，乳头会从拉环上脱落，导致窒息。

2. 购买不能够分开的假乳头。那种将塑料融合成一体的乳头特别安全，如果你有疑问应听取儿科医生的建议。

3. 乳头和拉环之间的挡板直径至少应该有 1.5 英寸(3.7 厘米)，使婴儿不能将整个假乳头吸入口腔。挡板应该由带有通风孔的硬塑料制成。

4. 因为要上千次拣起孩子使用的假乳头，因此你会考虑将假乳头系在孩子的手上或颈部。不要这样做：缠住而窒息的危险很大。

5. 假乳头会随时间而变质。定期检查看是否橡胶变色或磨损，如果是，就需要更换。

玩具箱

有两个原因认为玩具箱具有危险性：在孩子寻找小玩具时，箱盖会落下碰到孩子的头部或身体；他也可能被困在箱里。如果可能，将玩具放在书架上，以方便孩子寻找。如果你必须使用玩具箱，要注意：

1. 寻找一个没有盖子或选择一个盖子极轻或推拉开门的玩具箱。

2. 如果使用带有铰链上盖的玩具箱，就要保证箱子盖打开时，箱子本身的摩擦机关可以在任何角度支撑盖子。如果你的玩具箱没有这种支撑，就安装一个或去掉箱盖。

3. 购买一个四角或边缘圆滑、有垫子的玩具箱，或者自己安装垫子，以免孩子在碰到时受伤。

4. 儿童偶尔会困在玩具箱中，因此要保证玩具箱上有通风孔或在盖子和箱体之间有缝隙。不要让玩具箱太靠紧墙壁而堵塞通风孔，确信盖子不会关死。

玩具

多数玩具生产商有意识生产安全玩具，但是他们并不总是可以想到孩子使用或滥用玩具的方式。如果孩子被不安全的玩具损伤，或者你想报告与玩具有关的伤害，请拨打消费品安全委员会的有关电话。委员会会对投诉和引起损伤的玩具进行记录，因此你的电话不仅可以保护你的孩子，而且也可以保护其他孩子。你也可以通过国际互联网与委员会进行接触。此外，热线电话和网址对于获得有关产品的信息和安全指导具有难以估量的价值。在选择和使用玩具时，总要检查下列安全指南：

1. 所有的玩具应该与孩子的年龄和能力相匹配。生产商的使用指南会有所帮助，最终你自己必须判断你的孩子是否足够成熟并具有操作玩具的能力。注意：玩具包装上的适合年龄是指导性的，不能保证安全。

2. 铃铛——可能是孩子的第一个玩具，宽度至少应该有 1.6 英寸(2.3 厘米)。婴儿的口腔和喉咙的可延伸性非常好，因此小于此直径可以导致窒息。

3. 所有玩具均应该用坚硬的材料制造，以免孩子扔或摔时破成碎片。

4. 检查并挤压玩具，确信发出声音的部分不会与玩具分离。

5. 在给孩子购买玩具动物和洋娃娃之前，确信其眼睛和鼻子非常牢固。去除玩具上的所有带子，不要让孩子吸吮与玩具包装在一起的假乳头或小到可以吞咽的附件。

6. 吞咽或吸入玩具上较小的部件可以造成严重损伤。仔细检查玩具上与孩子口腔和咽喉相当的小部件，观察 3 岁或更小孩子使用的玩具标签，因为这些玩具必须满足联邦政府的要求——没有可能被吞咽或吸入的小物件。

7. 应该将为大孩子购买的具有小部件的玩具保存在小孩子够不着的地方，向你的大孩子说明玩耍以后将所有小部件收拾起来具有重要意义。

8. 不要让孩子玩气球：在他试图吹大气球时可能吸入。如果气球爆炸，确信拣起并丢弃所有的碎片。

9. 预防烧伤和电击伤，不要给 10 岁以下的孩子购买需要将插头插入电源插座的玩具，和需要购买电池驱动的玩具。

10. 应该检查机械玩具的弹簧、齿轮或铰链，以免孩子的手指、头发和衣服绞在里面。

11. 在购买玩具前仔细检查玩具，确信没有尖锐的边缘和突出的部分以避免割伤。避免购买带有容易破碎的玻璃和硬塑料部件的玩具。

12. 不让孩子玩非常吵闹的玩具，包括可发出难以预期声响的挤压玩具。噪音的水平达到或超过 100 分贝——在封闭的环境中手枪发射的声音，会损害孩子的听力。

13. 弹射玩具不适合孩子玩耍，因为容易引起眼睛损伤。不要给孩子购买除了发射水以外还能发射其他子弹的玩具枪。

户外安全

即使你为孩子创造了几乎完美的室内环境，但由于孩子在室外玩耍同样花费很长时间，所以经常会面临许多难以控制的因素。很显然，你个人对孩子的监护仍然是最有价值的保护。然而，即使被很好监护的孩子也经常会面临许多危险，下面的内容将指导你如何减少这种危险并减少孩子受伤的风险。

汽车座

1～19 岁的孩子每年因车祸死亡的人数大大多于其他原因造成的死亡。如果能够合理限制孩子，大多数意外是可以避免的。与大多数人观念相反，父母的膝盖实际上是孩子乘坐时最危险的地方。在发生意外时，你很可能抱不住孩子。即使你可以抱住孩子，在你被撞向仪表盘和挡风玻璃时，你的身体也会挤压孩子。在汽车上保证孩子安全的简单而最重要的方法是购买、安装并使用合格的汽车座位。

美国所有50个州均立法要求使用汽车座。不幸的是最近的研究表明，许多父母不会合理使用汽车座。最常见的错误是将面朝后的汽车座放在安全气囊的前面、将面朝前的座位放在错误的地方、没有使用孩子座位上的安全带。在短途旅行时，有时父母也可能不使用汽车座。他们没有意识到大部分致命的撞击发生在离家不到5英里、时速不超过25英里的时候。因此孩子一直处于危险之中，但仅仅购买一个安全座位是不够的，你必须学会合理的使用。

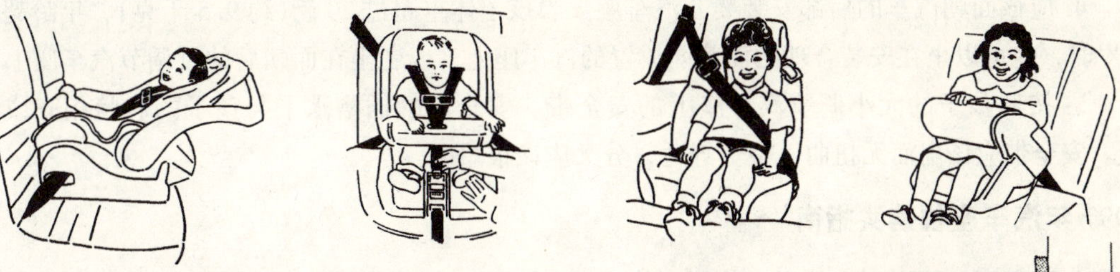

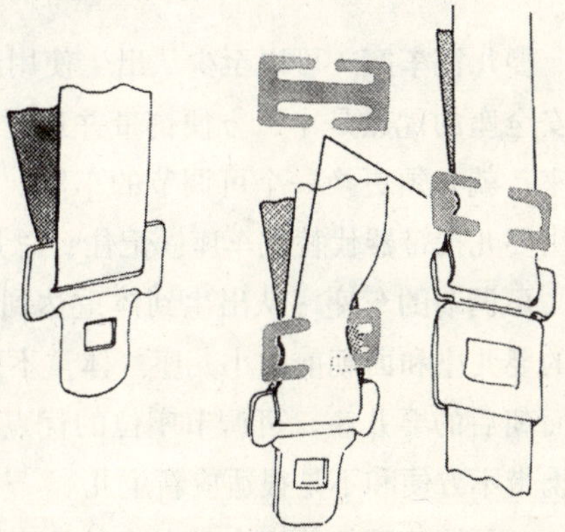

选择汽车座

下面的一些指导有助于选择汽车座：

1. 今天所有出售的新汽车座必须满足联邦政府的安全指南，不要使用1981年以前生产的座位——本年这些调节措施生效。要获得包括价格在内的最新清单，咨询你的儿科医生或给美国儿科学会写信，索取购买指南。

2. 在孩子从医院第一次回家时，就要使用汽车座位，在孩子出生前购买汽车座位。

3. 阅读使用指南和汽车厂家的用户手册，在汽车上使用时，保证安装合理。

4. 对于婴儿或重量轻的儿童，至少最初的几个月推荐使用没有防护板的汽车座，因为这种座位最合适。具有特殊健康问题或疾病的儿童有必要使用更加特殊的限制系统，在早产儿出院前，应该将他放在汽车座位上进行观察，判断半卧式的汽车座位是否会加重或引起呼吸困难。儿科医生可能会推荐经过防撞试验的汽车床，使孩子可以躺在汽车里。无论何时，尽可能让孩子坐在成人可以看见他呼吸的地方。然而，不要将面朝后的汽车座放在带有侧面乘客安全气囊的前车座上。

5. 确保座位合理并容易安装。有些汽车的安全带结构、座位位置或汽车座并不完全与儿童汽车座相匹配。

6. 在安装儿童汽车座时，购买安全带容易调节的汽车座，你很可能会使用最便利的汽车座。

安装汽车座

1. 后排座位是最安全的孩子乘坐座位。不应该将坐在面朝后汽车座位上的婴儿放在带有侧面安全气囊的前排座位。

2. 准确按照生产厂商的安装指导进行安装，并核对汽车用户手册上的安装程序。

3. 将汽车上的安全带穿过汽车座位上的正确的空间和通道，确信安全带紧密牢固。许多安全腰或安全肩即使在上紧时，也允许乘客自由移动。有必要使用锁扣保证汽车安全带牢固，所有新型汽车座均安装有锁扣。有关锁扣的使用，请参阅附带的汽车座位安装指导。

4. 应该面朝汽车的后部安装婴儿汽车座。当孩子体重超过 20 磅(约 9.5 千克)、年龄超过 1 岁时，他可以坐在安装合理的面朝前放置的汽车座上，或者坐在面朝后的可调节汽车座上。

5. 按照孩子的大小调节汽车座上的安全带。安全肩的插槽水平与孩子的肩膀相齐或略低。安全带应该扁而无扭曲、整洁舒适，分叉应该很短。

1997 年汽车座位购买指南

婴儿汽车座 可以至少从出生使用到体重 20 磅(约 9.5 千克)和至少 1 年的时间。使用婴儿安全座的优点是小、方便携带并最适合新生儿；缺点是在第一年内，如果婴儿的大小超过车座，就必须更换一个可调节的车座。使用婴儿座时一定要确信是专门为汽车生产的，绝不要用婴儿携带器代替汽车座。记住：总是使用面朝后的汽车座。

可调节的车座 从出生到体重达到 40 磅(约 19 千克)以前均可使用，可以分为面朝后使用的婴儿座和面朝前的小儿座。体重不到 20 磅(约 9.5 千克)的婴儿或不到 1 岁的婴儿应该使用面朝后的婴儿座，可调节座位的优点在于可以使用更长的时间。缺点是比婴儿座的体积大、携带不方便和不是很适应新生儿。

可调节座位的安全带有 3 种类型：5 点安全带——5 个带：两个在肩膀、两个在臀部、一个在分叉处。T 形挡板——与肩部安全带相连的带垫子的 T 形或三角形挡板可以将座位卡在分叉处。桥式或盘式挡板——带垫的盘形挡板将在孩子的周围向下摆动。

对于新生儿来说，挡板通常太高或太远，以至于身体不能很好地适合。5 点安全带可以很好地适合很小的新生儿，因为可以调节而更加合适。

在面朝前或面朝后时，每一种样品都有自己独特的安全带正确使用规范。不同样品的安全带通路不同，为了保护孩子，不要推测，要准确阅读使用指南。

内藏式座位 经适当处理，可以变换为面朝前的可调节座位。越来越多的轿车和货车具有适合学步儿童的内藏式座位，内藏式座位的最大优点是可避免安装问题。然而，要遵照每一种设施的使用指南，对孩子的重量限制有些不同，记住一定要扣紧安全带。

强化座位 专为体重超过可调节座位适用范围的孩子设计的。体重不足 40 磅(约 19 千克)的儿童必须使用挡板强化座位，即使标签上显示可以让体重较轻孩子使用。

如果汽车上有两个腰和肩安全带，使用安全带定位强化座位。强化座可升高孩子的腰部或肩部，从而更适合安全带。有助于保护你的孩子的上身和头部，确信孩子的安全腰紧密并向下经过孩子的臀部，确信安全肩横过肩部并远离颈部和面部。

如果汽车只有安全腰，就必须使用挡板强化座位。挡板强化座位可提供上身保护，但并不比安全带好多少，但是比单用不太合适的安全腰要好得多。许多挡板强化座位具有可移动挡板，在只有安全腰或肩的汽车上可用作安全带固定强化座位。

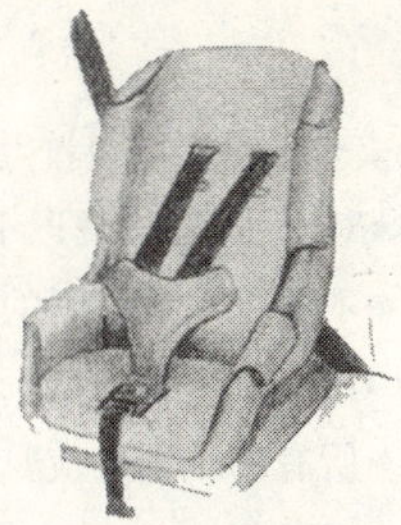

可调节的车座面朝前型

安全座位的使用

1. 毫无疑问，只有在孩子每次乘车均使用汽车座位时，才会保护孩子。如果你有两部汽车，就购买两个汽车座，或者将汽车座移动到孩子乘坐的汽车上。如果你租用汽车，询问租用的汽车上是否有侧面乘客安全气囊。如果有，就不要将面朝后的座位放在汽车的前排座位上。后排是孩子乘坐最安全的地方。

2. 多数孩子都会经过这样一个时期——每次你把他放在汽车座上时，他都会进行反抗。坚定地向他解释所有人没有坐好前，不能开车，下达命令后立即行动。

3. 确信安全带与你孩子的身体紧密接触。给孩子穿上衣服，使安全带可以穿过他的两腿之间。根据孩子衣服的厚度调节安全带，保持安全带合适。

4. 在炎热的天气，当你将汽车停在太阳下面时，用毛巾遮住座位。在你将孩子重新放入座位时，用手触摸座位上的树脂和金属部分，确信不会太热。

5. 不管你离开多短的时间，绝不要将孩子一个人留在汽车上。外面的温度可能会使他太冷或太热,或者当他意识到自己一个人时，会感到害怕或惊慌。让孩子单独留在汽车上是放纵他的开始，大孩子可能尝试玩一些物件，例如打火机或者排挡，导致严重的伤害。

6. 自己要使用安全带。除了为孩子树立一个好的榜样以外，可以将自己在碰撞事故中的受伤机会减少 60%。

7. 让孩子使用可调节座位，直到他不能使用，随后当他耳朵的高度超出座位的后背时，使用强化座位。综合使用安全肩、安全腰和安全带强化座可以为孩子提供最好的帮助，使用孩子前面一个带垫子的屏障升高座位，使用安全带方便，但却因此削弱了保护作用。但比仅使用不太合适的安全腰要好得多。

8. 当孩子超过强化座的使用范围时，要保证他一直使用车座安全带。确信车上的安全带可以很好地适合孩子的身体，安全肩应该合适地横过肩部，安全腰应该平整地位于腰部以下。车上的安全带是为成年人制造的，因此在孩子太小时，安全肩可横过孩子的咽喉，或安全腰位于孩子的胃部时，应该让孩子坐在强化位置上。使用安全带时还有一些其他注意事项：

- 不要让安全肩在孩子的手臂下方或背部打折；
- 如果只有一个安全腰，使用时要确信紧贴身体并位于腰部下方，不要横过胃部。

安全气囊

安全气囊可以挽救生命。然而，安全气囊并非非常适合孩子，下列建议可以保持你和孩子的安全

- 对于所有 12 岁以下的孩子而言，后排座位是最安全的位置。
- 不要将 1 岁以下的婴儿放在带有安全气囊的前排位置上。
- 在体重达到 20 磅(9.5 千克)或 1 岁以前，婴儿应该总是坐在面朝后的汽车座位上。
- 所有的孩子均应具有合理安装的汽车安全座位、强化座位或均应使用适合自己形体的安全带或安全肩。
- 为获得最好的保护，在所有时间内，所有的乘客必须正确地使用安全带。

父母可以做什么

- 每一次乘车时将孩子固定在后排座位上，排除安全气囊对孩子的潜在威胁。
- 事先做好准备，以免在孩子的人数超过汽车后排可以提供的安全保护能力时惊慌失措。
- 对多数家庭来说，没有必要安装气囊开关。关闭的气囊不能对坐在前排的大孩子、少年、父母和其他人提供任何保护。
- 只有在孩子具有特殊的健康护理需要时，才有必要安装气囊开关。你的儿科医生会建议在旅行过程中对孩子进行连续观察，其他成年人不可以与孩子一起坐在汽车的后排座位上。
- 如果没有可能做其他安排，并且较大的孩子必须坐在前排座位上时，尽量将汽车座位向后移动，远离气囊。确信孩子的安全带使用合理，牢记你的孩子仍然有被安全气囊损伤的可能。

保证孩子一路愉快平安

虽然孩子逐渐长大时，会抵制使用这些限制设备，但你必须尽力强迫他使用汽车座或安全带。下面的一些建议有助于你更加关注孩子，以及使孩子满意和安全。

出生到 9 个月

- 用圆毛巾垫在汽车座位的侧方可以防止孩子无精打采，使你的新生儿更加满意；
- 在安全带分叉和孩子之间放置一条小毛巾团可以防止孩子的身体滑得太靠前；
- 如果孩子的头部向前低垂，在座位基底的前方插入一个坚固的垫子例如毛巾团，可使座位倾斜，直到基本水平。

9 个月到 24 个月

- 这个年龄的孩子喜欢到处乱爬，可能非常渴望从车座中出来。如果孩子也是这样，提醒自己这仅仅是一个短暂的时期，在汽车行驶过程中用平静而坚定的口气坚持他一定要待在座位上。
- 在你开车时，可以唱歌或说话使孩子感到愉快，但不要让这些事分散你的驾驶注意力。

24 个月到 36 个月

- 谈论孩子看到窗外的一些事情，使开车变成一个学习的过程，但前提是你不要分心。
- 鼓励孩子将玩具动物或洋娃娃绑在安全带中，和他谈论将洋娃娃放在安全带中是多么安全。

学龄前

- 谈论安全意识是“成年人”的行为，无论何时他自愿使用安全带时都要进行表扬。
- 通过一些虚构角色，例如宇航员、警察和赛车手，鼓励孩子使用安全带。
- 向孩子解释使用安全带重要的原因：“如果我们突然停车，安全带可以防止你碰头”。
- 让孩子观看一些包含安全带信息的书籍。
- 自己总使用安全带，也保证车中的所有人使用安全带。

我们的观点

美国所有50个州均要求乘车的孩子使用安全带。美国儿科学会也强调所有刚刚从医院出来准备回家的新生儿使用汽车安全座位。并且美国儿科学会制定了低体重婴儿的安全座位使用标准，包括使用面朝后的座位和用较大的垫子支持婴儿。孩子成长后，推荐使用可以调节的座位。

婴儿和幼儿应该总坐在汽车安全座里，首选最安全的后排座位。从不要将面朝后的安全座位放在带有安全气囊的汽车前排座位上。我们也推荐坐在前排或后排座位上的大孩子使用安全带和安全肩。

儿童运载工具——后背式和前抱式背包

尽管多数孩子在3个月时已经超出了前抱式携带的重量，但前抱式和后背式携带孩子仍然十分普遍。在购买婴儿运载工具时，遵循下面的原则将会使你和孩子均感到舒适而安全。

1. 在购买婴儿运载工具时，带着孩子一起去，以便你可以将孩子与运载工具进行匹配。确保运载工具紧贴婴儿的后背，腿伸出的孔要小，以免滑进去。寻找坚固的材料。

2. 如果你购买后背式运载工具，确信铝框上有垫子，以免碰到时孩子受伤。

3. 定期检查运载工具连接处和加固部分的缝隙和裂缝。

4. 使用后背式运载工具时，在你拣东西时弯曲膝盖，而不是弯腰。否则，孩子会从运载工具中摔出，也会损伤你的后背。

5. 5个月以上的婴儿，难以安静地坐在后背式运载工具中，因此要确信总是使用限制性安全带。有些孩子会将他们的脚围绕在框架周围，改变其重量分布。在你开始行走以前，应该总保证孩子坐得合理。

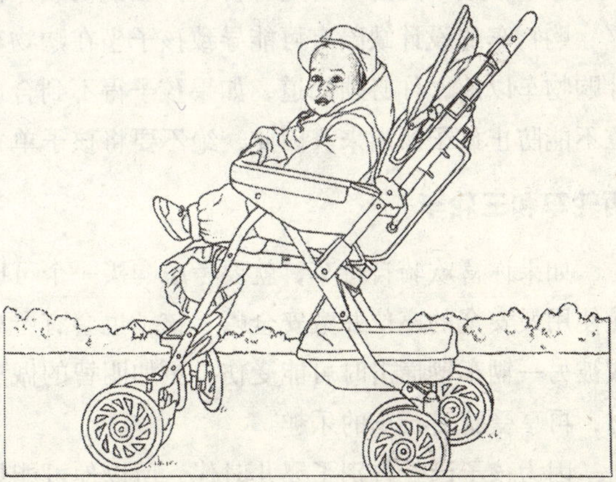

婴儿车和婴儿车架

因为孩子生长较快会迅速超过适合携带的重量，现在许多厂家都生产在婴儿长大时可以转变成婴儿车的方便车架。按照下列提示，寻求安全特征。

1. 如果婴儿车架上使用减震器，或者在车架上系一个玩具，要固定好，以免掉在孩子的头上。在孩子一学会坐或向四周扭身时，就要去除。

2. 如果车架可以折叠，要保证孩子够不着车架的折叠开关。在将孩子放入车架之前，应锁好折叠开关。

3. 一旦孩子可以单独坐立。就立即停止使用车架，因为这时非常容易摔出车架。如果由于某些原因，你必须使用车架，或孩子非常活跃，使用与车架侧方连接的安全带限制他，以免行走时孩子摔出来。

4. 车架和婴儿车均应该具有方便操作的刹车，无论何时停止行走时，都使用刹车，确信孩子不会自己松开刹车杆。两个轮子都可以刹车特别保证安全。

5. 选择使用基底较宽的婴儿车，以免翻倒。

6. 儿童的手指有可能夹在婴儿车的折叠铰链里，因此，在你打开或关闭婴儿车时，让孩子远离。

7. 不要将袋子或其他东西挂在婴儿车的把手上，可以使婴儿车向后撬起。如果婴儿车上有携带东西的栏筐，确信其位置较低，并靠近后面的轮子。

8. 婴儿车上应该有安全带，孩子无论何时乘坐都应该使用。对婴儿来说，将卷起的婴儿毯子放在座位的两侧，可起到减震作用。

9. 不要让孩子单独待在婴儿车或车架上。

10. 如果你购买双胞胎婴儿车，确信两个座位上的脚踏相连。如果两个脚踏分离，孩子的脚有可能陷在夹缝里。

购物手推车安全事项

据估计，美国每年发生的与购物手推车相关的损伤超过 25 000 起。多数受害者是 5 岁以下的孩子，最常见的伤害是骨折、内脏损伤或挫伤。

购物车的设计缺陷有可能导致孩子坐在购物车里或坐在购物车的座位上时翻倒。在重新设计购物车以前，你必须知道，如果孩子得不到合理固定，则设计在购物车顶部或购物车内的座位不能防止孩子摔出来。因此，绝不要将孩子单独留在购物车上。

两轮车和三轮车

如果你喜欢骑自行车，就要考虑购买一个可以固定在自行车后座上的儿童座。应该知道即使使用最安全的座位并戴安全帽，孩子也会有严重受伤的风险。在不平坦的路面上失去平衡，或被另一辆车辆撞击时可能受伤。更加明智的做法是等到孩子大到可以与你一起骑在两轮车上时，再享受骑自行车的乐趣。

因为孩子已经告别了婴儿时代，所以他可能想要一辆自己的三轮车。当他得到一辆时，就立刻要面对许多可能的伤害，例如骑在三轮车上的孩子可能非常矮，以至于紧跟他后面的机动车驾驶员可能难以看见他。但骑三轮车或两轮车是成长过程中的必要组成部分，下面的一些安全建议可能有助于减少孩子骑车面临的危险。

1. 在孩子的体力不能支持骑车以前，不要购买三轮车。多数孩子在3岁左右已经做好准备。

2. 购买距离地面低、车轮大的三轮车，因为翻倒的可能性较小，所以比较安全。

3. 应该只在受保护的环境中让孩子骑三轮车，不允许孩子在靠近机动车或游泳池的地方骑三轮车。

4. 一般来说，7岁之前的孩子没有骑两轮车所需要的平衡和肌肉协调能力。多数孩子在6岁以后可以安全地开始骑带有辅助轮子的两轮车，但不要再早。为避免孩子受伤，要佩带经过许可生产的自行车头盔。确认头盔上侧面或顶部贴有“Snell Approved”或“满足ANSIZ90.4标准”的标志。

5. 如果你骑自行车时必须携带孩子，在孩子不到1岁时，绝不要将孩子放在自行车的后座。一岁以上的孩子可以无需支持地坐在自行车的后座上，他的颈部足以支持可能与自行车后座固定座位一起销售的重量轻的头盔。

6. 自行车后固定的座位必须：

a. 可安全固定在自行车后轮上方；

b. 可以防止手和脚被卡在车轮中；

c. 具有高靠背和强壮的安全腰带，以支持孩子睡眠；

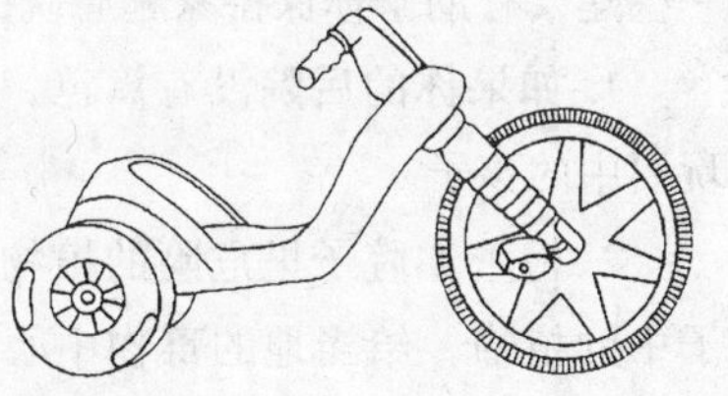

7. 孩子应该总是戴一个重量轻的婴儿头盔，避免或减轻头部损伤；

8. 孩子的自行车座位必须具有牢固的保护铠甲；

9. 绝不要将孩子放在前梁上或在前梁上放一个座位。

操场

家庭后院是否有一把摇椅，或者公园内是否有许多精心制作的设备，关于操场设施有许多有意义的事情要说。使用这些设备有助于孩子测验并扩展他们的体能。然而，也存在一些难以避免的危险。精心设计的以教导孩子一些基本玩耍方法为目的的设备，可以减少这种危险。下面的一些建议有助于为孩子选择操场设备和玩耍地点：

1. 确信摇椅、跷跷板和丛林健身设备下面铺有沙子、木板和橡胶垫，并且这些物质的表面维护得很好。在混凝土和柏油地面上，直接跌伤头部可能是致命的——即使仅仅从几英寸高处落下。

2. 木制结构应该由全天候的木头制作，夹伤孩子的可能性很小。经常检查木制设备表面的光滑度。

3. 定期检查设备，特别要检查连接是否疏松、是否具有可松弛的开放链条和生锈的别针。检查金属设施是否有生锈的地方或暴露的螺栓以及尖锐的边缘与突起。在家时，用保护性橡胶覆盖。在公共场所，向负责的当局报告这些危险。

4. 确信摇椅由可弯曲的柔软材料制成。坚持孩子坐在椅子中央，用双手稳定自己。不允许两个孩子分享一把摇椅，教导你的孩子：在其他人坐在摇椅上时，不要在其前后行走。

5. 确信孩子使用梯子走上滑梯，而不是经滑面向上爬行。不允许孩子在滑梯上推挤，一次只允许一个孩子走上滑梯。教导孩子在一到达滑梯下面时，就立即离开。如果滑梯在太阳下曝晒很长时间，在孩子开始使用前，要检查滑梯是否太热。

6. 在没有进行严密监护下，禁止不满 4 岁的孩子使用比他们高的攀爬设备。

7. 在 3～5 岁期间，孩子只能使用一个与年龄和体重相当的跷跷板。因为 3 岁以下孩子的上、下肢不具备使用这种设施的协调能力。

8. 应该将 5 岁以下孩子的设备与大孩子分开。

家庭后院

如果你排除了潜在的危险因素，那么家庭后院对孩子来说应该是个安全的地方。下面的一些建议有助于你保持家庭后院的安全：

1. 如果你的后院没有篱笆，要教导孩子他应该玩耍的界限。要保证一个负责任的人监视玩耍中的孩子。

2. 检查你院子里危险的植物。植物是引起学龄前儿童中毒的主要原因。如果你不认识院子中的植物，给当地的毒物中心打电话，索要当地常见的有毒植物清单。如果你发现有毒植物，可以拔掉它或围上安全篱笆或锁上后院不让孩子进入。

3. 教导孩子没有你的许可，绝不要采摘或进食来自植物的任何东西，不管看上去是多么诱人，尤其是你让他在可以进食的蔬菜园中帮忙时更为重要。

4. 如果你在草坪或花园中使用杀虫剂或除草剂，仔细阅读使用指南。至少在 48 小时内，禁止孩子在草坪上玩耍。

5. 孩子在附近时，不要使用电力除草机割草。电动除草机甩出的木片和石块足以伤害他们。即使在你拖动除草机时，也绝不要让孩子坐在上面。

6. 在室外煮食物时，注意你的烤肉架子，不要让孩子接触，告诉他烤肉架子和厨房中的火炉一样热。放好烤架，禁止孩子接触其把手。在倾倒木炭前，确信已经冷却。

7. 不允许 5 岁以下的孩子独自横过马路，禁止孩子独自在靠近公路的地方玩耍。

防水

水是孩子面对的最可怕的伤害之一。即使接受过游泳指导，孩子也有可能溺死在只有数十厘米深的水中。尽管许多地方都没有针对孩子的游泳课程，但美国儿科学会不推荐 4 岁以下的孩子游泳，原因有两个：

1. 你的警觉性可能比较迟钝，因为你认为孩子会游泳。

2. 反复浸入水中的孩子可能咽下大量的水，足以引起水中毒，可以导致惊厥、休克甚至死亡。

假如你的4岁以下的孩子接受游泳训练计划，特别是“父亲与孩子”或“母亲与孩子”的共同培训课程，有机会一起与孩子在水中嬉戏。确信你所选择的培训班遵守国家制定的YMCA指南。该指南禁止将孩子浸入水中，并鼓励父母参与所有的活动。在孩子达到4岁时，你可能想教他学习游泳，因此在水中他会感到更加舒适。但是必须牢记：即使是知道如何游泳的孩子也需要一刻不停地监视。无论何时，在开始接近水源时，遵循如下原则：

1. 了解你的孩子可能遇到的一小片水域，例如鱼塘、水沟、泉水、水桶、水罐和即使你用来冲洗汽车的水槽，必须持续监视上述地方，确保孩子的安全。

2. 正在游泳的儿童——即使在很浅的儿童游泳池中——也应该有成年人监视，最好由一位知道CPR技术的成年人监视，每次教学之后，应该放空游泳池的水。

3. 强化安全规则：不要在靠近水池的地方追逐，不要在水下推挤其他人。

4. 不要使用可以充气的玩具或垫子保持孩子漂浮。这些玩具可能会突然放气或者孩子可能划到对他来说太深的水域。

5. 确保孩子进入的所有游泳池都有明显的深水和浅水标志。绝不要让孩子在深水区潜泳。

6. 如果你有室内游泳池，应该用5尺高的篱笆完全围绕，篱笆上应该有可以上锁的门。确保篱笆门关着并上锁，以免孩子开锁或爬上篱笆。

7. 如果游泳池有盖子，在游泳前要完全打开。绝不要让孩子在游泳池的盖子上行走；水可能在盖子上聚集，因此与游泳池一样危险；另外孩子可能掉进游泳池，并被困在下面。

8. 游泳池旁边总要保留一个系在绳子上的救生圈。尽可能在游泳池区域内放置一部标明急救号码的电话。

9. 热水漩涡冲浴池或热水浴盆可能对幼儿非常危险，孩子很容易沉溺或身体过热。禁止孩子使用这些设施。

10. 孩子游泳或乘船时，应该总是穿着救生衣。如果孩子穿好救生衣以后，不能从头部将救生衣拉高，就说明穿着合适。5岁以下孩子，特别是不会游泳者，应该使用漂浮领子，使其头部直立向上，面部处于水面之上。

11. 成年人在游泳时不应该喝酒。喝酒对于自己以及他们监护的孩子而言都很危险。

我们的观点

美国儿科学会强烈建议：在任何时候父母也不能将孩子单独放在靠近开放性水域的地方，例如湖泊和游泳池，也不要让孩子待在房间靠近水的地方——例如浴盆或热水漩涡冲浴池。坚硬的游泳池盖子并不能代替家庭游泳池的四面篱笆，因为游泳池盖子可能不合适，或不能长期使用。父母应该学习CPR技术，并在游泳池旁边放置急救电话和急救用品(例如救生衣)。

对动物的安全防护

与成人相比，儿童更有可能被动物咬伤——当然包括你家的宠物。这种情况在孩子刚刚回家时更可能发生。这时应该仔细观察宠物的反应，不应该让孩子与宠物独处。经过 2 ~ 3 周的熟悉期以后，动物通常忽视或实际上喜欢婴儿。然而，不管你的宠物对这种关系感到多么愉快，但明智的做法是在宠物位于孩子附近时提高警惕。

如果你打算购买一只宠物与孩子做伴，要在孩子可以处理和爱护时购买，一般是孩子 5 ~ 6 岁的时候。你的幼儿可能难以分辨宠物与玩具，所以可能厮打和虐待宠物，而招致咬伤。记住最终你必须对孩子的宠物安全负责，因此要采取以下预防性措施：

1. 购买性情温顺的宠物。较老的动物经常是很好的选择，因为小狗或小猫可能纯粹因游戏而咬人。

2. 人道地对待你的宠物，使得它高兴成为人类的伴侣。例如，不要给狗系一条很短的绳子或链子，因为极度的限制会激惹它或导致攻击性。

3. 绝不要让孩子与动物单独相处。许多咬伤发生在室内游戏期间，因为孩子意识不到什么时候宠物过度兴奋。

4. 教导孩子不要把面部靠近宠物。

5. 禁止孩子通过拉宠物的尾巴或拿走其玩具或骨头刺激宠物。避免孩子在宠物睡觉或吃东西时打扰它。

6. 所有的宠物——狗和猫均应该注射狂犬病疫苗。

7. 遵守当地关于饲养证和限制的法令，确保宠物总是处于控制之下。

8. 找出养狗的邻居，孩子可能会遇到他想接触的宠物。教导孩子与狗打交道的办法：当狗用鼻子嗅他时，站着不要动，随后他可以慢慢用手轻拍动物。

9. 警告孩子不要停留在狗看上去非常不友好的院落。教导你的孩子狗不够友好时的表现：强壮的身体、看上去像竖立的杆子一样的僵硬尾巴、歇斯底里地狂叫、下蹲体位和凝视表情。

10. 在孩子被一条陌生的狗追赶时，教导他站着不动。告诉他不要逃跑、骑自行车、踢或做出威胁的姿势。孩子应该面对着狗，慢慢向后退，直到走出一定的范围。

11. 避免被野狗咬伤。无论何时你发现一只看上去生病和受伤、或者行为奇怪的动物，应立即报告健康部门。不要尝试去抓动物或拣起动物的绳索，教导孩子躲避所有的非家养动物。

以预计的方式保证孩子的安全，但必须记住孩子处于不断的变化之中。1 岁时可以保证孩子安全的策略，在他以后变得足够强壮、充满好奇心和更加自信时就不再适合了。经常审视你的家庭和习惯，确信你的保护措施仍然适合孩子的年龄。

5

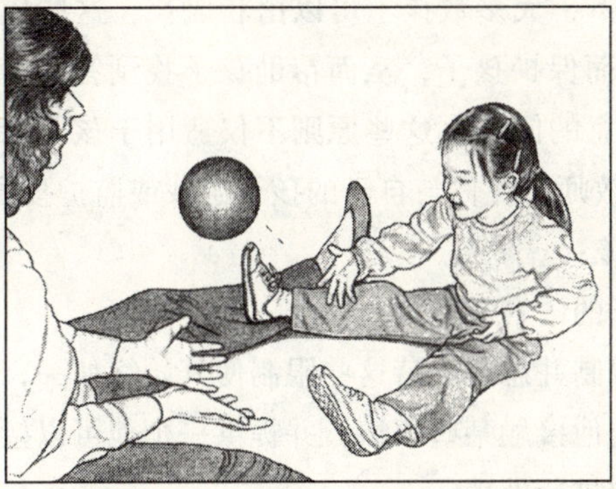

为孩子寻找兼职看护

在你离开的时间内谁来看护孩子？你迟早要面对这个问题。你是需要别人一周照顾他几个小时，还是一天9个小时，照顾孩子的人可以相信吗？但为孩子寻找合适的看护人可能是一个困难的问题。本章会提出一些帮助你寻找的建议，也提供了一些在你做出选择以后，如何防止、认识和解决问题的指导。

寻找良好的兼职看护最为困难和重要的是判断看护者的品行和能力。如果她（有许多看护者是女性）不是你的家庭成员，在孩子可以信任她以前，你满意这个人的几率可能非常小。尽管这样，你对她的信任必须像对待你的家庭成员一样。虽然这种情况下，你不可能有100%的信任感，但通过观察她1~2天的工作，你可以对看护者有更多认识。在你花费时间观察她与孩子或其他孩子相处的情况，并且对其能力和献身精神感到满意之前，绝不要轻易将孩子托付给她。

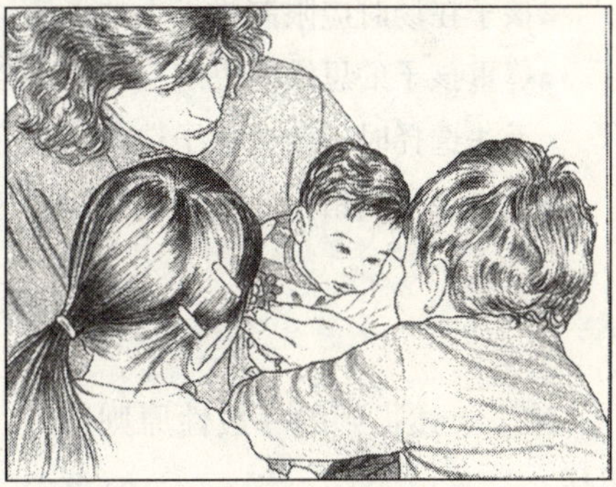

在花费时间观察她与孩子或其他孩子相处，并对其能力和献身精神感到满意之前，不要轻易将孩子托付

期望看护者做什么：对学步儿童和学龄前儿童的指引

在有经验的成人看护下，大多数孩子可以茁壮成长，这些成人热心和蔼，可以避免孩子做出造成严重伤害的选择而保护孩子，从而帮助孩子找到答案。下面列举了许多你在观察可能照顾孩子的人时必须注意的问题。这些原则不仅适用于孩子看护工作者，而且也适用于学龄前或小学早期的保姆和教师。在你与自己的孩子游戏或监护孩子时，也要牢记这些原则。

一名优秀看护人员应该：

- 仔细倾听并关心孩子的语言和行为；
- 为孩子设定合理的限制并总是维持这些限制使其始终如一；
- 告诉孩子为什么禁止他接触某些事情，并提供一个他可以接受的替代活动；
- 在困难失去控制以前进行处理；
- 不辜负对孩子所做的承诺；
- 加入孩子的游戏时不打乱孩子的活动；
- 在提出建议以前，鼓励孩子自己进行思考；
- 用和蔼的身体语言，例如拥抱和轻拍对孩子的努力表示赞赏，并释放孩子的“受伤”情感；
- 就打算做什么与孩子展开自然而融洽的交谈；
- 让孩子分享他们的成就帮助孩子们互相鼓励；
- 即使所需要的时间比预计的要长，也要鼓励孩子完成计划；
- 孩子在场时应限制成年人的谈话；
- 尊重孩子的思维与决定；
- 无法选择时不要让孩子选择；
- 允许孩子犯错误并从错误中学习（只要这样做时没有危险）。

兼职看护的选择

除了上述提到的一般性原则以外，你必须了解自己的独特需要，你所罗列的问题应该包括：

- 在此期间你想要你的孩子在哪里：在家里？在别人的家里？在孩子看护中心？如果离家，在城市的哪个区域？
- 用什么交通工具接送自己的孩子？（如果离家较远的话）
- 我能做一些什么背景安排？在孩子生病，或者孩子的看护者由于疾病或个人原因难以到来时，我应该怎么办？应该怎么安排假期和暑假？
- 实际上我可以承担什么？

- 我想让孩子进入一项多大的计划？
- 我需要看护者具有哪些资格？
- 我想让孩子怎样服从约束？
- 在离开孩子和别人相处时，什么样的基本情况可以使我感到放心？

大约一半的父母都在家庭成员内部寻找孩子的兼职看护。或者由父母相互分担照顾孩子的责任，或者在工作期间让孩子与亲属待在一起。这通常是一个较好的安排，因为孩子熟悉看护他的人。如果你家附近有家庭成员或亲属，并且想让他们看护孩子，你应该询问自己是否对他们的看护感到放心，是否他们可以规律性地看护孩子，或者在不能安排其他看护时照顾孩子。也可能要考虑这些安排需要支付的报酬，使这种安排更为公平，并为帮助你的家庭成员创建一项激励计划。

其他选择是让人进入你的家庭，或在别人的家庭照顾你的孩子，或在看护中心照顾孩子。你的经济状况、孩子的年龄和需要以及你对孩子看护的偏好将决定哪一种选择最好。

家庭内看护

如果你在孩子仍然是婴儿时回去工作，你对孩子看护的第一选择可能是让别人进入你的家庭以帮助照顾你的孩子和做家务。这个人可能按时来到你的家庭或与你生活在一起。通过朋友的推荐、浏览报纸上的广告栏（尤其当地针对父母出版的报纸）、联系专门从事孩子看护的机构，你可以找到这个人。

家庭内看护者并不需要执照，因此你必须详细核对有关推荐。面对一名候选人时，要询问他过去4~5年的工作记录，并与他以前的每一位顾主交谈。对他的是否可靠和工作能力等个人问题进行详细的询问。当然也要询问他约束、制定计划、喂养和安慰孩子的方法，以判断他是否适合你的孩子以及你希望的孩子看护方式。

你最终选择的人很快会变成你家庭的一部分，因此你要确信你所雇用的人尊重你的价值观、信仰和生活方式。在可能的范围内，让你所有的家庭成员参与决定，并且在做出最后决定前，应该安排一个在你监护下的试用期。在家中安排孩子的看护有以下优点和缺点：

优点

1. 孩子停留在熟悉的环境中，并且单独接受看护与关心；
2. 不会接触其他孩子的疾病和不良行为；
3. 在孩子生病时，你不必离开工作而待在家里或做出不同的安排来照顾他；
4. 看护者也可以做一些家务（如果这是你的期望，从一开始就要消除）；
5. 你不必担心孩子的运送问题（除非你计划让看护者带孩子外出）。

缺点

1. 你很难找到愿意接受工资、利益和被限制在家中工作的人，你会发现寻找高质量家庭内看护的代价高昂。

2. 因为你被认为是老板，所以你必须满足最低工资、社会保障和报税要求（如果你试用兼职看护机构，你的花费可能更高，但你不必理会政府的报告和自己付税）。

3. 看护者可能侵犯你的家庭隐私，尤其是在与你同一间房屋生活时。再者，他会带来自己的需要和问题，可能消耗的时间和经历比你们的协议中要多。

4. 因为看护者大多数时间与你的孩子单独相处，你没有办法确切知道他是如何工作的。

5. 你依赖孩子看护者的可靠性。如果他生病、家庭发生危机、找到更好的工作或想要去度假而没有事先告诉你，可能你会惊慌失措地寻找代替人。

许多人在自己家里为一些孩子提供正式看护，经常在同一时间照顾他们的儿子或孙子。有些人可以提供夜间看护或有特定需要的看护。与孩子看护中心相比，家庭白天看护的代价通常较低，而且更加灵活。小型家庭看护的孩子不超过 6 个人，只需要一名看护者，而较大的可能有 12 个以上的孩子，需要 2 个或更多的看护人员。

这些提供家庭看护的人中有些具有正式的营业执照，并经过注册。各州颁发执照的规则存在差异，可以从当地的有关部门得到有关信息。美国儿科学会也可以提供一些有关家庭儿童看护以及儿童看护中心的安全与健康新标准的一般性信息。

然而，大多数家庭看护中心没有营业执照。正因为如此你必须非常谨慎地观察看护者的工作，并且在将孩子交给看护者之前核实他的资料和证件。

家庭孩子看护具有下列优、缺点：

优点

1. 一个良好组织的家庭看护中心，看护者和孩子的比率合适。如果有孩子是婴儿，则所看护孩子的人数不应该超过 3 个。

2. 孩子在家庭内接受看护可能更加舒适，可以从事许多他们在自己家中喜欢的活动。

3. 有伙伴。与将孩子单独留在家中相比，家庭孩子看护可以提供更多的社交刺激，并且非常灵活。有些特别的安排通常可以满足孩子的特别兴趣和需要。

缺点

1. 你必须观察在你离开期间孩子发生了什么事。虽然一些看护提供者对孩子的活动做了周密而详细的安排，但有些看护者仅仅把电视当做保姆，甚至让孩子观看一些不适当的节目（要知道同样的事情也会发生在自己家看护孩子的人身上）。

2. 获得一名特定看护者的满意看护可能非常困难。

3. 大多数提供家庭看护的人不会接受其他成年人的监视或建议。

想知道可以在家庭看护孩子的人名，可以与当地给他们颁发执照或注册的机构接触，或者利用当地列出他们名单的机构。向这些机构核实在报纸上或社区的布告栏上作广告的家庭，因为有些家庭可能没有执照。给儿童看护机构打电话，索取距离你家最近的儿童看护资源和参考机构。同龄孩子的父母的建议也非常有帮助。

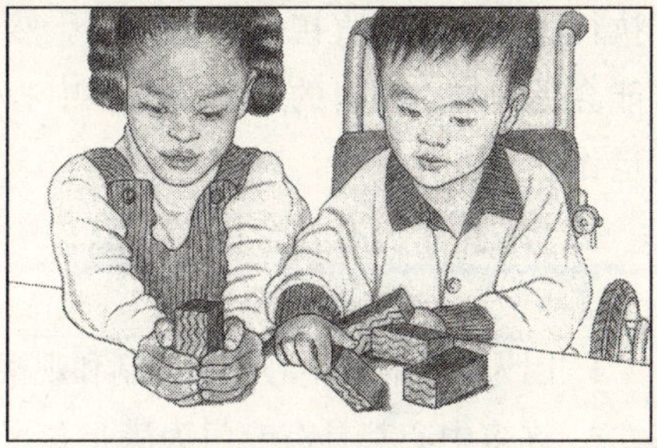

在家庭内接受看护的孩子可以从事许多他们在自己家中喜欢的活动

加入一个特定的可在家庭提供孩子看护服务的机构之前：

- 要核对一些资料、执照、可信度并检查情况（如果可以的话）；
- 联系已往加入或刚刚加入这个家庭儿童看护服务的父母，询问他们的印象和经验；
- 了解在每天不同的时间和不同的日子里实际上接受看护孩子的人数（包括看护者自己的孩子）；
- 询问万一看护者生病（或家中有人）时的替代安排；
- 如果一个或多个孩子以及他自己涉及一些紧急情况时，如何进行处理；
- 确信孩子看护人员可以处理美国儿科学会推荐的国家标准要求的健康和安全问题，如果儿科医生不在自己的办公室，他可以帮助你克服这些问题。

儿童看护中心

儿童看护中心也叫日托中心、儿童发育中心和幼儿园。许多儿童看护中心在早上6~7点到晚上6点之间开放，因此可以满足多数工作父母的需要。这些机构通常看护几个由10个以上孩子组成的小组，地点经常在教堂、社区中心或学校。大多数看护中心具有看护2.5~6岁之间孩子的营业执照，也有许多可以提供对婴儿的看护。更多的看护中心参与了可信度计划，要获得更多可信任的看护中心名单，请与国家幼儿教育协会接触。

在美国，儿童看护中心是成长最快的兼职看护方式。有几种不同的方式，每一种都有自己独特的特点、优点与弱点。

连锁中心：已经成为旺盛生长的民族企业。许多较大的连锁中心有许多吸引孩子和父母的系列活动或计划（孩子发展计划、有组织的课程表并集中处理个人和组织的日常事务）。因为是集中处理，所以不能体现个人运作机构具有的独特特征。

个人营利性看护中心：通常是由少数人运作的较小组织，一般得不到机构、教堂或其他组织的支持，因此必须依赖征收的费用支付工资，而且拥有者获得较小的利润。因为这种中心有许多是围绕1~2名具有献身精神的人而建立，所以非常优秀——只要这些人每天还仍然主动参与日常工作。不幸的是这些计划并不总是可以保持其高标准，因为雇用人员和所有者经常变化。

非营利性看护中心：通常与教会、犹太教会堂、大学或与YMCA和YWCA相似的组织有关。可以获得公共基金的支持，可以对低收入家庭打折。从看护计划中获得的任何收益都将用于执行计划，因此直接使孩子获益。然而，由于这些计划需要满足发起组织的要求，看护中心可能会受到难以预料的影响。许多中心也需要孩子的父母参与资金募集的活动和中心其他方面的运作。

孩子看护中心有几个优、缺点：

优点

1. 因为当地看护中心容易控制和观察，所以与其他孩子看护方式相比，可以得到更多的信息；
2. 许多中心都具有专门为满足孩子发育需要而设计的有组织的计划；
3. 多数中心都有几个工作人员，因此你不必只依靠一个人的服务；
4. 与其他选择相比，中心的工人往往更容易监视。

缺点

1. 孩子看护中心的控制非常疏松：适用于公共基金支持看护中心的严格标准可能并不适合私人投资的看护中心，而且许多教会运作的儿童看护中心可能只有最小的需求。为了节省人员开支，中心聘用的婴儿和儿童看护人员的素质和连续性可能要差一些。

2. 要进入良好的看护计划可能需要排队等待，因为需求旺盛。

3. 因为这些看护中心需要为更多的孩子服务，并且需要更多的工作人员，因此孩子所受到的关注程度可能不如较小的看护中心。

孩子看护中心的电话号码通常列举在当地的电话号码簿中，或者给当地的健康或福利机构打电话就可索取。许多社区备有可以帮助父母找到合适看护中心的资料和相应机构的名单，要获得相应的资料或机构名单，拨打孩子看护咨询电话。要你的儿科医生或已经进入看护中心的孩子父母从名单中推荐一个。

做出最后的选择

在考虑一个特定的孩子看护中心时，你必须知道影响孩子的所有规则与实际事件。如果中心非常正规，具有印刷的手册，就可以回答你许多问题。否则，应就下列问题询问中心的经理（其中有些也适用于家庭内或家庭看护提供者）。

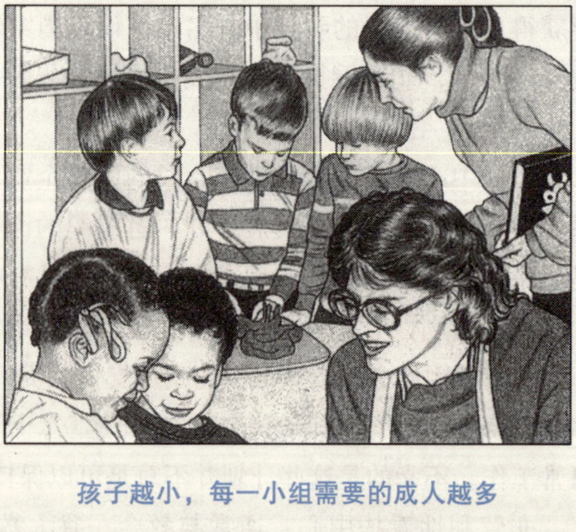

孩子越小，每一小组需要的成人越多

1. 雇用看护人员的必要条件是什么？在多数优秀的看护中心，要求雇员至少有 2 年大学学历、通过最基本的健康测试并接受过基本的免疫接种。理想情况下，雇员应具备孩子发育的背景知识，或自己有孩子。经理一般具有大学学历，或多年工作经验，是儿童发育和管理方面的专家。

2. 每个孩子可以得到多少服务人员的帮助？虽然有些孩子需要高度个性化的关注，而另一些孩子需要的直接监管较少，但总的来说应遵循以下原则：孩子越小，每一小组需要的成人就越多，每个孩子应该安排一名负主要责任的成年看护人员。

每个小组有多少孩子？一般来说，小组较小的孩子更有机会相互接触和学习。

下表是各年龄组理想的孩子与看护人员比率和小组大小。

年龄	孩子与看护人员比率	小组大小(人数)
1～12 个月	3:1	6
13～24 个月	3:1	6
25～30 个月	4:1	8
31～35 个月	5:1	10
3 岁以上	7:1	14
4 岁以上	8:1	16
5 岁以上	9:1	18
6 岁以上	10:1	20

3. 看护人员有经常更换的问题吗？看护人员经常更换可能提示中心的运作存在问题。理想情况下，看护者应该连续在中心工作几年，但不幸的是由于看护人员的收入较低，所以经常有人员更迭。

4. 看护计划的目标是什么？有些计划的组织非常好，并尝试教孩子一些新的技能，或尝试改变或调节孩子的行为。而其他计划的灵活性很强，强调帮助孩子们按照自己的步调发展，还有一些看护计划介于两者之间。要决定你想要孩子做什么，确定你选择的计划适合你和孩子的渴望。避免参加对孩子不进行个体化关注和支持的看护计划。一般来说，看护大组的孩子使用的工作人员人数太少。

5. 进入看护计划需要什么资格？高质量的看护计划需要参加的孩子具备一定的背景知识。对于孩子的个人需要、发育水平和健康状况准备了一些特殊问题。可能要询问你对孩子的期望和家中的其他孩子，看护中心对这些问题没有兴趣也会引起担忧。

6. 孩子看护提供者有营业执照和最近的健康证明吗？提供者可以为孩子进行健康普查和强化免疫接种吗？要求孩子和工作人员均接受标准的免疫接种，并进行有规律的核对。

7. 如何处理疾病？如果有工作人员和孩子接触了任何传染性疾病（不是指感冒，而是指水痘和肝炎之类的疾病），应通知父母。看护中心应该明确制定处理生病孩子的政策，你应该知道什么时候让孩子待在自己的家里，并且也要知道如果孩子在白天生病，看护中心会怎么办？

8. 花费多少？你首次需要付多少？以后需要经常分期付款吗？收费都有哪些项目？在孩子因生病在家或因度假没有参加计划时仍然需要付款吗？

9. 典型的一天怎么度过？理想情况下，应该劳逸结合。有些活动有组织，有些是单独活动，应该有进餐和甜点时间。虽然需要一些组织管理，但也应该有进行自由嬉戏和特别活动的空间。

10. 多大程度上期望父母参与？有些看护计划非常依赖父母的参与，但有些基本上不需要。至少高质量的看护计划欢迎你提意见，允许你在白天看望孩子。不要考虑那些整天或部分时间太依赖父母的看护计划。

11. 一般的程序是什么？良好的看护计划对下述项目具有非常明确的规则与规定：

- 开始时间；
- 孩子接送时间；
- 田野旅游；
- 肉食和甜点；
- 使用药物并进行紧急救助；
- 急症评估；
- 孩子旷课通知；
- 因天气原因取消上课；
- 孩子退出看护计划；
- 父母必须提供的供应和设备；
- 特别庆典；
- 在白天和夜间父母如何与看护人员接触；
- 因为某些疾病而辞退孩子。

一旦你获得了这些基本信息，你应该在看护中心运作期间检视其建筑和操场，观看看护者如何与孩子接触。你的第一印象特别重要，因为它可能影响你将来对看护计划的期望。如果你感到看护人员对孩子使用充满温暖与爱心的方法，你可能很放心地将孩子交给他们看管。如果你发现看护人员拍打孩子，你有可能重新考虑是否将孩子送进去，尽管这可能只是你惟一看到的虐待表现。

要观察一天的日常运作，注意如何组织一天的活动和为孩子提供哪些有计划的活动。观察如何制作食物并弄清楚多长时间喂养一次。核对多长时间让孩子去一次卫生间或更换一次尿布；当拜访看护房间或中心时，观看是否具备了下列基本的健康和安全标准：

- 干净而整洁（不打断孩子的玩耍）。
- 具有充足的游戏设备并维护良好。
- 相对于参与看护计划的孩子来说，所拥有的设备均应适合孩子的技能水平。

■ 在孩子从事攀爬游戏、吵闹或玩积木（有时会乱扔）以及其他危险性活动时，应该总是有人进行密切监视。

■ 具有孩子每天可进行费力游戏的室内外安全区域，在攀爬设备下方铺有垫子，满足消费产品安全许可指南。

■ 食物加工区域应该与卫生间和更换尿布的地方隔离。

■ 应该保持尿布更换区域清洁，每次使用后消毒。

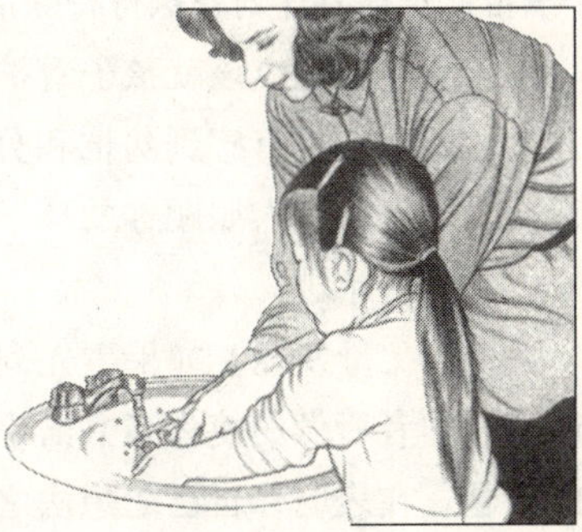

■ 卫生间、尿布更换区域和食物加工以及用饭区域附近应该有供孩子和工作人员使用的洗手槽。

■ 应该避免使用小椅子（培训），因为会增加引起腹泻的细菌传染的机会。

■ 包括在睡觉期间都应该密切监视孩子。

■ 在更换尿布和使用卫生间以后，负责更换尿布和清理卫生间的看护者应该仔细洗手。这些看护者最好不要参与食品加工和喂饭。

■ 一旦你对可为孩子提供的安全、和蔼以及健康环境的看护计划感到满意，你应当场让孩子检查。观察看护者和孩子之间的相互反应，确信你所有感到满意的地方切合实际。

与孩子的看护者建立关系

由于孩子的原因，你需要与你不在场时看护孩子的人员建立联系。你与看护者相处得越好，你孩子在和你的看护者相处时，越感到舒适，他每天受到的看护也越连续。

建立这种关系的一种方法是在你每天接送孩子时，与你的看护者交谈——即使很简单。如果在每天早上发生一些激动或烦恼的事情，可能影响孩子一天其他时间的行为，因此应当让看护者知晓。在你接孩子回家时，看护者应该告诉你离开孩子时发生的重要事件——从排便或进食方式到一个新的游戏方法或第一次迈步。如果孩子有生病的症状，你应该与看护者讨论，就孩子的情况恶化怎么办达成一致意见。

因为对孩子的爱护和行为控制，你和看护者之间可能会存在分歧。例如在孩子行为不良时，你可能听到“他从来没有使我感到开心”，不要认为这种情况非常严重——儿童经常对他们最信任的人表现最坏的行为。

如果你将看护者看做伙伴，他们会感到受到尊重，因此会对看护孩子表现出更大的热心。下面的建议有助于建立友好的伙伴关系：

■ 让看护者观看孩子在家制作的东西，或与看护者谈论孩子在家特别高兴或感兴趣的事情。解释分享这些信息对于你来说非常重要，鼓励进行双向交流。

■ 对你的看护者表示基本的敬意。

■为看护者和你的孩子或小组的活动提供材料和建议。

■在你将要离开前，花几分钟时间帮助孩子安静下来。如果他参与的是儿童看护中心，帮助他收拾东西并参与活动。如果孩子在家里看护，在你离开之前让孩子开始活动。确信孩子总是知道你将要离开，在你离开前对他说再见，但在你离去时，不要拖延分离时间。不要“偷偷”离开。

■帮助看护者计划并执行特殊活动。

你和看护者也应该就孩子看护将来可能出现的任何问题以及计划的变更进行详细的定期的讨论。要在你没有感到匆忙和分心的时候，与看护着进行深入会谈。如果可能的话，在你进行交谈时安排别人照顾你的孩子。要使双方都有足够的时间谈论所有的事实和观点，赞同特殊的目标和计划。

大多数父母发现，如果事先列一张重要话题的清单，这种谈话会非常顺利。你也可以通过谈论看护者所做的使你高兴的事情，使你们之间的会谈有一个积极的开端，随后转向你关心的话题。在表明你自己的想法之后，询问他的观点并仔细倾听。记住：孩子的看护方法很少有严格的对或错，多数情况下有几个正确的方法。因此在你进行交谈时要保持开明和灵活。用一个特殊的活动计划结束会谈，并约定下次会谈的时间。可以会谈一些具体的事情，你们双方都会感到舒适，即使这个计划需要2~3个月准备才能实现。

儿童看护活动项目

核对下列清单可以帮助你监视看护者和儿童看护计划。理想情况下，每一个问题的答案应该都是“是”，但实际上总有一些问题的答案为“不”。仔细观察回答“是”的问题，判断这些问题对你的重要性。

对于所有的孩子看护者

1. 看上去像可以与你发展一种开放关系的人吗?
2. 给你的印象像你孩子喜欢的人吗?喜欢与孩子一起相处的工作吗?
3. 同意你关于孩子支持与约束的信念吗?尊重你的家庭和文化信仰吗?
4. 可以为帮助孩子成长提供正确的活动、材料和设备吗?
5. 会鼓励孩子形成良好的卫生习惯吗?例如饭前洗手。
6. 知道基本的紧急救助原则吗?
7. 有足够的时间照顾他关照的孩子吗?
8. 可以使每一个孩子感到自己优秀吗?
9. 可以有规律花费一定的时间与你交谈吗?
10. 可进行规律的体检和TB试验吗?

儿童家庭看护或中心具有：

1. 有效的执照吗?
2. 靠近你家庭或工作的地方吗?

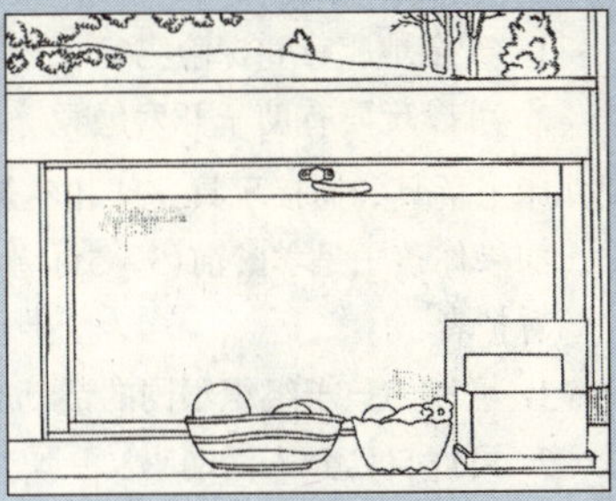

3. 有开明的政策，允许父母在任何时间拜访吗?
4. 足够的室内外空间满足孩子自由安全活动的需要吗?
5. 适当数量的看护者，可以满足所有孩子的需要吗?
6. 设备安全、清洁并适合参与的孩子年龄吗?
7. 充足的热、光线和通风设施吗?
8. 有明确的生病孩子看护政策吗?生病的孩子有隔离区吗?(隔离区域不是必要的，但是休息的地方必须安静。)
9. 有可以接受的安全标准吗?包括以下项目:

- 在任何攀爬设备的跌落区、门内外铺有垫子;
- 紧急救助箱;
- 烟雾探测器和失火情况下的紧急出口;
- 可以防止射线和热辐射;
- 在第一层的窗户上有足够的防护设施;
- 所有的电源插座上都有安全帽;
- 医药和有毒物品放在孩子接触不到的地方，尽可能上锁。

有机会:

1. 与孩子在室内外安静而主动地玩耍吗?
2. 单独与分组玩耍吗?
3. 利用设备和材料开发新的技能吗?
4. 与其他人相处和分享东西吗?
5. 通过艺术、音乐和游戏学习不同的文化吗?

如果你的孩子是婴儿和学步的孩子(3 岁以前)

看护者:

1. 喜欢拥抱你的孩子吗?
2. 可以合理照顾孩子(诸如喂养和换尿布)的身体需要吗?
3. 有充足的时间与孩子拥抱、交谈和玩耍吗?
4. 可以帮助孩子寻找有趣的东西供他观察、触摸和倾听吗?
5. 可以与你合作教导孩子如何使用卫生间吗?
6. 可以为刚开始学习爬行和走路的孩子提供安全的环境吗?

孩子家庭看护与中心:

1. 在楼梯的上、下口有门吗?
2. 有特殊的座位或为孩子设计的卫生间吗?每次使用以后可以方便清洁吗?(小椅子或培训椅子并不适合使用，因为很难保持清洁并增加感染的机会。)
3. 有清洁、安全的地方更换尿布吗?
4. 有用厚塑料覆盖坚硬的床垫的婴儿床吗?
5. 有相互分开的婴儿床吗?

有机会：

1. 安全地爬行和探险吗？

2. 可以玩耍有助于开发触觉、视觉和听力的物体和玩具吗？(例如可以运动、发出响声的玩具：婴儿床上玩具、插接玩具、球和建筑玩具。)

如果你孩子是学龄前(3～5岁)

看护者：

1. 可以为孩子组织不同的活动吗？

2. 可以自己介入活动吗？

3. 为孩子设定鼓励孩子独立的一致与合理的界限吗？

4. 能够认识到游戏和创造性的价值吗？

5. 对孩子的独立性格耐心并接受吗？

孩子的家庭看护或中心：

1. 具有靠近卫生间容易使用的洗手设备吗？

2. 具有室内外安全而坚固的游戏设备吗？

3. 具有一个可以有门上锁的室外玩耍区域吗？

4. 具有合适的玩耍空间吗？

5. 具有教育设备和玩具吗？

有机会：

1. 利用衣服和支架虚构游戏吗？

2. 在一天中的某个时间选择自己的活动吗？

3. 进行短程田园旅行吗？

在完成这个核对单子以后，如果你仍然不能确信孩子的看护安排，应与儿科医生一起讨论你的担心。

解决你和看护者之间的冲突

让我们假定你已经选择了一项经过精心准备的儿童看护计划，但这意味着所有的问题都解决了吗？答案可能不是。

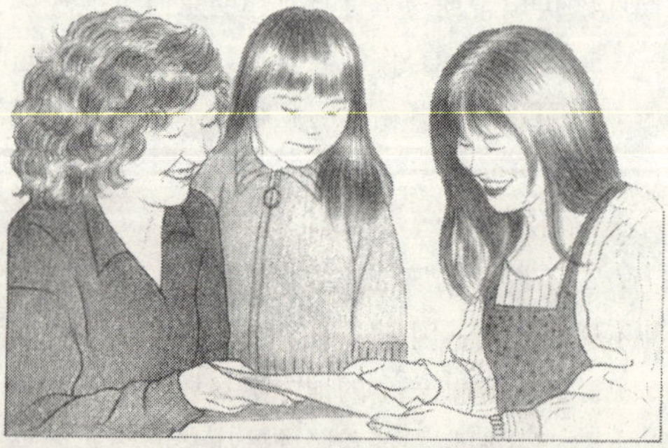

无论何时在两人以上共同承担看护孩子的责任时，注定会产生一些冲突。许多情况下，你仅仅通过交谈就可以解决孩子看护产生的纠纷，你很可能发现纠纷产生的根源只是由于对情况的误解。有时当有几个人共同承担看护孩子的任务时，要解决问题，你可能需要一项更有计划的方法。下面所列举的一些入门策略可能对你有所帮助：

1. 彻底明确问题的根源。保证你知道谁应该对问题负责，但要避免责备任何人。例如，如果你的孩子正在儿童看护计划中心撕咬其他孩子，要明白究竟是为什么？在决定问题是否由于你的孩子引起之前，要询问其他人之所见。可能是由于孩子爱招惹是非，因此在事情发生时，你可以提出一个看护者可以接受的替代方案。

2. 为寻找可能的解决问题的方法，听取任何人的意见。

3. 赞同一项具有明确时间限制并对包括你在内的每一位看护者进行特殊安排的看护计划。

4. 考虑你建议中任何可能出错的方面，避免这些问题发生并讨论这些问题发生时应如何处理。

5. 按计划行动。

6. 另行安排特定的时间观察计划是否正在实施。如果仍然没有实施，重新考虑计划的过程，看有什么必须改变的事项。

使你离开孩子容易的要点

每天的开始都具有挑战性：你必须让全家穿衣吃饭，然后还有时间送孩子进入看护中心，并有时间按时参加工作。所有问题中最难的是离开你的孩子；不论孩子多大，分离都非常困难，在孩子 2 岁以前尤其困难。下面的提议可以使你和孩子对分离都感到稍微容易一些：

孩子的发育年龄

0～7 个月，在婴儿的早期主要的需要是爱、舒适和满足身体发育需要的良好基本护理

7～12 个月，这个时期是孩子对陌生人感到焦虑的时期，你的孩子可能会突然不愿意与家庭中的任何人待在一起，儿童看护中心任何不熟悉的安排也会导致孩子烦恼。

12～24 个月，这个时间分离焦虑达到高峰，在你要离开时，孩子最难过。他可能不相信你会真正回来，在你要出门时，可能会哭泣并依附你。

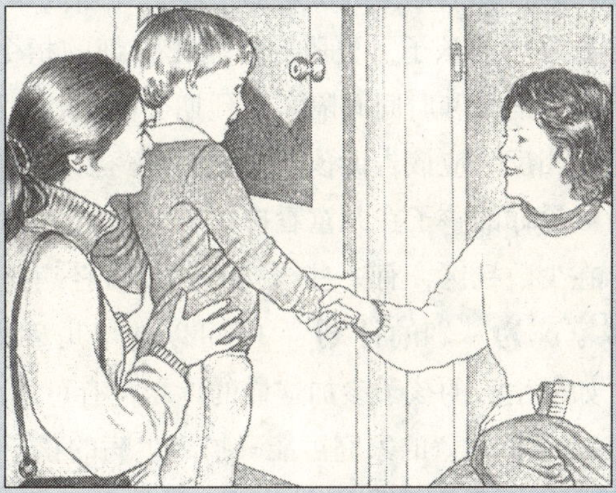

你的反应

0～7 个月时分离对你来说非常困难，年幼的孩子一般可以很好地适应所安排的所有儿童看护工作者。在参加托儿所的最初时间，你应该至少和孩子待上一个小时，到 1～2 周以后停留时间可以缩短。

如果可能，不要在 7～12 个月这个时期开始儿童看护计划，如果你的孩子已经参与了儿童看护计划，在你离开孩子之前，每天多和孩子相处一会。建立一个良好的分离习惯，或许是一个他最喜欢的玩具。重要的是每天保持一致。

12～24 个月时要理解，但更要坚定而持续。一旦离开就不要回来，除非你准备留下或带走你的孩子。

孩子生病时应该做什么

与多数孩子一样，不管你的孩子是否参加任何儿童看护计划，他都会自己克服疾病。大多数情况下，这些疾病是感冒和上呼吸道感染，经常发生于早秋和晚春时节。有时孩子会一次接一次发生感染，甚至生病数周。如果父母双方都是全职工作者，这可能成为很大的问题。

即使孩子患最轻微的疾病也有可能将孩子送回家，并且具有正当的理由。生病的孩子可能具有传染性，具有将疾病传染给其他孩子的风险。另外，生病的孩子也需要额外的关心和护理，大多数看护中心的设备很差，难以提供相关帮助。

有些州明文规定孩子看护中心应该将生病的孩子送回家。这样做很有意义，特别是在孩子发热、正在生病、咳嗽或打喷嚏、呕吐和腹泻时，因为这种情况下传染病很容易扩散给其他人。

然而，呼吸道疾病在出现症状以前就已经具有传染性。在任何人都意识到孩子生病以前，很可能已经将疾病传染过了，因此，排除孩子的原因并不是传染疾病。然而，尽管如此，几乎没有看护中心愿意承担即使看护哪怕是最轻微疾病的孩子。

理想的情况下，在孩子生病时，你应该和孩子一起留在家中。然而，如果你是全职工作者，就非常困难。因此事先要和你的雇主交谈，看在孩子生病时，你是否可以安排与生病的孩子一起在家中相处。你可以提议在家中工作，或者事先确定在孩子生病时代替你工作的同事。

假如你和配偶的工作都必须全职，你必须为生病的孩子做出其他安排。有时你可能需要为孩子安排替代护理，首选看护者和孩子都熟悉的地方。如果你指望一位亲属或雇佣一名保姆与孩子相处，确信他理解疾病的性质，并知道如何处理。

如果你的孩子需要服药，写出详细的指令。告诉看护者为什么要吃药，如何储存和服用（服药的剂量和时间间隔），预期会出现什么副作用和处理方法。不应该将药物伪装成食物或糖果；相反，应该告诉孩子要吃的是药物，并解释为什么要吃。要求看护者记录每次服药的时间。如果你的孩子在儿童看护中心，可能会要求你签署一份让看护者给孩子服药的协议。

在少数社区，有一些机构专门从事轻病孩子的看护服务，主要有：

以家庭为基础的计划 1. 可以进行儿童看护的家庭具有护理生病的孩子和健康儿童的设备。如果生病的孩子参加这样的计划，有可能会将他放在一个隔离的空间进行持续看护。

2. 看护儿童的家庭可能只护理生病的孩子，其中有些与看护健康孩子的中心有联系。

3. 机构和儿童看护中心可以提供在你的家庭工作的看护人员。

以看护中心为基础的计划 1. 有些儿童看护中心在进行常规儿童看护时，培训了一些看护病孩的看护工作人员，但与看护健康孩子的主要群体分开。

2. 中心为病孩提供独立的病号康复房间，由看护者管理。

3. 建立特殊的病孩看护中心看护生病的孩子。

在病孩看护中心，看护者将活动量调节到与病孩的体力水平相适应的程度，孩子受到许多拥抱和特别的关注。这种计划应该特别注意看护者和病孩的卫生状况，所有的设备，尤其是玩具应该经常彻底地清洁。这时可能有必要使用一次性玩具，这决定于孩子所生疾病的性质。对每一个生病孩子的护理，均应该包括可以电话求救的儿科医生和公共健康工作人员。

控制儿童看护计划中的传染性疾病

无论何时，只要孩子成群，他们生病的风险就上升。婴儿和学步的儿童特别容易感染疾病，因为他们往往将手和玩具放进口腔，导致传染性疾病更容易扩散。

成人不可能将儿童看护中心的玩具和其他物品保存在一个卫生条件非常完美的环境中。然而，具备许多经验和实践有助于控制传染疾病的传播。例如，免疫接种可以大大减少严重疾病的爆发流行。看护中心也应该要求儿童进行针对白喉、破伤风、百日咳、脊髓灰质炎、麻疹、风疹、Hib 细菌、乙型肝炎、水痘和病毒性感冒的免疫接种（在适当的年龄）。也应该核对看护者免疫接种的情况，如果感到不确定，也应该接受适当的免疫。

除了必须接受免疫以外，儿童看护中心也应该极其小心地保持良好的卫生状况。儿童应该有便于使用的洗手槽，在使用卫生间后，应该提醒儿童洗手，必要时要帮助他们洗手。工作人员，在更换尿布、擦鼻涕之后，或者接触食物之前也应该洗手。如果看护中心同时护理婴儿、学步儿童和接受卫生间技能培训的儿童，则每一组儿童应该有各自独立的区域，有自己可以方便使用的洗手糟。看护中心的设备和所有设施至少应该每天清洗一次，更换尿布台、卫生间和所有儿童容易放入口腔的东西都应该进行冲洗，随后在消毒液中浸泡，最后晾干。

作为父母有责任在孩子患传染性疾病，并且需要额外照顾时，将他接回家，以帮助看护中心控制疾病的传播（看护中心应该提供一些处理这种情况的指导原则）。当家庭的任何成员患严重传染病时，也要立即通知看护中心，并且如果看护中心有任何孩子患严重的或高度传染性疾病时，看护中心也有责任提醒所有的父母提高警惕。

教导孩子学习合理的卫生洗手习惯，以减少传播自己疾病的可能性。然后，自己也要学习一些看护中心最常见的疾病，知道在孩子的看护中心发生疾病时会发生什么情况，应该做出怎样的反应。看护中心常见的疾病有：

普通感冒、流感和其他呼吸道感染

由病毒引起的最常见感染通常是普通感冒、流感或耳朵感染。因为看护中心的孩子经常接触许多人，因此通常比在家里护理的婴儿更容易患传染病。然而，婴儿期以后，由稳定的儿童看护中心看护的儿童感染、发病率下降。但一个重要的例外是由 Hib 细菌引起的感染。看护中心儿童此病的发病率上升 3~4 倍，幸运的是，接触这种疾病的机会因 2 岁以后使用 Hib 疫苗免疫而大大减少。

腹泻

胃肠道疾病是仅次于呼吸系统疾病的第二大传染病。每个孩子平均每年发生 1~2 次腹泻。腹泻很容易在那些洗手习惯不好、粗心更换尿布或食物加工不卫生的看护中心传播。然而，即使看护人员非常警觉，单个的生病儿童也可以将疾病传染给其他人。

如果孩子腹泻，在离开他那天时，要和儿科医生或儿童看护中心的工作人员进行核对。如果他只有轻度腹泻，暂时离开几天将减少疾病传染的机会。但如果怀疑是更严重的原因，在孩子返回看护中心以前，应该进行进一步检查以确定病因（细菌、病毒或寄生虫）。

皮肤和眼睛感染

脓疱病、虱、金钱癣、壁虱、冻痛和结膜炎（红眼病）是儿童期常见的疾病。仅仅通过感染区域接触人就可以传播这些皮肤和黏膜疾病。幸运的是这些疾病并不严重，只是带来不适和不方便。儿童看护中心的工作人员如果发现任何孩子患有这些疾病，应该通知你。使你可以观察自己孩子的症状。如果发现孩子有这些症状，应该通知儿科医生，以便早期诊断和治疗。

肝炎

如果一个儿童看护中心的孩子患甲型肝炎——病毒性肝炎的一种，则很容易传染给其他孩子和看护者。婴儿和学龄前儿童中，多数孩子没有症状或仅有轻微的非特异症状。较大的病孩仅仅表现为低热、恶心、呕吐、腹泻和黄疸。然而，患这种疾病的成年人的症状一般非常严重。注射丙种球蛋白可以控制肝炎的传播，但在任何人还没有意识到这种疾病以前，看护中心的工作人员和父母就可能已经感染上了。因此，即使与看护中心没有密切关系的人确诊患甲型肝炎，儿童的父母和工作人员也应该警惕，并协商防止疾病传播的最好方法。目前已经有甲型肝炎疫苗问世。推荐从事儿童看护设施等职业的工作人员和国际旅行者接受免疫注射。

巨细胞病毒感染

巨细胞病毒一般只引起儿童和成人轻度患病，儿童有时根本没有任何症状。然而，病毒对于任何没有经过免疫的孕妇则非常危险，因为感染会导致新生儿的严重缺陷。感染很容易通过体液的直接接触进行传播（眼泪、尿夜和唾液）。幸运的是多数成年妇女具有对这种疾病的免疫力。如果你是孕妇，而且还有一个孩子在看护中心，或者自己是家庭看护的承担者或看护中心的工作人员，那么你接触巨细胞病毒的机会就会很高，应该与你的妇产科医生协商。

HIV（艾滋病病毒）和乙肝病毒

乙肝病毒和 HIV 可以引起严重的慢性疾病。HIV 感染在发展成 AIDS 时，就是一种严重的慢性疾病。儿童感染 HIV 和乙肝病毒通常是在怀孕或分娩期间由母亲传播得来。只有在感染儿童的血液进入未感染儿童的血液时，才可以将病毒由一个人传播给另一个人。因为一般的儿童看护中心并不会发生上述情况，因此被感染的儿童对他人没有危险。为了避免这些严重的疾病传播，应该戴手套处理所有的出血性损伤，而且所有血液污染的表面和衣服应该清洗并消毒。

预防和处理儿童护理过程中发生的损伤

在家庭和儿童看护中心发生的许多损伤均可以预防。虽然儿童看护中心的工作人员对孩子的安全负主要责任，但你也应该帮助看护人员识别设备中潜在的危害、在接送孩子时观察看护人员的安全防护措施，预防损伤的发生。例如你对看护中心可以进行安全巡视，确保所有的设备正常工作，寻找减少危险的其他方法。

应该特别关注汽车内和汽车周围孩子和成人的安全。看护中心应该具有较大的、挡雨的和有明显上下车标志的站点。父母在将孩子送进和抱出汽车和安全带时，应该避免暴风雨的侵袭；孩子在进出看护中心的建筑物时，也应该受到保护。应该沿着靠近中央的街道安排孩子玩耍，如果孩子和其他人共用一辆汽车进出看护中心，确信其他司机给孩子使用安全带。在开车前，司机必须检查车辆以确保车上任何人合理使用安全设备。在将车锁在停车场以前，要确保车上所有的人都下车了。在看护中心或全天家庭看护结束时，即使将孩子交给熟人也要十分小心。

如果你的孩子的看护计划包含有游泳课程，应确保遵循合理的安全规则。儿童使用的任何水池、湖泊、小溪或水槽均应该首先通过公共健康权威部门的检查。如果水池靠近或位于儿童看护中心，应用可锁闭的、儿童难以攀爬的篱笆围绕。基于卫生的原因，应该避免使用便携式水槽。

汽车合用安全

如果你是汽车合用组织的司机，你必须像对自己的孩子一样对待车上的每一个孩子。这意味着每一个孩子必须用好安全带、汽车不能超载、约束不服从安全规则的孩子并核对你车上的所有人都处于安全状态。此外，你和司机还要观察如下必须谨慎处理的事项：

- 只有在路边或车道上时，孩子才能上下汽车。
- 如果可能，让每个孩子的父母或其他负责的成年人将孩子送上汽车并妥当安置，到家时亲自带孩子下车。
- 将所有孩子移交给看护中心的工作人员直接监管。
- 将所有的硬物件，例如午餐盒或玩具放在地板上。
- 只有在检查有没有手指和脚夹陷在门里以后，才可以关闭并锁上汽车门。
- 乘客的窗户只打开十几厘米宽，如果可能的话，锁上乘客座位上可以控制的电动窗盒门。在开车之前，提醒孩子安全规则和适当的行为。
- 走最短的路程，避免危险的情况。
- 如果公车组织中的任何孩子失控或行为不端，将车驶向路边；如果某个孩子总是出问题，则将他从共车组织中排除，直到他的行为得到改善。

■每一个乘车的孩子都应该可以得到紧急联系信息。

■理想情况下，每辆车上都应该有灭火器和紧急救助药盒。

安全巡视检查项目：

在你下次巡视儿童看护家庭或中心时，利用下面的清单确信其设施安全、清洁且维修完好。如果单子上的任何项目有问题，就要让看护者或负责人注意，并在以后进行随访，确信已经得到纠正。

适合所有计划的室内安全巡视：

■地板光滑、清洁，没有凸凹不平的表面；

■攀爬的楼梯上覆盖可以吸收冲击力的表面材料；

■医药、清洁剂和工具放在孩子够不着的地方；

■具有紧急救助药盒，并放在孩子够不着的地方；

■墙壁和天花板洁净，并维护良好，没有油漆剥脱和塑料损坏；

■儿童总有人照看；

■电源插座用保护帽覆盖；

■电灯维修状况良好，没有磨损或裸露的电线；

■孩子不能接触热水管和辐射源或进行覆盖，以免孩子接触；

■热水器设定的温度低于华氏 120 度(摄氏 48.8 度)以防止烫伤；

■没有有毒植物或携带疾病的动物(例如海龟或鬣鳞蜥)；

■垃圾容器有盖子；

■出口有明确的标志，并容易到达；

■禁止使用产生烟雾的看护设备；

■窗户进行安全防护。

适合所有计划的室外安全巡视；

■草地上没有小而尖锐的物体和动物的排泄物

■玩耍设备表面光滑、固定良好，没有灰尘、夹缝和尖锐的角，所有的螺丝钉和螺栓应该戴帽或隐藏起来；

■所有玩耍设备的高度均不应该超过(15 厘米)；

■摇椅轻便灵活，没有开放或 S 形的钩；

■滑梯具有宽广、扁平和很好梯级的脚踏，两侧有扶手可以防止摔倒，滑梯的末端具有平滑的区域供孩子减速；

■金属滑梯应该遮蔽太阳；

■覆盖没有使用的砂盒；

■危险区域边缘使用可阻止孩子进入的屏障；

■操场表面由边长 12 英寸(30 厘米)的木块、装满碎布片的轮胎构成，很容易摔倒的区域铺有吸收冲击力的材料(单杠或滑梯的下方)。

适合婴儿和学步儿童计划的安全巡视：

■玩具不含铅或没有油漆剥脱、生锈，或者没有容易分解的小部件(玩具的重量和柔软性可以提示是否含铅）；

■高脚椅的基部宽广，具有安全带；

■禁止学步的孩子在瓶子周围走动或携带瓶子上床。

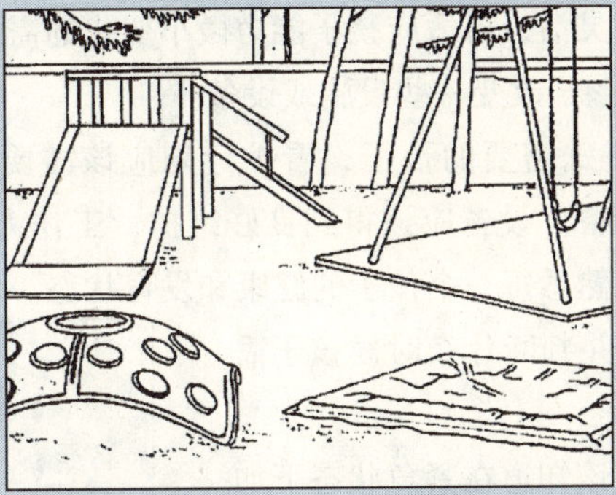

具有特殊需要的孩子的兼职看护

如果孩子有发育性缺陷或慢性疾病，不要让孩子游离于看护计划之外。实际上高质量的兼职看护不仅对孩子十分有用，而且可以使你获得喘息的机会。这些孩子比其他孩子更能从社会接触、身体锻炼和各种有组织的计划中获益。

孩子花费一些时间参与儿童看护计划对父母也有好处。照顾一个残障的孩子需要更多的时间、精力和感情，代价也非常高，需要父母双方参与。然而，寻找一个鼓励孩子进行正常儿童期活动，并同时可以满足孩子特殊需要的优秀看护计划可能十分困难。

自从1986年通过了残障孩子行为教育修正案以后，所有的州均应为具有发育性残障的学龄前（3～5岁）儿童提供特殊的教育计划。修正案的另一部分也给了各州为发育性残障或迟滞的儿童开发特殊教育计划的优先权。有关这些早期介入计划的可行性，父母应该向儿科医生或所在州的教育和健康部门寻求帮助。

询问孩子是否可以参加一项群体计划，并且询问看护中心的建议，与你的儿科医生一起寻找适合孩子的计划。有时没有任何选择，但通常——尤其在较大的社区——有几个计划可供选择。你选择的计划应该满足前文所述的其他看护计划的一些最基本条件，另外，还要具备下列条件：

1. 计划应尽可能包括具有或没有慢性疾病和发育性残障的孩子。伙伴之间形成的正常关系可以使残障孩子更加放松和具有社会自信心，并帮助孩子建立自尊。这样的安排可以使孩子忽视表面的差异，发育良好的孩子也可获益，有助于孩子发展对所有人的同情和尊重。

2. 看护人员接受过特殊培训，可以满足孩子的特殊需求。

3. 看护计划至少应该有一位顾问医生，主动参与计划中有特殊需要的孩子的看护政策和程序开发。

4. 在保证安全的前提下，应该鼓励所有的孩子达到自己能力许可的自立。应该只限制在不能进行危险或医生严格禁止的活动。

5. 计划应该非常灵活，可适应孩子能力微小变化的需要。例如，为一些体力上有难度，或视、听觉受到损害的孩子改变一些设施或设备。

6. 为满足具有特殊需要的孩子，看护计划应该需要一些特殊的设备或设施。例如，哮喘孩子的呼吸治疗设备。设备应该得到良好维护，工作人员应该接受正确使用的培训。

7. 工作人员应该熟悉每一个孩子的健康和发育状态。假如一个孩子有慢性病，工作人员应该可以识别其症状，并判断什么时候孩子需要医疗救助。

8. 工作人员也应该知道在紧急状态下如何与每个孩子的医生联系，并应具备进行必要医疗处理的资格。

这是一些非常普通的建议。因为特殊需要的范围非常广泛，因此不可能精确地告诉你如何为孩子选择最好的计划。如果你对儿科医生建议的几个计划感到难以决定，可以重新回去，就你的担忧和他交谈。你的儿科医生将帮助你做出正确的选择。

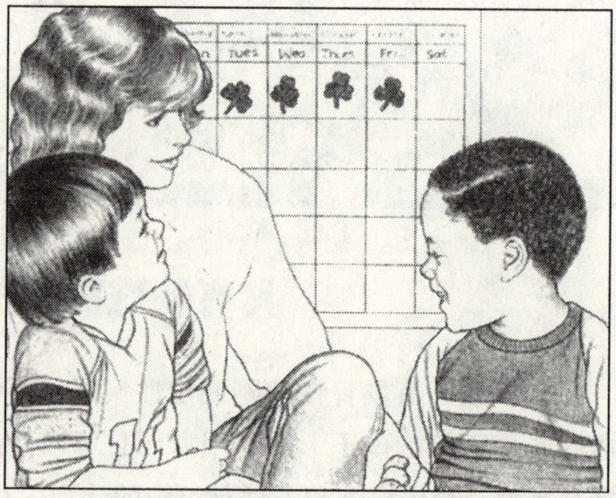

如果你孩子有发育性缺陷或慢性疾病，不要让孩子游离于看护计划之外

不论你的孩子具有什么特殊需要，你不在场时他如何进行看护是你作为父母必须要做的重要决定之一。你已经了解的信息可以帮助你，但记住你比任何人都了解你的孩子，因此在选择和改变儿童看护安排时，主要依据是你的需要和印象。

6

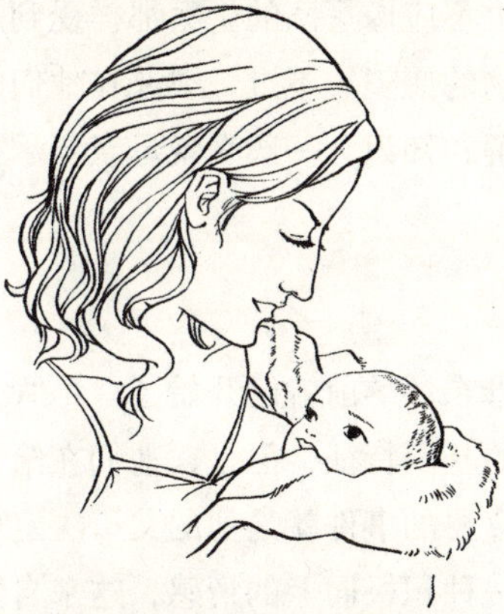

开发孩子的智力

令人惊奇的小宝宝

从20世纪60年代开始，心理学家才对新生儿产生了兴趣，并开始对他们的行为进行科学观察。几百年来，人们一直认为婴儿刚生下来时，就如哲学家洛克所讲的，仅仅是一块白板。要培养一个好孩子，父母只需在这块干净的板子上正确书写就行了。与此相反，法国哲学家卢梭则认为，儿童生来就很聪明，可谓高贵的未开化之人。如果让他自然发展，他将会成为一个有道德、有知识的人。

根据19世纪心理学家威廉姆·詹姆斯的观点，在新生儿的眼中，世界是繁荣、热闹、混乱的。基于这种认识，他建议父母要指导婴儿离开明亮的光线或辛辣的食物这些干扰物，因为这些东西只能使他们更加迷惑。需要提醒注意的是，有人仍坚持认为千万不要给婴儿刺激，这么做只能培养出一些乏味的儿童。

到20世纪，婴儿的日常生活被严格地做了限定，以致即使是新生儿也必须按规矩去做，也就是该饿的时候再饿，该哭的时候再哭(仅仅在喂食之前)。这一时间表是由新西兰的医生特鲁比·金规定的。那些敢于照他的这一规定去做的父母，犯了极大的错误。之后，约翰·鲍尔比博士对此加以继承。他认为婴儿永远不应没有母亲(那个时候父亲没有义务)，他的观点同样带来了严重的危机。在20世纪50年代，本杰明·斯鲍克解放了这种束缚，但他后来受到了指责。幸运的是，这些自称为婴儿教育权威的人现在的势力已不强大，这可能是因为我们正对婴儿予以更多的关注。

观察婴儿，看他们如何对一些细致的实验(如选择一种最喜欢的味道)做出反应，是一件费时的、需要付出较大代价的工作。通过耐心的研究，心理学家已经积累了足够的证据，清楚地表明新生儿既不是白纸一张，也不应像军队的士兵那样受到严格的限制。他们已有准备，可以发展一整套个性特点和发现事物的愿望。不过，婴儿在他们的早期探索中如何成长，要依赖于那些照看他们的人的态度、理解和知识。一般来说母亲要承担这种责任，因此笔者把她作为最早给予婴儿关爱的人。

聪明从哪里开始

聪明儿童的问世可以说在母亲怀孕前就已开始了。尽管未来的父母无法选择他们的祖辈，无法选择他们将要遗传给后代的基因特征，但是，他们在给予下一代一个良好的开端方面还是有能力的。也许儿童一生中最重要的事件就是他的父母决定要一个宝宝。一个父母真正想要的婴儿，生命中有一种优势，有一种积极向上的情感，这来自父母双方对孩子的渴望。父母想要的孩子通常比不想要的容易抚养，较少腹部疼痛。此外，如果怀孕是一个“错误”的话，那么积极的受欢迎的情感就不会总出现在婴儿身边。半个多世纪之前，在药物和其他可靠的避孕方法尚未广泛使用时，人们总面临着怀孕并把另一个生命带到这个世界上的危险。现在，对我们大部分人来说，已有很好的机会可为未来生命的诞生做好准备。

当然，每一个妇女不好的健康状况和习惯对于未来的婴儿都会有一定的负面影响。吸烟，无论是母亲自己在吸烟还是被动吸烟，都会降低新生儿的体重和智力。随之，这又会降低新生儿对疾病的抵抗力，因而他本应能够茁壮成长，但事实上却做不到。那些怀孕时吸烟仍很厉害(每天 20~30 支)的母亲，其子女在学校里会有更多的困难，并且更有可能表现得过分活跃。酒精，哪怕每天只是 1 盎司，对未来的宝宝也会大有伤害。那些喝酒太多的孕妇，其未来的宝宝出生时体重轻，运动中的协调性差，行动缓慢，难以唤醒。结论很简单，起码在你怀孕时要避开有害的尼古丁和酒精。

营养和锻炼对未来的母亲和婴儿都大有益处。不过，只有在饮食极差的条件下，如饥荒或贫困时期，婴儿的能力才有可能因生前营养不良而受到长久的影响。如果妇女年龄较大(超过 3~5 岁)，那么所生婴儿智力落后的危险性就会更大。不过若父亲年龄小一些，这种危险就会降低。在发达国家，好的产前护理通常可以免费得到，那些受到这种关照的妇女所面临的危险就会大大减少。

优　生

对父母来说，相当难的一个问题就是如何保证婴儿在出生时能像他在母亲子宫中的发育一样的好。不同国家和地区在产科服务的质量上有差异。在不同地区找到可行的服务是能做到的，你可以把自己的生育安排在某个地区，或者是婴儿健康记录最佳的医院。在最坏的情况下，这会给婴儿带来生与死、异常与正常之间的差异。这取决于在必要时有无设备可以采取紧急行动，以避免出生时婴儿或母亲遇到的伤害。

有时，基于心理学的深入研究或假设，人们说他们对自己出生前的感觉有记忆。他们大多讲述子宫的温暖，描述他们拼力挣扎和被推出来时的情景是多么可怕。尽管这可能是真实的，但它们也可能来自想像，或者是成年人对出生所了解的东西的片断记忆。不过，在许多文化背景中都有这种故事。

事实上，从生物学角度来讲，胎儿在子宫内的最后几周有一点点意识是可能的。在出生前不久，可以看到婴儿对噪声或触摸会做一些简单的动作，这些动作在他们出生后将以一种更复杂的方式出现。例如用手抓握、把脸转向触摸物这些动作的开始。即使在生前一个月，胎儿就能学会适应环境(如噪音或刺眼的光线)，但这种能力直到出生后才得到认真测验。

基于这些观察，最近有些人认为在婴儿出生时要非常细心地对待他们。法国医生弗雷德里克·莱鲍尔建议：婴儿应在一个光线较暗的房间里安静地降生，然后把他放在母亲的肚子上，不要剪断脐带，并且轻轻地抚摸，这样使母亲和婴儿相互习惯对方。这个观点就是要尽可能为刚问世的婴儿创造一个良好的环境，引导他们来到这个不平坦的世界。我们不知道这种方法是否会对儿童将来的智力发展产生影响。迄今为止，还没有定论。

这种生育方式假定婴儿能意识到发生在他身上的事情，但是，从生物学角度讲，当事情太多难以承受时，人的本能会采取一种方式来切断意识。例如，当条件太具刺激性时，新生儿就睡觉，大多数婴儿在出生时都经历过缺氧的体验。缺氧会降低他们的意识水平。此外，要真正理解所发生的事，需要大脑节律的发展，而新生儿在这方面尚未发展，但是随着脑的发育会发展起来。这种不成熟为婴儿承受更多的心理刺激提供了内在的保护。但是，安静地、温柔地出生，至少为母亲提供了一种愉快的体验，可以帮助她更容易地认识小宝宝。

刚出生的一段时间无疑对培养母亲与婴儿的积极情感很重要。不过，有些医院仍然把母亲和婴儿分开，只在需要喂奶和更换尿布时才让她们在一起。以这种方式分开的母亲，有时会发现自己在做母亲方面不如一开始就与婴儿在一起的母亲更自信。研究母婴关系的心理学家发现，不仅在婴儿出生时母亲就产生了一种接触他的愿望，而且为了产生预期的效果，这种愿望需要马上得到满足，也就是让母婴身体接触。

在分娩后母婴待在一起是很重要的，前三天似乎尤其重要。父亲似乎对婴儿的出生也特别敏感。那些看到婴儿出生的父亲会感到与他们更亲近，对他们更亲密。那些渴望子女而马上看到自己孩子的人也同样如此。

刚做父母的夫妇应要求母亲和婴儿待在一起。尽管医务工作者可能会说婴儿打扰病房中的其他母亲，但是每一位母亲和婴儿都有同样的需要。对他们来说，待在一起心理上会更健康。据说让母婴分开可以减少感染的危险，但有时这么做似乎更是一种管理上的卫生。如果医院不同意，那么最简单的办法就是让母亲和婴儿尽快回家。

有时在分娩期间给母亲吃止痛药会让母亲和婴儿昏昏欲睡，因而在产后不太敏感。早期使儿童的敏感性变迟钝的做法可能会产生长期的影响，因为它会影响到正在发展中的母婴关系。有一年对母婴行为的测量表明：与那些分娩时未接受药物的母亲相比，接受药物者必须付出更多的劳动以形成良好的关系。显然，有些时候必须使用药物，但它们的确会产生副作用。因此，若能回避，最好不要使用药物。在有些医院里药物用得比较多，母亲若不想使用就可以拒绝接受。

婴儿出生前和出生过程中你能做什么?

- 怀孕期间努力保持平静。
- 避开有害的药物，如尼古丁和酒精。
- 照顾好自己，定期进行产前检查。
- 若能做到，分娩时避免使用药物。
- 可能的话，要求婴儿在一种平和的气氛中降生。
- 设法在一出生时就与婴儿保持密切的接触，以便彼此更好地相互了解。
- 若一开始对婴儿没有爱意，那么尽可能耐心地培养。把你的感受告诉医院或诊所的某个人。
- 随意与你的配偶谈论彼此之间以及与婴儿的感情。为了获得一种安全感，婴儿需要她的父母十分清楚他们所处的位置。

迎接新生儿

跟许多关系一样，父母与孩子的关系毫无疑问要受他们对孩子的第一印象的影响(但是我们的确不知道婴儿对父母的第一印象是什么)。许多父母在看到孩子看着他们时会十分敏感，他们会设法通过抚摸她的脸来刺激她，这是相互认识过程的一部分。尽管大多数人假定母亲在一看到新生儿时就会爱上她，但并非总是这样。爱和接纳并不会在需要时出现，婴儿的长相和表现对此会有影响。当然，有些婴儿比其他婴儿容易得到爱。抚养一个你很不喜欢的亲戚家的婴儿是不容易做好的。

父母在婴儿出生前对未来的宝宝(也包括对他们自己)总是抱有期望和恐惧，这是很自然的事。他们可能会发现婴儿降生后令他们失望甚至生气，但无论是他们自己还是其他任何人，并非总能承认这些感受。不过，如果你能承认这些不好的感受，那么通常会使你处理它们时比较容易。对婴儿来说，他们能感受到父母在情绪方面的紧张，对此他们会放声哭泣。就这样，一种紧张的家庭生活方式从一开始就不知不觉地确立了。即使在离开医院后，母亲和婴儿的关系仍会受到一定的影响，因此，医院里所做的事的确很重要。

不过，最初对婴儿缺乏感情的情形基本上迟早都会克服掉。要尽可能对婴儿示以爱意，与他谈话，一心一意关注他，逐渐你会发现真正的爱会出现。有了爱，婴儿的理解力和敏感性就会发展，基于此，婴儿才会有幸福感。

新生儿心理发展中最重要的部分就是他的社会生活。显然，生理健康对于婴儿的生存的确很重要，但是，每天进行的触摸、搽粉和喂食会产生明显的心理影响，它们发展了父母与婴儿之间的关系。父母可利用这一点来帮助婴儿发展成一个有能力的孩子。

母亲是婴儿最早的信息传递者，是外面世界与新生儿之间的纽带。帮助婴儿在社会中找到他的位置是父母的工作。这种责任从婴儿一出生时就开始了。当智力活动开始时，父母和婴儿都不能不受它的发展方式的影响。

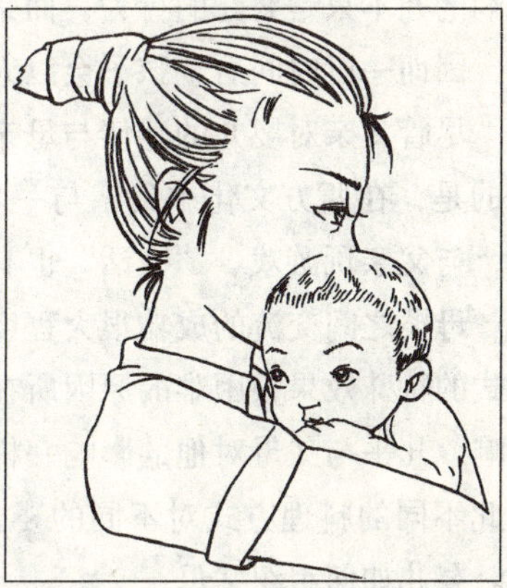

尽管没人能读懂婴儿的心理，但是我们可以观察她与别人在一起时是如何表现的。由此我们可以发现她的心理活动是如何发展的。下面列出一些新生儿具备的心理能力。

■看：新生儿能把两眼集中于 20 厘米远的一点，用眼睛追随运动的物体，区别颜色。

■听：新生儿能区分出说话声中的高音和尖音，区别出某些相似的音，如“pah”和“bah”。用有节奏的声音可以安慰她。

■闻：这种感觉一出生时就发展得很好，而且新生儿有强烈的喜好(如牛奶)和厌恶(如氨水和甘草)。

■尝：新生儿更喜欢甜味而不太喜欢咸味，能区分出酸味和苦味。

■触摸：新生儿对身体的触摸很敏感，女孩更可能如此。

■发音(说)：新生儿发出的第一个音是出生时的哭声，这只是对空气的反射呼吸，之后会因饿或痛苦而发出明显的哭声。

交谈

尽管新生儿不会讲话，但他们却是很了不起的小交流者。从一开始起，母亲和婴儿就对相互之间的信息很敏感，并且开始双向的“交谈”。起初来自婴儿的信号不容易被觉察，这也许正是它们好久不能被识别的原因所在。毫无疑问母亲总能意识到这一点，但也许没有人想到去问她们。

有时婴儿想尝试某件事，母亲不得不予以纠正，而有时正好相反。这种“对话”常常循环进行。有这样一例，对话可能始于婴儿盯着看母亲。对此，母亲会看看他、摸摸他，与他谈话。他观察、微笑，然后开始转过脸不再看母亲。母亲设法保持他的兴趣，他闭上了眼睛。这个循环就结束了。母亲和婴儿谁都可以重新开始这个循环，这个过程可能会连续发生许多次。

上述发生在婴儿头两三个月时的交流，表明了母婴之间关系的风格，这种风格将会在他们今后的生活中一直起作用。由于母亲和婴儿中的每一方都会受到来自对方的信息的影响，并对这些信息做出反应，因此在某种程度上每一方都控制着另一方。那些从一开始就意识到并且接受了婴儿所扮演的主动角色的母亲，会把她们的宝宝当做成人来对待，给予她可能的最佳生活开端。这个新生命有自己的需要、愿望和打算，她的母亲学会了识别并把它们翻译成语言，如："你要抱抱吗?"或者"喂，好宝宝，好舒服，准备睡觉觉。"

不过，母婴之间的"对话"并不是很民主的。母亲通常在建议和要求婴儿做出某种行为方面起领导作用。她一般会这么做：说一些赞同的话，告诉婴儿她在什么时候会高兴，以及设法制止那些她认为不能接受的行为。一个敏感的母亲知道孩子在什么时候会接受她的训斥。母亲影响的并不只是婴儿的行为，而是他的整个学习方式。正因为母亲把孩子视为一个正在成长的人，因而一段时间后，孩子会以人们认同的方式去行动。

尽管父亲对婴儿的感情与母亲不同(他没有怀孕、生育)，但是他们通常很想接近孩子。不幸的是，在西方文化中父亲与一岁以内的婴儿单独待在一起的平均时间每天不足半小时。然而，与父亲玩游戏、"谈话"也有助于婴儿的心理发展，对于婴儿平衡的发展也是很重要的。

母婴之间交流的成功很大程度上取决于双方的敏感性和忍耐性。这正是判断一种特定养育方式的特殊效果很困难的原因所在。每个婴儿的不同天性，对他与别人的关系以及父母行为的影响，几乎与父母对他的影响一样大。没有哪两个婴儿会以几乎同样的方式对影响做出反应，因此不同的料理方式对不同的婴儿会有不同的效果。父母对孩子的心理世界当然不能全面负责。婴儿如何组织父母?

你能为小宝宝做些什么?

- 不要对新生儿太宠爱，只要多抱抱他，多关注他就可以了。
- 不要花钱买那些他还不感兴趣的玩具。这个阶段只需从简，他有两三个玩具就行了。
- 带他到屋外转转，让他看看发生的不同事情。把他举起来，以便他能舒适地观察这个世界。
- 偶尔在小床内挂上一件玩具让他看。距离面部 20 厘米，以便他能集中注意。
- 在纸板上画一张大脸，挂在他能看见的地方。婴儿喜欢脸。他想看的时候就会转过脸去看。
- 使婴儿保持俯卧姿势，每天半小时，饭后 5～10 分钟，以加强他的颈部肌肉。如果他能轻易地移动头，那么就会看到更多的东西。但要注意让他呼吸顺畅。
- 尽可能多与婴儿待在一起。

婴儿和母亲之间深深的爱在他一出生时就开始了，不过常常要用几个月的时间这种爱才能得到充分的发展。在培养这种爱的过程中，婴儿起着很主动的作用。这一过程不是单向的。婴儿通过哭、微笑、喊叫等可以让妈妈与他接近的方式来形成这种双向联系。婴儿在饥饿、疼痛、困倦或生病时，要比他们吃饱和舒服时需要更多的注意。但是婴儿会以不同的方式来满足这种需求。

有些婴儿不善于做出积极的反馈，他们不能给母亲很多的保证。例如，当他看见母亲时，看上去似乎并不高兴，而当母亲离开时他又哭起来。另一方面，有些孩子就做得很好。母亲应注意观察婴儿吸引自己注意的不同方式，应多拥抱他，让他懂得他的努力是成功的。这会增强他的幸福感和安全感。

但也有一些婴儿似乎一点也不知道自己想要什么，因而尝试各种方法来看哪一种是最满意的。这对那些尽力使宝宝快乐的父母来说会让他们感到困惑。耐心点，继续鼓励婴儿为交流所做的尝试，这可能要花费几个月的时间。很快你就能找到一个让全家人都满意的做法。

在西方文化中，人们通常是在婴儿要求得到食物时才给他们吃，实际上这意味着他们必须做出需要食物的行动。哺乳的母亲在婴儿哭的时候给他喂奶。但在南美洲，如玛雅的印第安人，只要婴儿一动弹，母亲就给他喂奶。这里的母亲在婴儿饿哭之前就等着喂他们。做母亲的同情婴儿，预先就对孩子的希望有所准备，而不是等着他来要求。因此，从一出生起，西方人就让婴儿承担重大的责任。在西方，人们期望婴儿对自己的生活做出许多决定，之后成年人根据对婴儿所下命令的解释来做出反应。

又如，西方的婴儿可以采取一些行动使自己感到舒服。如果别人抱得不合适，让他感到不舒服，他就会抱怨，让人明白他喜欢别人怎样抱他。由于婴儿已懂得了怎样才能舒服，他的妈妈也会很快知道这一点，双方之间的交流就会改进。与此相比，玛雅的婴儿则没有选择，他们被传统的绳索牢固地捆绑着。

西方的婴儿不仅必须主动要求食物，使自己感到舒服，而且他必须安排好对自己最有利的睡眠方式(不过有些婴儿似乎不善于做这件事)。与成年人待在一起的时光对婴儿来说是重要的，至少可以让他得到食物，感到舒服，因此，当人们在身边时他必须设法保持清醒，当人们不在身边时才睡觉。在新生儿看来，他不能保证总有人在身边，而且他很快就懂得只有在他要求食物或舒适时，这些需要方有可能得到满足。

这样婴儿就可能因为上述策划活动而遭受不幸的负面影响，那就是焦虑。如果你从一开始就不能确信下一顿饭从哪来，那么产生某种不安全感也就在情理之中了。

在稍大一点的儿童身上，我们可以看到这种焦虑或不安全感，这来自对男女孩所采用的不同抚养方式。人们常常允许女孩子比男孩更依赖一些。例如，要得到照看，女孩哭的次数可以少些，而且不必先要求就能比男孩得到更多的拥抱。之后，大一点的男孩就会发现，要求得到别人的帮助不是很容易，他们应比女孩更独立。这一点在成年男人身上也可看到，他们比女人更害怕依赖。

从男女孩一出生起，父母就常常不知不觉地对他们独立的表现予以鼓励。通常对孩子独立的迹象(如喝够了就把瓶子推开)几乎没有人注意，也不会亲切地认可。我曾经听一位母亲在谈起孩子的独立性时这样说："我们必须尽早离开产房，因为罗杰(婴儿)想回家。"

我们给予孩子策划自己生活的自由越多，他们就越需要更多的慈爱和安全。爱和友善不是一回事，婴儿也需要友善。

与婴儿协调一致，你能做什么?

■ 留心她给你的任何示意，如眼神、哭或者手势，并迅速做出反应，以表明你得到了她的信息。

■ 设法与孩子协调一致。如果你知道她心里想什么，就可以事先为她着想，关心她的希望。这样她就可以放松自己，不必为得到想要的东西而焦虑。

■ 保证让婴儿得到许多爱抚，特别是对男孩子也要一视同仁。

■ 对婴儿要友好，充满爱意。

你能辨别新生儿是否聪明吗?

在出生时，聪明的孩子可能要比其他孩子更机警。有些孩子从一开始就能独自把头抬高一会儿，仿佛在环顾四周，对生活有强烈的好奇心。有时，医生和护士会告诉父母婴儿是否比一般孩子机灵，但他们也可能对所有的父母都讲这种话。

一个感觉敏锐、反应迅速的婴儿常常很聪明。在你抱她时，你会感觉到这一点。如果她似乎避开某个东西，那就表明她能区分什么是让她感到愉快的，什么不是，这也就是心理活动的开始。婴儿越敏感，也就越容易得到满足。

孩子笑得越早，聪明的可能性就越大。尽管这不是完全可信的迹象，但它是个象征。很早就开始笑的婴儿常常会成为聪明活泼的儿童。

非常聪明的儿童在出生时常常大一些、重一些，但也不尽然。理由是：大一些的健康的婴儿更有可能是由那些怀孕时得到良好营养和关照的母亲生的。这些母亲也更可能在家中给予她们的宝宝最好的教育和帮助，这在后来的智力测验中会表现出来。较重的婴儿也可能在生活中有心理上的优势，有较好的身体素质，因而有理由比其他孩子更快活。例如，他们每次可以吃更多的食物，因而不需频繁地喂养，可以把精力转向更多的智力活动方面。此外，父母因不必忙于给孩子喂食和清洗，会认为孩子可能是社会型的人，于是就可以对他采取不同的做法。因此，从一出生起，与较轻的孩子相比，较重、较吸引人的孩子可能会发现他们处在一个愉快的、情感上得到支持的世界里，就会以许多方式利用这种最初的好运气。

新生儿身上不同能力的发展速度是不同的。尽管这些能力之间有某些关联，但是根据一两种已测出的能力的发展来判断其他能力的发展是难以做到的。婴儿的某些技能与其身体发育状况有关，有些与经验有关，而有些与两者都相关。在设法判断孩子聪明与否的早期迹象时，要把他作为一个完整的人来看。总而言之，聪明儿童在发展中各个方面都超前，在父母的帮助下，他们有可能保持住这一优势。

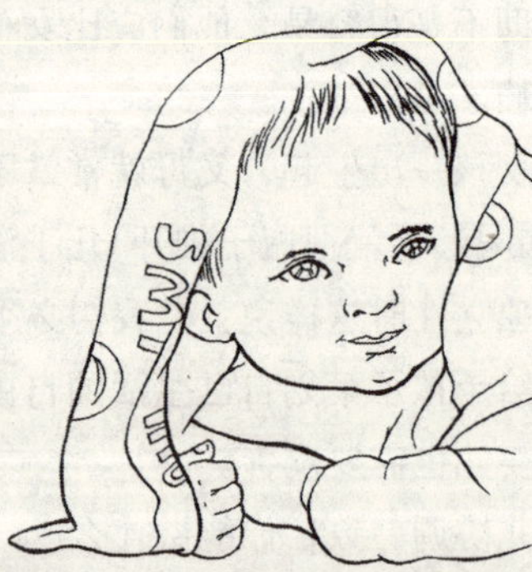

父母能给予新生儿心理上最重要的恩惠就是爱的拥抱。这指的是站立着多抱抱婴儿，多用眼睛与他接触。这能让婴儿感到安全，继而为探索、学习以及今后的自立打下基础。但要注意不能给予婴儿太多的拥抱，这样会把他们宠坏的。

美国教授布拉泽顿对赞比亚的新生儿做过研究，结果发现；在刚出生5天时，他们就比美国婴儿进步得快，到10天时更是如此。在2岁前他们一直保持这种优势。2岁时，他所研究的美国婴儿才开始在简单的心理测验中赶上他们。他认为这种早期优势可归因于对待婴儿的方式。赞比亚部落的妇女通常用布带子把孩子拴在背后。婴儿哭时母亲就喂他，睡觉时有母亲在身边，按照西方的标准很粗略地对待他。后来孩子的进步慢了，可能是因为他的妈妈又生了一个小宝宝，通常就把他搁在了一边，失去母乳的供养，开始了营养不好的饮食。

母婴之间密切的身体接触使他们彼此之间更容易了解。当母亲把婴儿抱在身上看着他时，她就便于对婴儿发出的信号做出迅速的反应。反应越快，婴儿就越容易使新的学习保留下来，婴儿不太善于记住以前发生的事，因此做母亲的必须反复对同一信号做出反应。如果在适当的时候母亲能在身边，那么母婴之间的交流对双方来说都会容易些。

从一出生起婴儿就有建立一种亲密关系的真正需要。他们需要有机会来探索身边的世界，大多通过与别人进行“交谈”来实现。这正是理解力和语言产生的基础。尽管婴儿积极地尝试使自己的生活更快活，但他们的活动并不仅限于使生活更舒适。

婴儿生来就偏爱社会生活，这使他们能及时地发展成社会化的人。新生儿需要爱——身体和情感方面的——以及成年人及时的反应、激励和接纳。

人的大脑从一开始就是活跃的。出生不久，婴儿就开始选择和组织她的经验。当她清醒时，总是对发生在周围的事做出反应，努力去应付她所接收到的信息。光和声音不只是以一种偶然的方式从她身边一溜而过，它们会受到儿童的注意。有些被打发走，有些则作为记忆的开端。从一开始婴儿就努力学习，尝试做事的不同方法，不停地试验，判断结果的价值。虽然她对所做的几乎一无所知(成年人这么想)，但是社会生活是一项需要处理的非常复杂的事务，她需要马上就着手进行。

心理发展不是父母可以从外界施加影响的什么东西，也不仅仅是坐等着天生的能力像花苞一样自然开放的事情。它是一个内部活动过程，其中婴儿发挥着很大的作用。婴儿寻找他的学习机会，从未完全依赖可以给他带来心理刺激的机会。他通过喁喁细语或哭声来吸引人们的注意，使事情发生。如果婴儿只是被动地坐等体验，那么几乎什么都不会发生。当然他将不能练习交流。

婴儿出生时有一些未经头脑思索的身体反射，我们不应把它们与心理活动混为一谈。例如，若成人把一个手指硬塞进婴儿的小手里，她就会抓住它。如果把她抱在合适的位置，她就会做出一些行走的动作。把她的脸朝下放，她能举起头。尽管这些反射是有用的，但新生儿没有任何实际技能，技能的获得仍需学习。

电视录像带在帮助理解很小的婴儿方面起了突破性作用。婴儿的行为常常稍纵即逝，因而我们现在能用特写镜头和慢动作看到的大部分行为在以前是绝不会看到的。录像带可以反复放，直到观众熟悉屏幕上的每一个细节。有时细微的动作只有在反复放几次后才会发现。

人们设计了双屏幕技巧，也就是把母亲与婴儿的图片分开，这样就可在同一时间两个独立的屏幕上看到这些图片。这种方法提供了一种对母婴在一起时各自的行为进行考察的机会，与在同一框架内观察母婴的行为相比，这种方法更易做对比。由于只在最近几年才开始使用这些技巧，因此即便是最新的有关儿童发展的教科书，也没有报道这些发现，许多细节只能在研究文献中找到。下面列出一些新近的发现：

眼睛的接触

婴儿天生的眼与眼的接触能力在形成母婴之间的联系方面发挥着关键作用。从出生起，婴儿似乎就被人脸所吸引，在一周内能认出母亲的脸。一个月时，婴儿能吸收有关脸的大量信息，可以把熟悉的脸和陌生的区别开来。所有新生儿都不能看清远处的东西，不过母亲通常都会把脸自然而然地放在合适的距离内，一般是跟婴儿 20 厘米远(8 英寸)。

观察

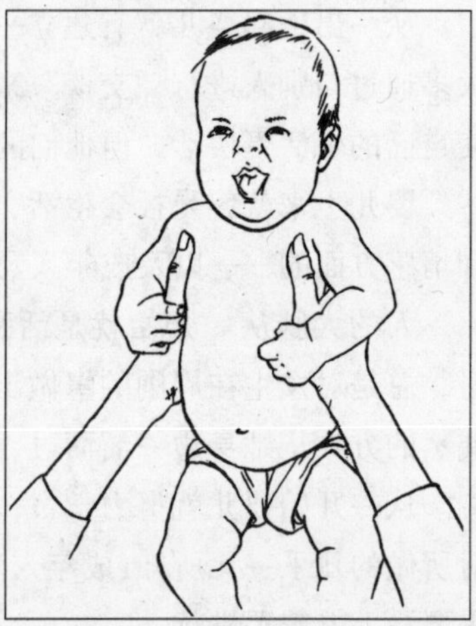

从出生起，如果把一个大物体放在适当的距离，那么婴儿可用眼睛追随它几秒钟，不过对小的物体还做不到如此。一周以内，他会有目的地移动眼睛，并且很快就会对所看的东西有所选择，例如追随他自己的手的移动。出生后几天，几乎所有婴儿都能追随红光，把头和眼移向这种光。在做这个动作时，他们把所有的行为集中在协调视觉、身体运动和注意力方面的任务上。

听

在出生后几秒钟，婴儿能侦察到声音的方向，并把脸转向它。仅仅在 12 小时后，他们就能发现人的发音与其他声音之间的差别，只对那些看得见的带节奏的运动有反应，这在慢动作的录像带上可看到。母亲和婴儿通过声音、相互“交谈”和“倾听”来了解对方。

我们不应把婴儿长时间单独丢下，没有人与他谈话或听他说，这是因为婴儿需要与其他人经常练习没有词的“聊天”，这会为他将来的语言打下早期的基础。

感受性

婴儿出生时五种感觉就在起作用。尽管没有两个婴儿在敏感性和反应速度方面是相像的，但所有婴儿对发生在他们周围的变化都很敏感。当环境中似乎出现了明显的变化时(如有个新声音在说话)，新生儿会大吃一惊或哭叫。婴儿也会闭上眼或把头转过去避开太亮的光线或干扰他的动作。

父母应留意不要让孩子负载太多的信息，否则她有可能学会“拒载”，注意广度越来越小，失去早期学习中的许多内容。父母的敏感性必须用来做指导。持续注意孩子，看她是否避开你的注意。如果她那样做了，就尽量减少引起他反应的注意。

微笑

作妈妈的讲婴儿到第二周就能微笑，但医生和护士总说这不大可能。归功于电视，我们现在有足够的证据可以说明母亲所言是对的。这些早期的微笑事实上是经过高度组织的行为，它表明思维的开始。

这些微笑不同于后来的微笑。因为它们来自婴儿内部的感觉，而非对其他人微笑的反应。最早的微笑可能是对母亲声音的反应，或者可归因于婴儿周围环境中的变化。变化太大，只能带来紧张和哭泣；变化太小，婴儿就会忽略它。在几个月内，当婴儿接触的事物越来越多时，这些自发的微笑就会渐渐地被真正的社会化的微笑所取代。

模仿

与以前的观点相反，新的电视技术表明：婴儿出生后不久，在某种程度上可以模仿母亲的面部和身体动作。出生 14 天的婴儿甚至能模仿坐在身旁的成年人手指的动作。

几周后，婴儿开始用嘴唇模仿言语动作的模式，但他们甚至刚一出生就能区分不同的发音。言语就从此开始。要尽可能多与婴儿交谈，即使他还不能理解词汇，但他会理解你的音调，并且他会喜欢有节律的声音。

哭

哭是婴儿早期声音交流的主要手段，可以用它把人召唤到自己身边。有各种各样的哭，强度和节律都不同，它们传递不同的信息。例如，父母很快就会知道饥饿时的哭与恐惧时的哭有什么差异。不要让婴儿太频繁地大声哭喊，这样会限制其交流技能的发展。若能做到，尽可能在婴儿哭的时候做出及时的反应，这样更有可能建立母亲和婴儿之间良好的关系，并且最终会减少哭。当婴儿知道她的哭有可能得到迅速的应答时，她会更倾向于扩展和尝试其他更微妙的吸引你注意力的方式，她的要求也就不会太强烈。

对婴儿的哭做出反应，不一定就会宠坏她。不过有些婴儿比别的孩子更好哄。容易哄的孩子，在父母做出各种让她平静的努力(如摇晃、抚摸、变换位置)时，将会很快做出反应。有些人认为女孩更容易“安慰”。爱闹事的孩子对一般的安慰可能不会做出太多的反应，致使做母亲的会感到自己不太胜任。通过这种方式，婴儿好不好哄的特点就表明了她所受到的关照。婴儿越容易哄，越说明她受到了更好的关注。

阻止孩子哭的最好办法就是把她举在肩上。通常这会让她睁开眼环顾四周。如果你的孩子不太喜欢拥抱，就试着抬高她的座位(如把座位放在桌子)，这样她就可环顾四周。

无论你做什么，有些孩子总比其他孩子爱哭，父母不得不判断用什么最好的方式来对付孩子的哭，这也是事实。如果你竭尽全力而她似乎并不对你的关注做出反应，那么你就应去寻求帮助。不要延误，因为你已被弄得手忙脚乱，这一点很重要。

早 产

人们通常认为早产不能给婴儿带来生活的最佳开端，可是却有 8% 的婴儿是早产儿。不过最新发现的一些事实可以帮助我们懂得如何克服掉早产和出生时体重不足带来的问题。

判断婴儿的心理发展给我们提出了一个问题。总的来说，婴儿出生后的年龄通常是测量的最佳基础，不过某些能力的发展的确依赖于生理上的成熟。对早产儿来说，可能并不完全如此。例如，脑电波随年龄而发展，因此早产儿的脑电波模式可能与相同年龄发育成熟的婴儿相似，心理发展也一样。另一方面，婴儿视觉的发展受制于身体成长的速度，早产儿发展得较慢。

不幸的是，早产儿常常不得不应付额外的不利条件，除了早产外，他们要比其他婴儿承受更多的压力。例如，早产儿的育婴箱(尽管对他们的生活很重要)并非是促使婴儿心理发展的理想场所。在医院，一天 24 小时内都有光和声音。这是不正常的情境，会影响新生儿心理和肌肉之间微妙的协调。在这种情形下，即使是成人也会受到不利影响。但是，在育婴箱里成长的婴儿面临的主要问题就是缺乏正常的学习体验，要持续几周过多地承受无组织的、混乱的光和声的体验。

若能提供给这些婴儿一个更正常的环境，那么他们整个发展过程中就会出现大的进步。例如，定期从育婴箱里抱出来拥抱，或者让她躺在比较软的床上，或者播放有节奏的声音。这样一来，有这些体验的早产儿体重就长得较快，心理上更能迅速做出反应，协调性也更好。

早产儿发展过程中的“噎嗝”需要在家中得到特别的关注，以便使她能够补上曾经失去的获益机会。例如，早产儿的视觉发展比不上发育完全的婴儿，因此母亲必须做出特别的努力来建立与婴儿的关系。眼与眼的接触对智力发展十分重要，但早产儿可能在这方面更困难，因此做母亲的投入许多精力来建立这种关系是很重要的。尽管这与以后的双向的伙伴关系不同，但它是个开端。

由于早产儿注意能力有限，较少做出视觉反应(这是由于不成熟所致)，因此他们的父母需要在家中对他们予以特殊关照，从而使他们得到充分的体验。不过，有些研究描述了儿童发展过程中的一种“赶上来”现象。在农村瓜特马拉，新生儿在生后第一年要放在一个黑暗的房间，几乎不给什么刺激，以用来保护他们。当 2~3 岁测量他们的心理发展时，结果发现是滞后的。但到童年期的时候，他们大概会赶上来。这种现象或许也适用于生后一段时间住在医院或营养不良的孩子。

所有婴儿在出生时以及生后的头几周内身体都是最脆弱的，因此在这一时期必须合理采纳医学建议。受到特殊医疗护理的婴儿，他们的父母有时会认为他们应控制住想抱婴儿的感情，除非在需要喂食的时候。但对所有婴儿的心理成长来说，从出生起就开始进行身体的接触并建立关系是很重要的。在一些医院坚持抚摸你的孩子是必需的，你可以与她谈话。医生和护士为了婴儿的利益，通常愿意满足父母的希望，因此不可能会出现问题。

在生命头几周内，父母最可靠的行动指南便是他们对婴儿的搜索和探究活动的觉察能力。这种能力一方面可以帮助父母知道婴儿能做什么，另一方面也可以帮助婴儿练习学习新东西。

在发展婴儿智力方面，你能做什么？

出生时：

■婴儿从一开始就是觉醒的，因此要鼓励他发展探索的兴趣。例如，把你的脸和一些明快的物体放在他的眼前，这样他就可以用眼看，用手指摸，也就可以从感觉中学习。

■留意使婴儿感兴趣的东西，如你的头发或奇怪的响声，鼓励她接触这些东西。

■把一面镜子放在小床上方(要安全)，距婴儿脸部 20 厘米，使他能看到自己在镜中的脸。他在拉自己的脸时会感到很快活。把镜子贴在一个半坚硬的结构上，如一段塑料，让他用手够。

■不要把太多的东西放在小床内或周围。过多的刺激只会使他厌倦。

■倾听他的哭声和低语，及时做出反应。

■做一个他能够着的“摇篮体操”玩具，用绳捆在小床或童车上，使他能碰它们，观察它们摇动，学习一些手与眼的协调。开始时他抓不住它们，因为还很难。

六个月：

■给他几个不会摔碎的结实玩具。不要太小(直径不小于 5 厘米)，否则他会吞下去。

■谈论你所做的事(如穿袜子)，要反复重复关键词语。

■每天让孩子在地毯上自由地玩一段时间，这会让他更快地开始爬，进行探索。

■让他处理一些事情，如开灯。当他成功时，就说“亮”。婴儿也喜欢玩偶匣。

■当他开始爬时，要提供安全的地方让他探索。自由探索是很重要的。

■对婴儿要做出反应。若有困难，如正在打电话，那么就打断一下，告诉他“等一会儿”。这样要比不理他更好。

■玩参与游戏，如捉迷藏。

■使用可让婴儿在里边爬着玩的携带式围栏或其他任何限制设施(如高椅子)，只要婴儿看上去满意就行。当他表现出厌倦的迹象时，就把他抱出来。

■要让婴儿的生活充满活力。可以变化他的活动场景，与他谈话，使他对你的日常活动发生兴趣。

■对婴儿来说，没有谁会比其父母更能让他感兴趣了。略微夸大一下你的活动使它们更清楚些，如讲话慢一些，做出清楚的面部表情和身体动作等。

如何发展能力

能力是每个儿童学习的重要组成部分，尽管难以描述，但在我们看到它时都知道。这意味着在合适的时间采取合适的行动，让事情发生，用正确的方式看清其本质。儿童将在家庭内学习如何成为有能力的人，学习与之相伴的自尊。

婴儿不久就会知道，自我意识对自己的世界能有什么影响，与此同时开始学习如何尊重自己。在头一年，婴儿开始意识到他独立地存在着，与其他人不同。从那时起他开始对“我”有了一点点理解。父母应尽可能地在孩子哭叫时做出应答，因为他正在发展的自我价值感来自与其他人的交流。尽管大约 3 岁时，儿童仅仅把自己看做家庭中的一个成员，但他在很长时间内一直努力争取这一点。这正如当你 2 岁时，你还小，不能考虑很远，因此你在独立性方面能做的最好的尝试就是对一切事情说“不”。

大约 6 个月，在婴儿开始能从陌生人中识别出熟悉的人时，你才会看到他第一次独立的兴奋。在他一开始爬时，他就对周围进行着探索，此时他自信妈妈和爸爸会一直在身边陪伴。当婴儿有准备时就开始探索，这时父母可以为他们铺平道路，但不能推着他们去做。与孩子玩时，在他够着什么东西时，就大声鼓励他。只要安全，就告诉他做得如何好，这会给他带来进一步尝试的勇气。无论如何，房间必须布置得较为合理以保护婴儿，否则，父母就会花一些时间说：“别，不要摸。”这对谁都不好。

有时父母自己的不安全感使得他们不允许孩子摸索自己周围的路。过分焦虑的母亲经常会说：“别干那件事，你会伤了自己的。”这当然对婴儿的探索能暂时起到保护作用，但让婴儿知道自己是无助和无用的，会低估他的自信心和利用内部资源的能力。实际上，父母正在以这种方式减慢孩子的思维。婴儿每前进一步，每一个新的友谊，每次出现的新想法，都能增加他对自我的感受和正在增长的能力。这不仅仅意味着父母设法给予孩子以自信，而且意味着告诉他们做事的方式，让他们参与到过程中去。儿童的智力发展与他们的情绪状态紧密相关。帮助他们处理事情的父母，也帮助他们在生活中做得更好。

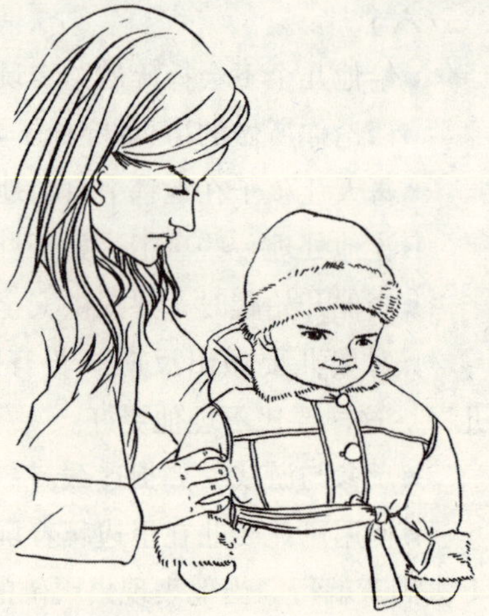

这里有两个培养能力方面的例子：

有关发展能力，你能做什么？

- 给孩子尝试处理问题的新技能的大量机会。有教育意义的玩具，如把环状物套在钉子上，对婴儿来说很有价值。之后，友谊会变得很重要，因此要让他结交伙伴，多认识人。
- 鼓励孩子理解他正在做的事，以及为什么要做。这有助于了解自我和心理的发展。从孩子很小的时候起，你就可以做这件事。具体做法：谈论你和他正做的事，并且尝试不同的方法，如“让我们看看，如果你摇摇它，会发生什么”。
- 在好的行为出现时要予以奖赏，而不只是满足孩子频繁的要求，以换取片刻的宁静。例如。当你的孩子“帮助”洗餐具时，就要奖给他一个吻或其他好东西，并说谢谢。但若他在超市付款处要巧克力时，不要让步，这只是鼓励他下一次再要求。

■使学习的念头成为一种快乐，因而你要尽可能给予帮助，而不是说“不”字。鼓励婴儿探索的天性，享受参与他的探索活动的乐趣。

■可以给幼儿一些简单的工具，使他们在监督之下学会如何使用。能够从事有潜在危险的活动，如使用锤子和钉子，知道如何游泳，要比事后处理伤害好得多。

■婴儿在兴趣方面需要平衡。一岁时，母亲应设法与他建立一种轻松自由的关系。那时孩子将会有信心，让妈妈不时地离开自己，对其他事情产生广泛的兴趣。否则，她 2 岁时会成为一个不断挑剔的孩子。

心理的形成

心理和身体关系如此密切，以致离开了哪一方，另一方就几乎不能运转。它们总是相互作用、相互影响。(除自主反射外)身体运动离不开思维和情绪，比如，负责腿部运动的大脑区域在产生运动的愿望时需要心理的配合。另一方面，折断一条腿会使你感到沮丧。

不论什么时候，在利用自己的心理和身体时，我们更愿意用从出生时就习惯的方式，也就是必须适应生存的社会。人的心理有一种天生的倾向，即把某种秩序纳入正在进行的事情中。实际上，我们喜欢对生活进行分门别类，制定规则。当孩子发现这些乐趣时，就注意倾听他们。我们制定的许多规则似乎并没有任何真正的目的或者说有什么意义，而仅仅是一种智力练习。

我们也喜欢制定一些禁令。一群玩游戏的孩子会很快找出一百条规则。但否定性规则常常有情绪方面恐惧的基础，如“不要在梯子下走”或“不要在裂缝上走。”因为恐惧而导致人们保持一致，以避免情绪上的冲突。不过这有点自相矛盾，因为我们通过观念上的冲突在智力方面有了成长、学习，发展和具有创造性。

讲人类在动物世界里有最高形式的智力——起码我们这样认为——是让人高兴的事。在所有温血动物中，惟独人具有自我反映(与自己对话)的能力。并且，交流是心理发展的真正工具。动物并非不交流，而是在语言方面有相当的局限性。正因为语言的使用才使人类的心理得以发展。

从最广的意义上讲，智力是个体处理自身世界的能力。它是个体实现目标——无论是基本的如找食吃，还是长远的如通过考试——的能力。智力先通过估计什么是可行的，之后在此基础上采取最佳的方案来发挥作用。

你可以对智力和体力做一比较。虽然练习可以造成运动员成绩方面的很大差异，但有些人发现他们能够轻易地赢得比赛，而其他人则不论如何努力都落在后面。如果心理学家能够掌握使人们的心理能力大幅度提高的钥匙，那将会让他们欣喜万分。但是，还没人能带来这样一个妙方。

虽然我们不能很快地提高智力，但却能阻止它充分发展。恶劣的身体条件，如出生时脑损伤，或年幼时忍饥挨饿，对智力的发展会造成损害。与其他人隔离养育的儿童(如精神错乱的成年人会这么做)除非在早期能采取补救措施，否则其心理能力就会十分有限。但更微妙的是，如果幼儿智力方面受到的培养和训练较差的话，那么就会使儿童的心理发展水平降低到自然水平以下。

在测验智力时，意识到具有文化意义的部分显然很重要，但同时在可能的情况下把每天的智力活动包括在内也很重要、因为智力总要涉及真实的世界以及其中受到重视的东西。不论人类智力的组成成分如何，我们都必须在它自然的成长背景下去领悟它。

关于智力的本质，人们已经进行了一个世纪的研究，难怪人们对心理学家仍然不了解自已的心理表示不解。但智力不是神秘的东西，它也不需要成为难解之谜。问题是智力不能像通过所举起的哑铃重量来测量体能那样，把它作为一种清楚的心理能力进行测验。智力包括许多方面，因而每个测验只能测出其中的一部分，而且我们不能肯定这些测验之间的重复程度如何。也许最容易的做法就是把智力看做是一种无形的运动的集合，它由不同的思维能力(如推理、判断、灵活性和创造性思维)组成，这些能力一起发挥作用。不同的统计方法产生了 100 多种不同的思维能力，不过它们之间的差异有时可忽略不计。

语　言

对人类和每个婴儿来说，最早的语言形式之一是给事物命名。即使到现在，命名还带有一些神秘的性质，这是我们祖先本应意识到的。某些宗教，如正统的犹太教，因担心发生什么事而拒绝给他们的上帝命名。“做”方面的词汇通常按重要性顺序紧跟其后，之后是更抽象的概念方面的词。

儿童必须学会父母所讲语言的音和义，也应获得在几百年来对语言的使用中发展起来的思维过程。通过这种方式，儿童的思维和行动不可避免地与语言的使用联系在一起。如儿童“把我抱起来”这个简单的要求，告诉了我们她的许多心理活动，即：她把自己看做是不同于其他人的人，相信她自己发号施令的能力，以及她把被举起的身体动作与特定的情感需要和反应联系在一起。

我们使用词汇的方式能很好地说明我们心理活动的方式。思想必须用语言表达出来才能交流。并且若要付诸语言，首先必须对它进行分类。我们总是先思考，然后才想说思考了什么，并以某种方式表达出来。在充满生机、不断发展的社会文明中，新词产生，其他一些词汇因不使用而消失。在 1960 年之前，没有人能按后来使用的那种方式理解“laid-back”或“swinging”这些词，而现在它们已过时了。当然，我们并不是总能理解电视答问节目中呈现的一些陈旧的词，如“loafers”游手好闲者、“swells”衣着入时的人、“bounders”无教养的人等。这些用来表达概念的词已很久不再使用了。活生生的语言总是接受改变的，讲语言的人也总是在改变着它。

学习说话可能是儿童智力发展中最重要的部分，它是从出生时母婴之间的“对话”开始的。乐于聆听孩子讲话并对他们做出反应的父母，对儿童语言的发展大有助益。智力方面的这种教养越好，婴儿在智力的发展上就会越大。幸运的是，婴儿天生就有掌握语言的能力，使他们学习起来很快。到4岁时，儿童在语言上已相当流利，可以帮助较小的孩子学习讲话，甚至能简化语言，以便更好理解。

为了帮助婴儿发展语言能力，父母有必要尽可能多地花费一些时间来与孩子交谈。应在婴儿牙牙学语或第一次尝试讲话时仔细倾听，并以婴儿能理解的方式做出回答。在做这件事的时候，用眼睛注视着他马上与他讲话是很重要的。即使在你不和婴儿交谈时，他们仍然会继续学习。

只有在儿童有了说话的准备时，才可能提高她的交谈水平。你不能强迫灌输语言。因为婴儿是不能接受的。例如，2个月的婴儿能模仿并学会使用元音节，但不能掌握辅音。再过几个月后，她就开始掌握辅音。婴儿学习语言的头一年对以后的说话和思维能力起着关键的作用。如婴儿早期的牙牙学语中包含着她今后将要使用的所有音节。它们甚至可以告诉人们孩子有多聪明。例如牙牙学语多的孩子常常会成为聪明儿。另一方面，在人们预期之前就提前讲话的婴儿，未必就会成为表达更清晰或者更聪明的孩子，这一点会令人失望。这是因为很早的言语更有可能是模仿，而非经过考虑的话语。

聪明和不太聪明的孩子在经历上有差异，其中最引人注意的、可能也是给人印象最深的差别就是家庭中交谈数量的多与少(不仅包括与婴儿的谈话，也包括家庭成员之间的交谈)。当然除交谈数量外，交谈的质量也包括在内。儿童正是在家庭背景中学习使用语言来表达他的想法，同时在使用语言的过程中形成智力活动的方式。

当家庭中的谈话很少时，婴儿在思维和概念上就得不到机会锻炼和发展。但是，家庭中高水平的谈话并不能自动地让婴儿早早说话。许多著名人物直到进入少年时期才开始讲话。丘吉尔在早期表达方面的困难并未影响他后来卓越的英语表达能力。

如果你能对婴儿说的话做一简单的记录，那么它就会帮助你获得孩子讲话情况的真实面貌。6个月左右，婴儿开始发一些类似“r”和“p”的辅音，从那时起到1岁左右，她在语言学习上进展得很快。1岁时婴儿很可能掌握一些词，之后会进步很快。

婴儿是从给他们每天所看到的东西(通常是能够动的东西)进行命名来开始说话的。他们常常从食物和饮料开始，再到动物、衣服和玩具。现在，婴儿更可能先说“小汽车”，后说“房子”。14~20个月时，母亲仍需为孩子命名。如果她用期待的语气说“洋娃娃”，那么幼儿也会试着重复它。但是母亲应给孩子保持这样的压力，即：在他似乎掌握那个词后，就尽快测验他，问：“它是什么?”母亲的期望只应略比孩子所掌握的超前一点。

在18个月到2岁之间，婴儿开始把词放在一起，如“爸爸去小汽车”(Daddy go car)。这是语法的开始，但是还需不断前进。之后，当儿童在说话方面有所发展时，她就开始从当前的状态转移出来，以便能给她的听众讲一些事情，并且问一些简单问题。父母可以帮助她，如问："你做了什么?你看见了什么?"

每一个群体，甚至像家庭这样的小群体，都有自己的语言规则，儿童必须学会运用它们。一开始，幼儿学习周围人们讲话和思维的一般方式，之后当人们纠正他时，他就在规则上下功夫。例如，成年人可能会说："请你把这封信寄走好吗?"但是讲话者并非真的要求听者回答这个问题，语法上似乎是提问题，但事实上是一种要求，这是实际使用语言的方式。儿童对成年人思维方式的敏感会帮助他学习语言规则，这在今后的外语学习上也一样。

当儿童在讲话中出现了错误，他们仍然会按规则进行。例如这么讲："He hurted me" hurt 不应加 -ed。本例中使用的规则的确是期望儿童学会的，但英语用法常常要在规则之外逐个单词地进行学习。到5岁时，儿童已对那些规则掌握得很好，讲话时几乎没有一个错误。不过，儿童在语言学习方面受到的训练和注意越多，他们在这方面的表现就越好。

在每天的谈话中，即使是和很小的孩子，父母也可以运用语言来帮助孩子扩充当时对某个话题的想法。

要取得最大的学习成效，谈话的主题必须有趣，而且只要儿童表现出兴趣，谈话就应进行下去。你可以通过观察幼儿注视某件东西的时间长短来判断她的兴趣所在，然后可以就此与她谈论，即使她还不能讲话，但在讲话前很长一段时间内已能理解意义了。随着年龄的增长，儿童的谈话会越来越长，越来越复杂。但是，在他们对某一话题已有足够多的想法要说时，他们会让你知道。

儿童学习说话并非鹦鹉学舌般地模仿。他们在愉快的社会情境中学得最好。在这种情境中，他们可以练习已经知道的东西，并且继续尝试一些别的东西。在孩子努力发出音后表现出你的快乐会鼓励她继续学习。善于聆听一直是父母能够给予孩子的最重要的礼物之一。

与婴儿交谈，不仅仅是与成年人谈话的简单翻版。你不仅仅在交流，而且一直是在教孩子。婴儿在语言上进步得越多，他进一步学习的范围就越大。语言能够自己生成。

对婴幼儿讲话方面的建议：

1. 重复你说的话。
2. 随时随地讲。
3. 讲话要大声。
4. 发音清晰。
5. 问简单的问题。
6. 不要给出大多的信息拼命教他们。

儿童的问题

当儿童长大一些时，他们开始提问题，但是聪明的孩子与其他人提的问题不同。普通孩子更多地问"是什么"的问题，如"那叫什么?"或"我的玩具在哪?"，但聪明孩子更多地问些"为什么"的问题，如"为何月亮在天上?"。这些"为什么"的问题更难回答，有时甚至不可能，但它们来自一种正在发展中的探索事物的才智。不应以施恩或随便的方式来回答。

有关语言你能做些什么?

对婴儿：

■身体上与婴儿要亲近。在她高兴时尽可能多地谈论、多倾听。

■给孩子提供一些简单的东西，如一个玩具和一把梳子，观察他注意哪一个。然后把他感兴趣的那个东西拿给他看，并一起“谈论”它。以同样的方式给他看房间里其他物品。

■在婴儿一岁时，教他注意物体，并给它们命名。

■用清晰的节律愉快地背诵儿歌。

■在婴儿几个月时，就给他读书听，看插图。

■看看孩子知道的几个词是否有什么共同之处，如形状、颜色或质地。给他看相似的物品，并且谈论它们的共同点和差别。

■持续使用相同的词和短语，使孩子认识它们的发音。

■鼓励婴儿在谈话中挑头，激发他享受谈话的乐趣。

对幼儿：

■对孩子的努力予以表扬。不要太频繁地纠正语法。

■尽可能减少或避免“婴儿式的谈话”。

■反复使用相同的“关键”词。

■描述物质上存在的东西，使他能够把通过各种感觉得到的东西协调起来。

■尽可能让你们的对话使儿童感到生动有趣。

■帮助孩子使用他已认识的词。

■做出合适的回答，而不只是说声“噢”。

父母应设法以一种那个年龄的儿童能接受的方式来回答“为什么”的问题。这会帮助她从自身狭小的世界里走出来，思考外面的东西，进入更抽象的思维和推理的方式上来。不幸的是，对自己回答这些问题的能力不自信的父母，常常设法回避答复。然而，儿童的理解力是很有限的，她的确需要信息。

儿童常常设法理解正在发生的事。当他们遇到对他们没有意义的事情和谈话时，应该感到能自由地提问。他们总想对他们所看到的构建出一幅画面，但又怀疑自己可能做不好，因而总是害怕受人奚落。儿童的问题总是认真的，不过在他们发现提问是得到特别注意的好方法时，有时就会变得无法控制。

儿童在提问方面的一个问题是：他们不能很清晰地表达自己的想法，可能会问一些容易引起误导的问题，尤其是在父母不能仔细听他们讲的时候。例如，儿童认为电视中的人物是真的，或者是他们不能理解成年人的社会习俗，如付账单。他们会问：“比尔是窗户清洁工吗?你只付给比尔一个人钱吗?所有的窗户清洁工都叫比尔吗?为什么比尔不付给你钱?”这些问题在儿童的知识范围内是合乎逻辑的。似乎荒谬可笑的提问可能并非幼稚的，而是那些已解决某件事情(也许并不正确)并想知道更多东西的聪明孩子所做的努力。

儿童需要时间来运作他们的想法，这有助于激发他们智力活动方面的好奇心。独生子女比有兄弟姐妹的孩子能得到更多的机会去做这方面的事情。父母和儿童也需要建立一种信任，使儿童相信自己能尝试新的思维方向。这需要儿童分享他们的许多经验。与孩子一起度过时光有助于父母理解子女。长期的分离，如住进医院会使相互之间的理解更为困难。

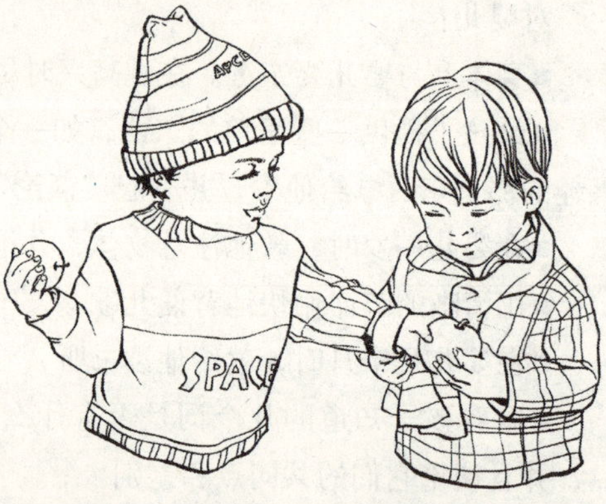

聪明的儿童常常有一种充满活力的幽默感，这一点爱焦虑的成年人是感觉不到的。我曾经听一个5岁的聪明小孩问道："恐龙的骨头和小鸡的骨头之间有什么区别?"严肃的成年人考虑了各种与教育相关的答案，如那是进化来的，还是鸟类与爬行动物之间的差异——他们做出了各种不同的回答。最后孩子说道："不对，小鸡的骨头更小些。"

音乐

从音乐中享受乐趣以及演奏音乐的能力，能为儿童智力和情绪的发展增添活力。父母的所作所为，所树立的榜样(而非他们所下达的命令)对儿童影响最大。音乐教育可以在婴儿出生时采用父母唱歌或以摇摆运动中的节律开始。

音乐遍布世界各地。让你的宝宝和其他孩子听各种音乐，古典的、民间的以及爵士乐。还要设法让儿童体验未通过电子乐器放出的音乐。公园里有音乐会，大街上穿行着乐队，身边的某个地方常会有吉他手或钢琴。

当我的孩子放学回家累了或不太高兴时，我就会给他们放一些和谐悦耳、有节奏的音乐(用的是录音带)，如华尔兹或迪斯科。我们会一起唱歌跳舞，直到大家都感到很开心。你也不妨尝试一下。

有关音乐方面，你能做什么?

■让唱歌像讲故事一样，成为入睡时所做工作的一部分。

■在汽车里，上下学和旅游的路上，当孩子烦躁不安时与他们一起唱歌，即使是很小的婴儿也会设法跟着低声哼哼。

■用音乐教其他东西，如"这是我们洗手的方法。"它会帮助儿童把注意力集中在词汇上，并记住它们。

■用唱歌的方式讲故事。

■动作是可以看得见的对声音的反应，正如弗洛伊德·亚瑟泰尔过去所唱的："让我们面对音乐跳起来。”要激昂或快乐，悲伤或优雅。

■ 在世界大部分地区，大多数婴儿最初的乐器就是拨浪鼓。不过，你可以很快让他转到其他东西上，如两个旧锅盖，或快板，或者是能大声响动的玩具鼓。

■ 让孩子选择他们自己的音乐。正像对书的选择，选择音乐时的兴奋心情对儿童来说很有意义，有助于形成自己的个性。

脑和心理

无论是脑的生理结构，还是它的运作方式，都会影响一个人的智力。在我们看来，脑可以看做是电话系统中十分复杂的交换机，不过有一个大的差异，即：思维信息几乎是即时转换的。它用特殊的神经细胞胞，即神经元来运作。这些神经元紧密排列在一起。每个神经元都有与其他神经元相联结的纤维，形成一个复杂的网络。每个神经元都可以贮存映像，这些映像被吸收之后，再通过电流，跃过两个神经元纤维之间的间隙，传递给其他神经元。

思维是一千亿个神经元不断交换信息的结果。仅仅一个神经元就可能同时与一千个其他神经元相联结。一个神经元所拥有的传递信息的神经纤维越多，它传递信息的能力就越强。从理论上讲，脑可以处理的信息数量是无限的。在此基础上，如果我们能增加发送信息的神经纤维的分支，就能提高智力。有这样的假设：很聪明的人比不太聪明的人有更多的这种纤维分支。这就可以解释他们是如何有效地加工信息的。另外一个假设是：儿童对某个特定神经元的路线用得越多，跳过两个神经元之间的间隙的时间就越短。在这种假设的情形下，心智练习(如口算或活跃的讨论)就应是有益的。

对老鼠的心理学研究表明，每个神经元纤维上的脂肪层越厚，它们传递信息就越快，老鼠就表现得越聪明。研究发现，当看守者给予老鼠的控制越多并给予更具刺激性的任务时——也就是通过更复杂的迷津——这种脂肪层会变厚。很可能人类的信息加工也受到类似的影响。因此，如果我们把上述发现迁移到儿童身上，那就会得出这样的结论：智力，或起码是思维速度，能通过生理影响和具有挑战性的学习情境得到训练。

脑又有点像计算机，因为在大多数情况下它似乎按类似计算机程序的步骤进行运作。这些步骤是神经元以个别的片断或链条贮存着的信息。一个简单的身体动作，如举起小指，会同时引发脑中成千上万的循环通路发挥作用，不可或缺。无论我们学到的是什么，它们都按程序存贮着供以后使用。但由于我们是人类而非计算机，我们的脑倾向于以情绪化的方式来使用这些程序。例如，除非有趣或有奖励，否则我们并不是对学习新东西很感兴趣。换言之，只有我们想学的东西才能学得最好。

聪明孩子要比其他儿童能处理更为复杂的程序，而且能利用他们较好的记忆和注意能力提出新观点。父母可以通过积极的态度并表扬儿童良好的记忆来发展他们的记忆能力，而不要经常对他们的遗忘加以奚落，例如说一些这样的话：“要不是提醒你，你该不知道自己的脑袋长在哪里了。”你也可以采用提高记忆的游戏，例如下面有一个吉姆的游戏，很有趣，也是一个很好的学会学习的游戏。

吉姆的游戏

把一堆经过选择的小物体，如橡皮圈、玩偶的鞋、玩具茶杯和小盒子放在一个盘子里，然后用布盖上。做这件事时不要让孩子看见。接着给孩子看盖住的盘子，取掉布5秒钟，再盖上，让儿童抽取他们记住的东西。数一下他们记住几件东西，并打分。

脑的工作方式也受激素的影响。激素是体内的化学物质，由身体内的腺体分泌出来，会影响人体的功能，尤其是情绪。例如，如果一个孩子对他应该学习的东西抱消极态度，或者当他厌倦、恐惧或疲惫时，胸腺就释放出激素，能阻止新信息进入大脑加工过程的最高水平。考试紧张症就是恐惧和激素活动的结果。你也许会面对试卷时发现什么都不记得了。尽管你努力想写下什么，但即便是前一天还清楚的答案似乎也消失了。在儿童学习中克服这个问题的一种方法就是设法使学习有趣，没有压力，多给予表扬，使孩子对学习产生好感。不要在孩子疲惫时还拼命地给她灌输东西，他们不是等待填充的空容器，而是对你提供的东西有所准备的渴望学习的人。

左脑和右脑

几个世纪以来，伟大的思想家们就对以推理为基础的思维和以情绪为基础的思维之间的差异进行了描述。但是，只有到本世纪50年代末期，心理学家，特别是英国的罗伯特·奥斯特恩才发现这种差异是由大脑两半球的不同作用造成的。开始是从观察裂脑人(大脑两半球分裂)和脑损伤病人(即脑的特殊区域受损)做起的。

右脑占优势的人们倾向于把事物看成一个整体。他们关心模式、形状和大小，更具想像力和直觉。在左脑占优势的人(常常更善于逻辑和学业，如数学和词汇技能)看来，他们的观点似乎是模糊不清的。右脑会帮助你写诗或完整地欣赏一幅画，而左脑会帮助你合乎语法地写作，修理发动机或赞美艺术家的绘画技巧。但对大多数人来说，两半球是协调工作的。

似乎知识的种子大部分是由右脑吸收的，之后由左脑进行分类和交流。在某种程度上每个半球也能做另一个半球所做的工作，但是，若输入的信息更适合自己的加工方式时，该半球就能发挥更好的作用。不过并非总是由相适应的半球来处理输入的信息，大多数人倾向于用某一侧半球，这一半球赋予他们特殊的风格，可以参与学习的方方面面。例如，拼写不好的人可能更偏向于用右脑而非左脑，因此他们更多地依赖直觉，对字母的细节没有足够的注意。

婴幼儿通常并没有优势脑半球，但在学校里传统的教育一直强调的是较僵化的左脑的活动，有时不利于右脑的发展。因此，在儿童毕业离校时，常常表现出很大的一致性。的确，学校和智商测验更像是为左脑而非右脑设计的。一些心理学家甚至认为，如果右脑的某些活动不进行定期训练的话，它们将再也得不到好的发展。由于最大的创造性成就需要两个半球的活动，因而过分强调学校教育会压制儿童创造潜能的发展。因此，老师们最近已开始注意开发更具直觉性和创造力的右脑。下面简单列出了脑的优势不同的儿童各自可能的行为方式：

在左右脑的使用上可能会有个别差异。女孩通常右脑占优势，直觉能力比较强。男孩左脑占优势，因而在数学和工程方面表现得更好。但是，婴儿并没有表现出哪一侧占优势——这会随年龄增长而表现出来——的任何迹象，因此很可能是对男女孩采用不同的抚养方式造成了他们思维方式上的差异。任何一个儿童都能养成靠一侧半球思维的习惯。父母可以注意观察这一点，并设法纠正这种平衡，使儿童敏捷灵活。

另一种看待这种思维方式差异的方法就是把儿童分成聚合思维者和发散思维者。这正好对应于左脑优势者和右脑优势者。聚合思维的人按规则进行思考，有可能得出很合逻辑的结论，而且一般来说在科学和数学活动中表现出色。发散思维的人更具创造性，会产生一些新异的，也可能听起来可笑的观点和方法，而且常常喜爱艺术活动。聚合思维的儿童在直接的问题一答案类型的测验中成绩较好，而发散思维的人更喜欢散文，在那里他们可以尽情地发挥自己的想像力。

关于聚合和发散思维的经典测验就是向儿童提问一块砖有什么用处。聚合思维者认为可以盖房子、砌墙、支撑架子等，发散思维者认为可以用作压书用的东西，把它压碎作水泥，砸窗户等。据某些人声称，鼓励发散思维只是鼓励孩子变傻，其实说这些话的人才会使孩子变傻。

这里我们感兴趣的并非儿童完全用哪种方式来思维，而是占主导地位的思维方式。

关于思维你能做什么?

■在身体方面多做出一些喜爱的动作，如抚摸、拥抱，让孩子感到父母喜欢她、重视她。自我感觉良好的儿童学得更好，思考得更多。

■提供充分的物质材料供儿童学习。

■要对孩子的兴趣、注意和记忆表现出乐趣，以此鼓励他们。

■不要在孩子疲惫时仍然拼命灌输新东西。你有毅力并不管用，只有孩子有学习的愿望才行。

■尽可能把家中的紧张气氛降低到最低限度。紧张是阻碍心理发展的绊脚石。

■在你静下来思考和交谈前伴着音乐跳舞，使身体放松。小孩子喜欢这样。

■在与孩子一起谈论与你们有关系的想法和事情时，有时可把光线弄暗一些，并放不同种类的音乐。在你做出回答前，要仔细聆听孩子的话。

■如果你感觉到孩子右脑占优势，那么就通过玩游戏，如你在儿童剧中看到的捉迷藏，激发左脑的发展。例如，在一幅有关农场主麦当劳的农场画中，让孩子寻找藏在其中的猿。

■如果你的孩子似乎左脑占优势，那么就鼓励他欣赏一些大的东西，如天地相会合的情形，或给一张大纸，一支大画笔让他画画。

关于智商（IQ）

父母、老师和心理学家都在很随意地使用IQ一词，但它究竟是什么，对此争议纷起。本世纪初，人们认为智力在怀孕时已经固定了。但现在我们知道，它会随环境而有很大改变，甚

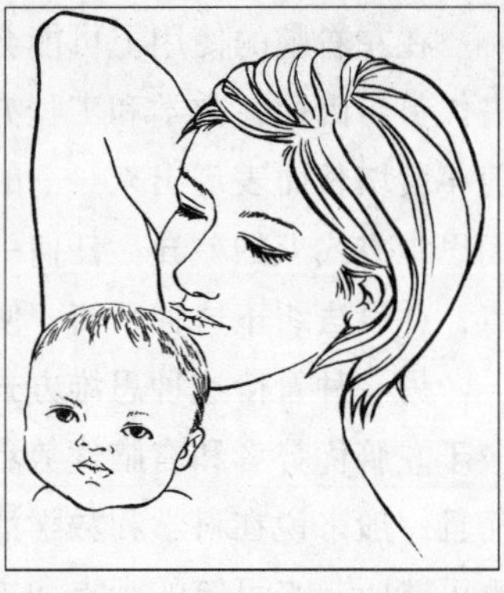

至可以天天发生微小变化。不仅每个个体的得分不同，而且不同测验会得出不同的IQ分。例如，在两个最常用的智力测验中，一个测验的最高极限是145分，另一个是170；同一个儿童在不同测验中得分会截然不同；有时用来测量特殊技能，如阅读的测验，被误用来测IQ。

IQ代表智力商数，是一种算术除法的结果。它是根据儿童在智力测验中的得分计算出来的数。这个得分称作心理年龄，用它除以实际年龄，再乘以100，便得出IQ的分数。公式如下：

$$\frac{\text{心理年龄}}{\text{实际年龄}} \times 100 = \text{IQ}$$

一般来说，儿童的IQ得分在100左右，60%的儿童在90~110之间，IQ在120以上，显然是较聪明的，这在人群中占10%。天才儿童占2%，得分在135~170之间。IQ分数总是相对的，说明儿童在某些任务中的成绩与同年龄其他所有儿童的成绩之间的关系。但是一个测验只能对儿童在参加测验时的那一刻进行能力取样，它测量的是那一时间、那一场所儿童对所学的东西吸收得怎样，以及对所学知识的再创造能力如何。测试时的环境会影响结果。例如，孩子正经受着寒冷，那测验成绩就会下降。

不过，智力测验的优点是，它可以作为帮助孩子的安全网，尤其对聪明儿童来说，能把他们鉴别出来。否则，他们将得不到适合他们水平的教育。一个孩子可能因他在家中一直有麻烦并开始悄悄逃学，那么在学校里可能会被错误地分在低智力组，这样他会失去兴趣，成绩平平。而智力测验会很快提醒父母和老师看到他测得高分的事实，就会帮助他在高智力组得到合适的位置。最起码，智力测验在许多人看来是客观的，但在使用时必须充分理解它。

提起IQ会引起许多人的不满。测量儿童的能力并在此基础上对儿童的未来下断言似乎是错误的。人们对测量所用的标准以及测量的道德理由发出了质问。IQ测验中在很多方面取决于儿童的学习机会，如语言的使用、在家中可供学习和玩的东西等。没有合适的机会，智力的某些方面可能永远得不到充分发展。那么，把智力测量成IQ，这公正吗?

下面是经常问到的一些有关IQ的问题。

IQ是遗传的吗?

儿童的智商有多少取决于家庭背景(也就是环境)，有多少取决于遗传，这个问题很难准确说清楚。科学家不能用儿童来做实验品，把他们分成不同的组放在不同环境中看看会出现什么结果。但是大自然以双胞胎的形式为我们做研究提供了理想的实验分组，那就是同卵双胞胎与异卵双生子的不同，同卵双生几乎来自同一遗传基因。通过考察在不同家庭中抚养的同卵双生子的情况，我们就可以看出不同环境是如何影响具有相同遗传基因的儿童的。不过，收养双生子的家庭可能很相似，上述做法就会有些问题。收养协会又通常设法尽可能把婴儿寄养在与他的父母相似的家庭，这样环境差异就会变小，这也会有一定影响。不过，即使如此，IQ 中遗传成分还是很大的。很显然，不同的统计方法产生不同的结果。有些人说 80% 的智力是遗传的，只有 20% 受环境影响，最保守的估计说，智力中遗传的成分大约占 30%。毫无疑问答案就在这两个极端之间，不过智力中遗传的成分对不同儿童来说也是有差异的。

环境如何影响智力?

这是本书旨在回答的一个重要问题。环境(包括父母自己的努力)只能影响可以发展的潜在智力，因此懂得什么可以造成差异是很重要的。

人们一次又一次地发现：一般来说，来自较高社会阶层的儿童比来自下层社会的儿童智商高。这并非因为富裕的孩子生来智力就高，而是因为他们通常会受到良好的教养。这来自父母对儿童智力发展所持的态度，以及家庭和学校所提供的水准，得分高意味着有一定数量的学习成分。有机会获得适当的学习的儿童，更有可能实现他们的学习潜能——这正是 IQ 测验所测的东西。根据笔者对一般水平以上儿童的研究结果表明，他们生活中对提高智商分数最有效的两个主要因素就是：家庭生活方式及所受教育。

种族问题及其与智力的关系很可能是今天的教育中最敏感的问题。美国的一项由亚瑟·金森教授发表的研究断言：黑人儿童的智商低于白人儿童，而其他种族的得分居于两者之间。但这受到心理学和统计学两方面论据的强烈批评。原始的证据事实上是不可信的，即使是亚瑟·金森也有些改变观点了。又有研究认为，日本儿童比大多数其他组儿童的 IQ 分更高，这倒像是强调了以上观点。这可能归因于日本教育上的压力以及营养的改善。

智商测验不测量创造性。在那些不考虑种族差异，只对儿童进行个别判断的地方，每个孩子都能通过自己的活动经历来自由地发现他们的能力缺陷和优势。

IQ 能预言成功吗?

IQ 当然能很好地预言某些方面的成功；如学业、成就等。儿童的社会背景也如此，因为它与 IQ 有联系。不过仅有高智商并不足以预言其他各个方面的成功。我们可以很容易地计算出人群中高智商的比例，用世俗的观点来看，其中只有一部分可以算得上成功，另一方面，许多低智商的人却相当成功。但对成功来说，人的个性及对事物的看法等像 IQ 一样重要。事实上，拥有高度发展的智力，会使大部分时间花在大学里，其思维过程的训练是用来批判而非创造。如果一个孩子要想通过自我奋斗而成为一个百万富翁，仅具备这种高智力，无疑会成为一种障碍。

男女孩智商不同吗?

断言一种性别的儿童比另一种性别的儿童更聪明是不可能的，但是有证据表明，男孩中智力变动范围较大，例如，一个男孩子聪明或傻的可能性要比女孩高。在进行了近一个世纪的实践后，智力测验仍然是如此不稳定，因而这些差异可能会有某些社会原因，目前只知道其中的一些。例如，与女孩相比，低于正常心理水平的男孩更可能被送到专门的机构去抚养，这也可能是因为让这些女孩子待在家里更能让人接受。可能是因为社会原因，致使被注意到的天才女孩子相对少一些。她们获得成就的努力有可能转向其他一些更能让人认可的行为上。

IQ 分的主要问题是：这个数字代表能力的总的集合，它有点像说你的个性是 PQl24，并不能真正提供什么信息。事实上，最新的智力量表正放弃 IQ 的观点，而以能力的侧面来给出结果。既然男女孩智力发展中的速度和类型不同，因此当看待他们在测验中的结果时，必须与测验时的年龄联系起来。例如，当女孩在 3～6 岁时，就可预测她将来成年后的智力，但男孩要等到 6～10 岁方可。在这个较晚的发展时期，几乎是女孩人数两倍的男孩表现出 IQ 的提高。此外，女孩一般擅长语言，男孩擅长数学，因此如果某个测验偏向于这两种能力之一时，那么一种性别的得分就会高一些。心理学工作者仍然在努力着，以设法解决遗传和环境对不同性别的影响，以及其他所有有关 IQ 的争议。

智力测验的前景如何？

许多关于如何进行智力测验的新观点来自心理学实验室。例如，将来参加测验的人可能会是这样的：

1. 用耳机听滴答声或看闪光灯，同时用插在太阳穴的电极发送脑的反应，由计算机来分析。
2. 抱着婴儿时观察玩具车把洋娃娃撞倒的情形，同时测量他的心跳节律。
3. 描摹模板。
4. 描述日常生活。
5. 组织小圆点。
6. 在三岁时让孩子决定如果他们要玩一个三人游戏，而只有两个想玩，这时该怎么做。
7. 尽可能快速按按钮。

在俄国，IQ 的概念从未受到欢迎。研究者指向于对学习潜能的测量。这种方法包括给儿童一些不熟悉的问题，测验“提示词”的数目，或解决问题之前所需培训的数量。在西方，人们尝试去发现推理过程中的不同步骤，不过，有时仿佛是我们对越来越少的东西知道得越来越多。

父母能提高孩子的智商吗？

根据我们已有的知识，一个孩子的智商提高 20% 是有可能的，尤其对那些一直被剥夺文化方面熏陶的孩子来说更显如此。此外，将来这种优势的增加也是可能的。本书提出了这方面的一些建议。

我们还知道，儿童所在的自然环境中有些因素也会阻碍 IQ 的发展。例如，来自汽车尾气和工业废物的铅污染显然会降低儿童的智力。无休止的噪声，甚至是太刺耳的音乐，实际上对 IQ 的发展也是有损害的，因为它会妨碍儿童选择听什么的能力的发展。

最早的 IQ 发展出现在父母与婴儿自然的“交谈”中。父母常常模仿婴儿的发音，等待婴儿的反应，然后再模仿它。过一阵子，父母可以开始引入一些新的发音和单词。婴儿的反应很重要，这会带来她心理的变化。"交谈"也通过面部表情来发展婴儿的交流能力，这样就会建立起一种信任感。只注意看儿童而不听他们的反应，将会限制他们智力的发展。幸运的是，实际中人们并未这么做。

父母越能较早地开始培养婴儿的智力，效果就可能越好。不过在任何年龄都有发展，但发展的速度不同。从出生到2岁，发展最快。在儿童一生中，也有一些特别敏感的时期，其间学习会突飞猛进地增长。这些时期中有一个在4岁左右终止，另一个出现在4~8岁之间。儿童开始入学的年龄(4~5岁)，可能是心理成长较慢的时候。

对父母来说，关键的问题在于为儿童提供充满生机、富有刺激性的环境，但在儿童发展的特定时期不应要求过高。如果学习太容易，就会变得乏味；太难了，又会令人苦恼。如果给予儿童的任务适合他们的能力，那么就会给儿童带来快乐，增强他们的学习愿望，这样儿童就可以不依靠别人的帮助而继续进步。智力的发展来自儿童为应付环境所做的努力，也就是通过处理事情，与周围人相处以及观察身边发生的事情来获得智力的发展。为此所提供的一些东西仅仅是为人父母的一部分艺术。

关于IQ你能做什么?

- 尽自己最大努力慷慨地为儿童提供那些能帮助他们训练心智和艺术技能的材料，如玩具、绘画纸、乐器。你可以买一些糊墙纸(不必买绘画专用纸)让孩子随意写画，这样你就不必担心她在浪费钱。不要吝惜给孩子东西玩。
- 尽可能让你自己的生活富有挑战，丰富多彩。让孩子看到他们的父母在很好地利用自己的智力是很重要的。让孩子参与你的活动，如坐在一起听音乐。
- 设法了解孩子的能力。尽管高期望会产生奇迹，但若期望过高，就会带来损害。当孩子因你确定的目标太高而无法实现时。她的自我价值感会因失败而削弱。
- 经常注意检查孩子的思维方式，避免误入那些不适合其特点的僵化方式中去。
- 多从正面思考一些问题，多给予表扬。这样你就可以在家庭中营造出一种信任和接纳的氛围。这会让孩子心中感到可以自由地探索新观点、新知识，不用担心被讥讽或被严厉地纠正而羞辱。

发现的乐趣

聪明的孩子之所以出类拔萃，是因为他们有着强烈的探索事物、做自己的事的愿望。喜欢探索、富有创造力的儿童懂得有许多事情需要去发现、解决和改进，这正是他认真钻研的原因所在。

确立印象和观点，需要第一手的经验。不仅仅要接触、观察，而且要与别人切磋。儿童早期提出的一些显然愚蠢可笑的想法和问题，事实上是一种探索和试验，不应急躁地摒弃它们，至少其中的大部分应予以保留。

鼓励发现

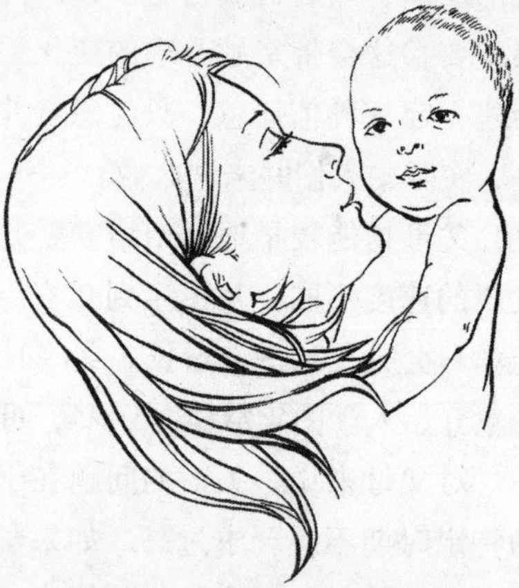

所有婴儿都知道，在他们出生时就开始体验到发现的乐趣了。那些有幸把这种乐趣保持下来的儿童(可能是为了生活)，常会有学习、发现并解决问题的欲望。如果儿童有了好的开端，那么生活就会总有新意、令人满意。等待学校提供这方面的激励是无用的，因为那里可能永远也不会有，而且到儿童入学时已经有点晚了。探索学习的方法是在家中形成的。

玩具对儿童的学习很重要，尤其是在他能用玩具进行创造的时候。使用玩具时，没有必要非去遵循制造者的说明。儿童可能会发现：把木制拼板堆成一个有趣的塔，要比按玩具制造商所设计的把拼板放在板上的位置更让人满意。不过有的孩子可能只想把玩具弄成碎片，而要让他重新放在一起需进行鼓励。

当然，与玩具相比，儿童常常对成年人的活动更感兴趣。让他们参与你所做的家务事，如一起做“针线活”，钉钉子，做饭或干园艺活。在你做这些事的时候，设法与他们谈论这些事情，把活动和想法联系起来，然后仔细回顾你们一起做的事情。

我们不需强迫儿童去探索，所有小孩子都反感大人这么做。但是，他们的确需要大量的机会去体验，而且变化越大，他们创造意识的基础就越宽。如果难以获得这种变化，如居住在一个 10 层高的小公寓房里，那么父母必须做出更大的努力来提供这种变化。电视可以帮你的忙。例如，美国电视系列片《芝麻街》以及欧洲许多的儿童节目，就是专为这种目的设计的。还有当地的图书馆，对儿童来说是免费的，颇有助益。那里有许多可爱的图画书，你可以为孩子找一些学前读物。你还可以带孩子去美术馆、博物馆，但要保证使户外活动有趣，而且时间不能太长。带着孩子疲惫地在一个又一个展厅中转来转去会让他感到厌倦，而不会带来欢欣。

教会儿童充分利用他们的感觉是可能做到的。如果他们只意识到自己所生活的社会的一部分，那么对可供他们成长和创造用的物质财富的选择就会相当少。创新——不论有多么小——有很高的要求，需要时间来发展观念、改进产品。在雨天的下午画画是很美的，但如果儿童不停地被打断做这做那，并在他未完成之前就让他收起来，那么他就会失去其中的乐趣。有时，如果一个有创造性的孩子真正参与到一件工作中去，他可能在几个星期内都沉迷于其中。并且，发现的过程中会有令他兴奋的事情，也有得不到自己所要结果时失败的绝望。当父母听到孩子讲：“我干不了”这样的话时，就应给予鼓励，并帮助孩子渡过难关。

事实上，他人的赏识对孩子创造性有非常大的影响。电视慢镜头就提供了这方面的资料。例如，一个幼儿正在桌子上用一枝大画笔在大纸上画画，她的母亲注视着她。她透过眼睛的余光来仔细观察母亲，并且根据母亲的反应和对其活动的兴趣来挪动画笔。即使是很小的孩子也不会随意地在纸上轻涂颜料。他们选择自己的设计图案，不论是直线还是曲线(不过在别人看来好像是胡画)，而且选择颜色(即使在未能命名之前)。但是，如果他们从母亲那里得到的是“不在意”的信号，那么就可能改变主意，选择做别的事情。

儿童好的作品应布置在每个人都能欣赏到的地方，不应只放在儿童的卧室或贴在过道的一侧。笔者的研究表明，把儿童的画贴在起居室的墙上，特别是把它用框子装起来，会使儿童对艺术更感兴趣，通常也会在这方面做得更好。任何创造性活动都是一种自我表达的形式，儿童自己所做的事情对她来说要比任何客观评价的成就水平更重要。如果父母和其他人对结果明显感到满意，那么儿童自己也就会更满意。

尽管儿童的创造性活动的确是学习的重要组成部分，但人们常常把它仅仅看做是游戏。事实上，大多数儿童在学校功课中发现的乐趣多来自新的创造性方面。通过做来学习不仅更有趣，而且更容易记住并付诸使用。开放而有序的家庭中的孩子，在学校里要比那些来自僵化呆板、循规蹈矩的家庭中的孩子在学习方面做得更好。

有许多可以帮助儿童创造性地表达自己的实用方法，不过最显而易见的方式就是绘画。如果父母能让孩子确信他们为孩子画画创造了一定条件，如把地板、工作间保护好以防画画时弄糟，就能使孩子意识到父母允许他们画画。当然，儿童必须学习使用工具。太湿的画笔或太薄的纸都会阻碍创造性的发挥。画画用的水必须经常更换，而且要提供擦拭画笔用的好一点的织物。但要记住，不要以你的观察方式来取代孩子的方式，一棵紫树和一棵绿树同样好。

有时，儿童在制作三维物体时会感到更高兴。他们可以用大量的硬纸板和胶带制成复杂的居所，甚至还能制作城镇。拿一把钝刀雕刻塑胶黏土，可以给他们留下很深的印象。对稍大一点的小学儿童，可以教他们使用较锋利的刀子来雕刻白塞木或香皂。容易买到的模具并非总是有价值的，它们会剥夺儿童自己制作某些东西的乐趣，不过它们的确能教会孩子做到精确。小孩子在用胶水和圆边的剪刀时会感到很开心。他们用剪子剪下一小块布和壁纸，把它们贴在硬纸板上制成一幅画。有些孩子喜欢人物形象，有些则喜欢图案。设计可以先画出来，也可以边进行边设计。

现在大多数小学都为儿童提供了创造的机会，但如果你碰巧居住在一个没有这种机会的地区，那么就必须在家中予以弥补。如果一所学校仅仅提供读、写、算的训练，只有少量公共的音乐课和美术课，那么这种教育是不平衡的。这也可能意味着儿童拥有的热情和活力要么消失掉，要么保持在课外的兴趣上。在家中看看那些本地图书馆中有关创造性工作方面的书。书中儿童的画看起来似乎总是比自己孩子所画的好得多，不要因此而延误对孩子的培养。书中即使是最简单的几笔画，也会有一定的吸引力。

在落后保守的学校里，富有创造性的儿童常常会剥夺掉这种优势。因为这些孩子常常是班里最活跃的，老师有可能认为她很讨厌。但是，有创造性的儿童会给社会提供某些特殊的东西，她是惟一能够对既成事实提出疑问的孩子。她可能对其他人很敏感，也对自己要求很苛刻，并且有一种幽默感和兴趣。

父母以两种方式来指导儿童。第一种是强制性的，如：“安静，因为我在说话。”第二种是指导性的，如：“安静，这样你就能听见鸟儿唱歌了。”要帮助孩子形成喜欢冒险的心理，你应少用强制的方式，而且事实上也不需要这种方式。指导的方式更好一些，因为它可以帮助儿童通过自己来想清楚一些问题，这正是创造性思维的基础。

有证据表明，那些对儿童的活动自由予以严格限制的父母(经常讲不要做什么)，也限制了儿童的好奇心和独立思考的愿望。他们长大后有可能表现得并不好，也不听话，会变得反抗意识很强，沮丧苦恼。“不要碰”可能是父母最常用的禁令，过度使用它会使儿童面向世界的心灵窗口关闭起来。解决这方面问题的最佳方案就是在孩子长大之前把玻璃杯放在他们够不着的地方。富有创造性的孩子来自那些较少因关注传统的学业成就而受到束缚的家庭，在这种家庭中，孩子对朋友和活动的选择范围很广。

儿童富有想像力和创造性，未必智力就很高。例如，伟大的艺术家并不因其卓越的智力而出名。我们只能这么讲：高智力并不能保证富有创造性；低智力当然不可能有高创造性。

不过必须记住，孤立的发现不是很有用的，它必须与儿童已知的东西联系起来，而后由儿童判断它的价值。发现有点像旋转的万花筒，你彻底搜寻自己所知道的，形成新模式，然后采取创造性的跳跃思维，产生新观念。聪明的小亨利在 3 岁时就开始了这种跳跃。他不会写，但能形成数字，因此当他想对自己的生日做个记号时，就把 22 贴在生日卡上。他解释道：“这是星期二。”那就是他为什么写两个 2 的原因。

头脑风暴法

父母可以教儿童如何创造性地思考。最成功的方法就是把儿童的智力和情感一起利用起来。心理训练是关键。当一个大公司没有主意时，它的主要董事就会集中一两天的时间召开头脑风暴会议。他们所做的就是用彼此的经验和活动来撞击对方的大脑。时刻变化的鲜明观点会引发观念之间进一步的联系，并产生新观点。这种做法也把每个人的思维方式会聚在一起，因此左、右脑优势者，聚合、发散思维者，都可以相互激发对方的思维。核心的原则便是不要进行否定，让观点随意发表，一句也不能说：“对，但是……”

教给儿童，或成人创造性思维的第一步就是提高她的意识水平。你可以向儿童提一个她能解决的问题。例如，你可以提下列问题：

- 对三岁儿童：“你能用一张纸干什么？”
- 对五岁儿童：“如果每个人的身高都加倍，将会发生什么？”
- 对十岁儿童：“要让全世界的人都吃饱，我们需要做什么？”

下面有一些摘自美国教育制度中的真正令人困惑的难题：

- 风暴之前天空变暗，这与动物世界中的什么情形相似，为什么？
- 一座冰山就像是一个大概念，因为……

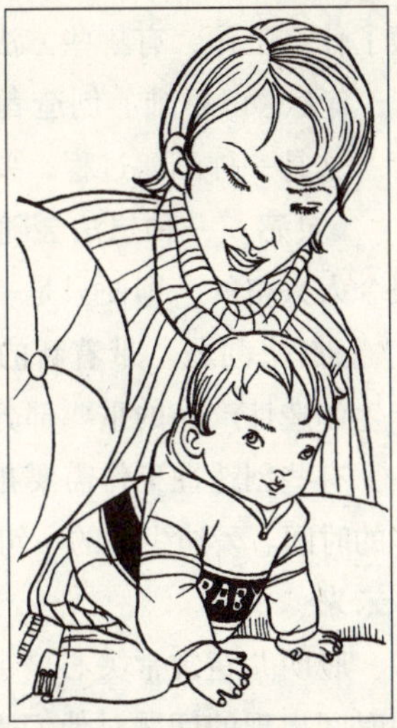

■如果一个湖变成一张桌子，那么船会是怎样一种情形？

你可以用上述问题或其他类似的问题(没有明确的答案)，尝试开一个小规模的头脑风暴会议。目的是尽可能发挥儿童的想像力。

你可以与一个孩子开这种会，不过和几个孩子在一起会更有趣。开始时设法想想问题可能的答案，让儿童感到能自由地发挥想像。不准使用评价，没有对错之分。这是一条简单的原则，它有助于在一种受保护的氛围中激励真正自由的选择，但可能不太容易做到。通常是儿童在开始时要对这条原则进行试验。他们不相信能够很幸运地自由发表言论。但若你坚持这条原则的话，儿童很快就会意识到这一点，并且尊重自己与他人的观点。在这种状况下训练儿童的心理，可以增强他们对自我价值和自身力量的认识。正是在这种信任的大气候下(这一点对创造性思维很重要)，儿童才可以进行智力方面的冒险行动。只要情况许可，就要尽可能地让头脑风暴保持快捷的步伐，让想像力纵横驰骋，提问并给予暗示，然后开始新一轮的循环。儿童通常都喜爱这种心理上你追我赶的乐趣。

上述练习的结果应能帮助儿童在做决定时利用更多不同的想法。但这需要父母的观察和控制。当你知道孩子过度疲惫需要休息时，你就应想到他们正处于过度兴奋的状态，并且在他们筋疲力尽之前采取行动停止会议。有时参加者会因不停地笑(有时也需要)而搞得疲惫不堪，这就需要加以控制，否则练习就失去了意义。当有疲劳的迹象出现时，就要用做父母的技巧巧妙地让会议暂停一下。最后，孩子们应感觉十分愉快。

保加利亚人有一种方法称作暗示法，以愉快学习的原则为基础。首先让儿童在思想上放松，但要做好活动的准备。然后儿童、父母或老师提出一些有关如何把不同的概念和事物结合在一起看待的想法。例如，你可以让孩子先放松，让轮子、轴、引力和重量的概念在脑中浮现。然后它们会相互撞击、相互分离，再以新的方式结合在一起。这很像头脑风暴法，但又没有压力，最后你可以设计出通往月球的四轮运货马车来结束。

走进幻想

创造性思维一般与情感和需要、愿望和恐惧联系在一起。做白日梦就是这种思维的一例。一个玩洋娃娃的小女孩正在探索和整理她对家庭生活的感受。经验帮助她要调整自己对爱和关照的需要，同时她正学会处理自己的幻想、伟大的艺术家、作家和科学家利用这些纯真的心理探究来帮助他们工作。尽管他们从未重新获得童年时期的纯真，但是有创造性的人们必须敢于幻想，与我们中的大部分人相比，更少受到是非判断的影响。这使他们能够提出最原始的观点，而后再用成年人的技巧详细地对这些观点进行加工。具体做法似乎是这样的：

■准备。这是一项艰难的工作。创造者要清楚在他努力的领域内自己能做什么，如以前已做了什么工作，有哪些方法可行等。这是创造性思维的重要基础。

■无意识思维。创造者把他的所有工作都搁在一边，把一切事情都推在脑后，进行别的事情。这是一种酝酿过程，要进行几分钟或几年。

■灵感。一种想法会随时出现，但最可能在睡眠或醒来时出现。当某件事正上路时，那是很令人兴奋的，即便只是一种想法的萌芽。

■解决问题。带着新的灵感回到计划阶段，从逻辑上进行检查，让想法通过。这个过程是产生创造性产品的重要部分。这里需要真正的技能和专门知识。

有些创造性工作需要花费很长时间。作曲家瓦格纳创作歌剧《尼伯龙根的指环》用了26年多的时间。爱迪生说的一句话常被人们引用，即："天才就是1%的灵感加上99%的努力。"

未来

聪明儿童常常关心"宇宙飞船世界"的未来，未知的可能性吸引着他们。参与解决未来某一时间出现的问题对他们来说是一种挑战。感受和解决未来问题所需的思维过程与高水平的能力相联系。儿童是对未来生活的诸多方面，如文化的、科技的、政治的和教育的最关心的人，也是最有希望的"天然资源"。因此，让聪明儿童参与解决这个世界的问题是很重要的，而不仅仅局限于自己团体中的问题。不幸的是，在学校里所教的大部分内容，尤其是对最聪明的学生来说，是那些需要通过顽强努力才能获得并再现的信息。这会削弱任何一个儿童天生的好奇心和要求变化的愿望。如果一个孩子的思维局限于已知的东西，那么他怎能对未知的做决定?

独立和顺从

有创造性的儿童是相当独立的，甚至在与家庭的关系上也可以看出这一点。他们的家庭通常会对他们想做的事给予许多鼓励。如果孩子真正全神贯注于发现问题的话，就对她进行鼓励。在顺从和固执之间有明显的区别，父母通常能判断出来。儿童的兴趣是他们如何成长的最好标志。他们喜欢制作东西、演奏音乐或者比他们的同学读更多的东西吗?即使儿童的兴趣发生了改变，他们通常也会沿着一定的方向去发展。在你的日记中应记下孩子所表现的兴趣和强烈程度。如果你还不知道，那么日记会告诉你孩子的真正兴趣以及有关她如何规划自己的未来的一些线索。

保持一致的社会压力似乎把每个婴儿与生俱来的许多创造精神都挤掉了。例如，人们可能会告诉一个小男孩不要在室内操作他的飞机模型，而应在室外与其他男孩踢球。为什么?这总是健康的吗?对一个小女孩，人们可能不会鼓励她玩玩具车或发动机，因为她的父母强烈认为这不适合于女儿，那样她会失去一些女性气质。

活泼的、有创造性的儿童有时需要有信心和愿望独树一帜。思考问题不同于其他小朋友的那种孩子可能会有独立性和自信心。她需要心理上的自由，可以随时从那些通常被认为是正确或错误的思维和行动方式中解脱出来，这样她就能用自己的价值观以及对平常方法的理解来工作。

如果你认为自己家中可能会有这样一个孩子，那么请记住：在不良行为和独立性之间是有区别的，这正如一个靠自己做事而感到更高兴的孩子与一个因无人想和他玩而孤独的孩子之间的区别。一个能忍耐的孩子与不能对任何事情做出自己决定的孩子是不同的。最后一点是，在真正有创新的产品和仅仅是很灵巧的产品之间有根本的差异。如果你不能确信自己面对的是哪一种情形，那么就去请教专家。为了孩子，也为了其他人的利益，不应把真正的创造性忽略掉。

对富有想像力的思维和变化来说，最大的敌人便是一致性。聪明儿童需要锻炼他们正在发展和成熟的能力，以便能对所做的事进行控制，并且对它们有信心。这就会通过分享，而非在狭隘的缺乏远见的竞争中固守事实，来赋予他们发现新知识、解决新问题的安全感。

在帮助发现方面，你能做什么？

■如果可能，要让儿童有足够的时间和空间平静地独处，以便她能在一种安全可靠的心理背景下发现知识。

■儿童必须有合适的工作材料。例如，如果梅纽因的父母不给他买个小提琴的话，他就不可能成为小提琴家。要确保孩子身边有大量的纸和颜料，制作模型用的蛋壳及其他容器。教会孩子整洁有序地工作，并在完成之后清理干净。但是要提供他们做事的场所，乱并不要紧。

■既不要经常干扰，也不要期望立竿见影。让孩子一天画一幅画并非最好的方式。

■给予大量支持和鼓励。创造性会带来焦虑，最富创造性的人们是那些最能忍受焦虑的人。

■完全接受儿童对保守秘密和找托辞的需要，不要让讥讽潜入你的话语中，即使你认为只是一个玩笑。

■通过你的生活方式来向孩子表明发现的乐趣。让你的兴趣保持活力，并与孩子分享。例如你们可以一起学习家庭地区图。

■指导要积极，“做”比“别做”更有效。

■鼓励儿童用新方法来玩他们的玩具。即使是婴儿也会这么做的。例如，他们在玩拨浪鼓的时候，不是摇动它发出嘎嘎声，而是把它扔在地上，高兴地看着你拾起来。

游 戏

日常小事对你在培养一个有可能在学校里出类拔萃的聪明儿童的过程中所体验到的快乐和成功感起着很重要的作用。一个明智的做法就是从一开始就设法布置好你的房子，这样它就不仅仅是个居所，而且是个有效的学习场所。尽可能多的留出时间来致力于对孩子的培养。这里有一些想法可供你采纳。

游戏是一种聪明儿童喜欢的学习方式，但父母可能会认为它是在浪费时间。对儿童来说，生活的丰富多彩孕育在游戏之中，增加类似学校中的作业会剥夺这种生活的乐趣。儿童发展的一条基本原则就是，即便是最复杂、最成熟的儿童也需要游戏。

游戏的价值不仅仅在于能给儿童带来乐趣，使他们感到放松，而且在于它能提供情绪和智力方面的学习。从情绪上讲，即便是幼儿也不会继续从事他不能十分理解的事情，这样他就会对正在发生的事更熟悉，并发现更容易接受。从智力上讲，游戏使儿童吸收新信息，并使这些信息与他已知的东西相融合。通过游戏，儿童能训练、提高思维水平，发展创造性。与其他儿童做游戏是学习社会技能和交流技能的很有效的方法，尤其对那些有独立倾向的儿童来说更是如此。

至于儿童每天玩什么游戏，父母可提供一些建议，游戏小组和幼儿园指导孩子在小组活动中用沙子和水来玩。下面有一些建议，可供在家中的父母对聪明孩子进行一些心理上的训练。

■让你三岁的宝宝想像自己是个机器人。然后让她回答如果这是真的，会对世界产生什么影响，鼓励她思考机器人将会如何改变我们的生活方式。以此类推，考虑各种想像的技术发明。

■当你的孩子把积木堆成一个高大的、摇摇晃晃的塔时，就此与他谈论。看他是否能告诉你，如果在顶上放一个较大或较小的积木，将会发生什么情况。然后让他设法找出自己的“假设”，先用较小的积木来试。也许通过一些巧妙的提问和提示，你能让他明白一些积木可以起到支撑塔的作用。这种游戏有助于教会孩子解决技术方面问题的技能。

■一个聪明的四岁儿童能够想出自己的游戏，而不仅仅是遵循她已知的规则。建议她创造一种游戏，用自己的规则以及自己感兴趣的东西，如一套她喜欢的玩具动物。然后与其他孩子试验这一游戏。

帮助孩子玩游戏

家是幼儿成长和学习的场所，往往是乱糟糟的。颜料和玩具、纸片、坐垫以及各种日常生活所需要的东西可能会摆得到处都是，不会对屋内的陈设增光添彩。不过，请别在意，这就像是没有保姆照看的幼儿室，很可能要维持几年，因此不必经常努力让房间保持井然有序。若父母太在意，那么只能使每个人的神经紧张，减缓儿童的学习进程。如果你想有个不错的地方单独待着或与你的朋友娱乐，那么就只为父母开辟出一个空间。

教育方面善于激励的家庭，墙上会有图片、装饰品和能用手触摸的东西。音乐也很重要。不仅仅要听录音机里穿插的喋喋不休话语的背景助兴音乐，而且要真正坐下来听你们喜欢的某些曲子。节奏感可以帮助儿童早讲话，并以一种较平衡的方式发展。

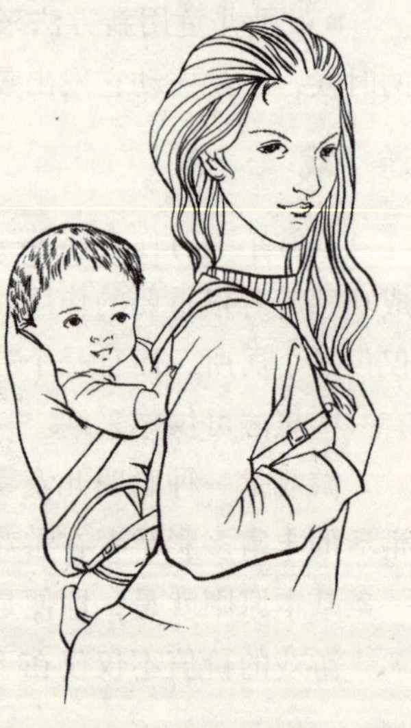

当孩子能够画画时，要保证让他的努力得到认可。把孩子的画挂在墙上，而且要放在重要的地方。正如许多小学所做的，在厚纸板上简单地裱贴一下，周围画上轮廓清晰的线条。这样做对儿童很有利。看到这些画，你们都会从中得到许多乐趣并感到自豪。你可以用胶带贴它们，这样裱贴用的纸板就可以再利用。不时更换纸板上的画，以鼓励孩子画更多的画，这也表明你尊重和欣赏他的努力。如果他还没达到这个水平，那就可以贴一些广告画或是你自己的画。

所有儿童从一开始就应有一个放书的地方。它不必是一个精美的书橱，只要让孩子知道她有个地方可以去找些读物来看就可以了。要么随时陪她去图书馆，要么不时给她买本新书，尤其在你认为她愿意多读一些书的时候。家中的每个孩子都应有一些属于自己的藏书，这样她就能学会保护它们，以自己的方式来使用它们。放书的地方应能吸引人，书不要堆放得太挤，以便孩子的小手取书时方便些。

同理，给孩子留出一个放玩具的地方会更好些。这个地方应大一些，让孩子能够得着，以便让他清理时容易些，也不至于太乱。如果他不得不仔细地把每件东西依次搁在小橱里，那么他就不会太愿意找那种麻烦，要么不听教导，要么把东西弄乱，也许还会损坏它们。

只在厨房和浴室玩戏水和乱糟糟的游戏，这样你的孩子就会有大量时间泼水，了解水的属性，不用担心受责备。如果你让他带着颜料满屋子转，那你可就要遭殃了。

儿童的学习用具是很重要的，应有足够的数量。你要预备大量削好的铅笔、颜料、画笔和纸等。儿童手头首先应有糊墙纸，之后大一点的儿童就可以用成批买来的绘图纸了。儿童需要剪子和浆糊。现在浆糊有固体状的，因此在我的孩子还很小时，屋子并不总是搞得一团糟。在学习用具上要慷慨，但不要过度浪费，这也是儿童学习过程的一部分，即他们应学会珍惜财富。

废弃的旧物也有用处，这一点每位父母和小学老师都知道。蛋壳、卫生卷纸的纸托、果酱瓶等是儿童学习的惯用手段，是成千上万想像模型的基础。除此之外，还有无穷尽的可随时得到的资源可以利用，如豆形果实、种子、贝壳、冷杉球果、卷纸、布等等。当孩子工作时，给他穿上一件宽大的罩衫，如一件旧衬衣，而且要保证这件衣服是防水的。

儿童必须学会整理。要告诫孩子，并给予足够的时间，但你必须监督着。即使是一个两岁的幼儿，在爸爸妈妈小小的帮助下也能做好这件事。鼓励儿童互相帮助，这样就不会在意谁把屋子搞乱了。否则，谁都会否认是自己弄乱的，为此你要花费大量时间争论这件事。如果孩子真的不愿意做，那么开始时要做简单的任务，如：“彼得，请把你的铅笔放进这个盒子里，我要把它放回小橱去。”不要唠唠叨叨地责骂，要明确具体，在值得表扬的时候大加鼓励。